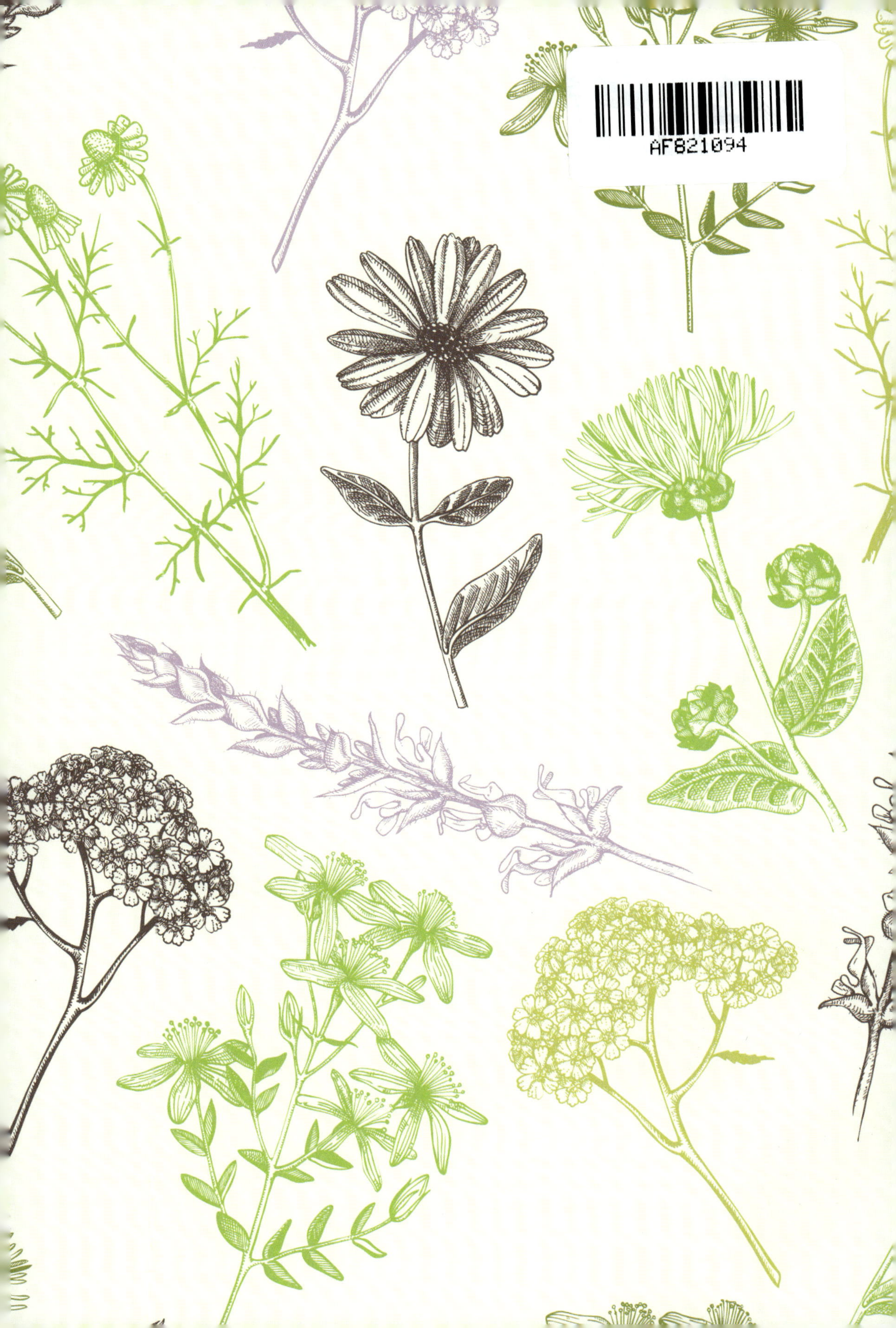

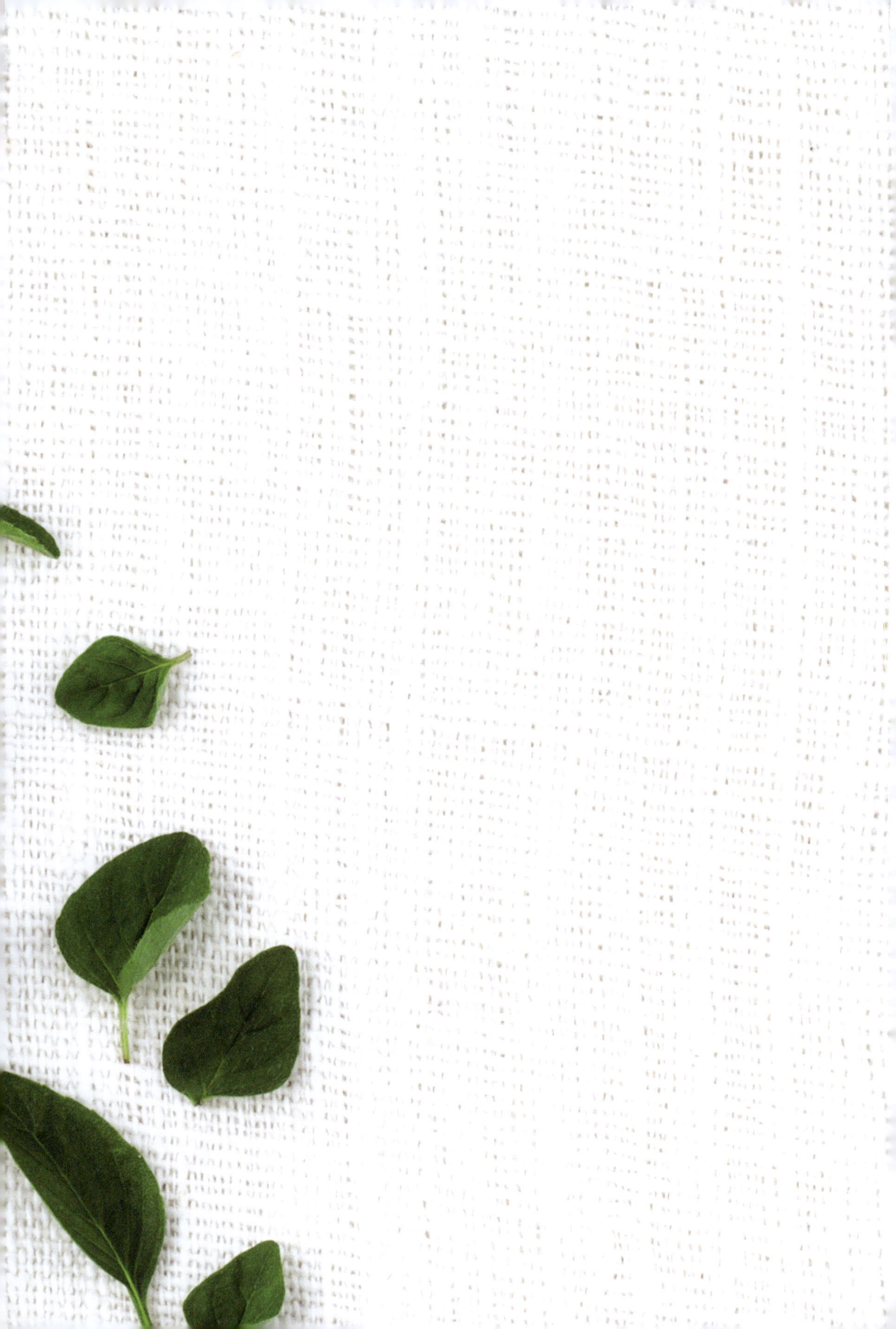

Maria L. Schasteen

Duft MEDIZIN

Ätherische Öle und ihre therapeutische Anwendung

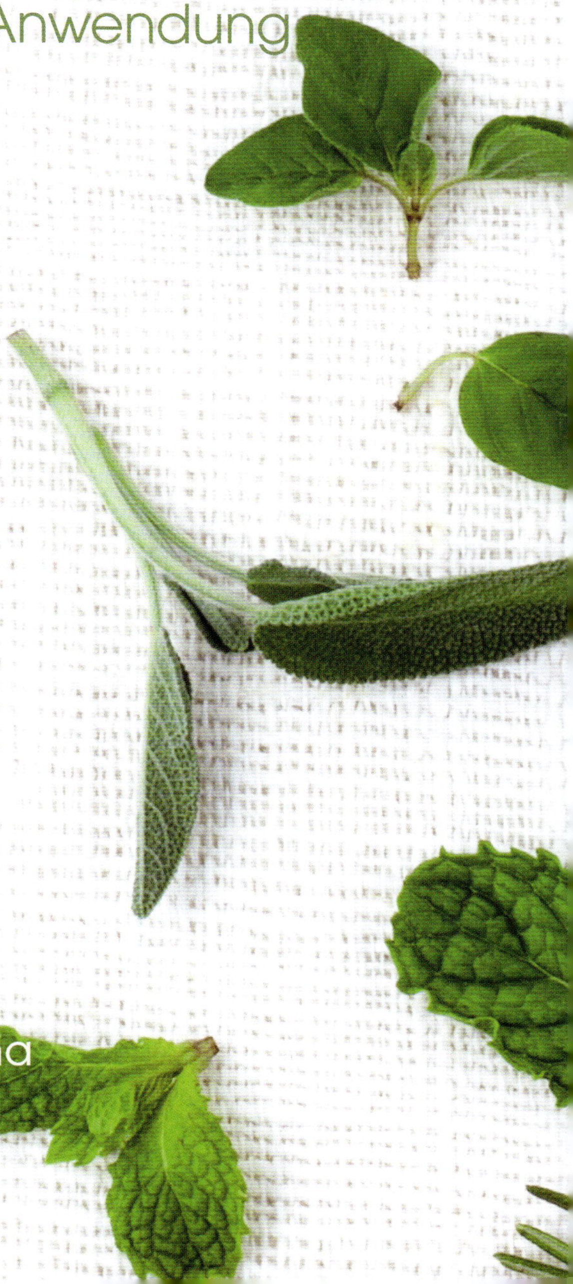

crotona

Es ist natürlich selbstverständlich, dass bei ernsthaften Erkrankungen ärztliche Hilfe unumgänglich ist. In einem solchen Fall kann eine Selbstbehandlung sogar lebensgefährlich werden.
Was hier gesagt und geraten wird, soll also keinesfalls den Arzt oder Heilpraktiker ersetzen, sondern es will vielmehr das Allgemeinwissen und den Wert natürlicher Heilkräfte erweitern, damit man sich bei Bedarf mit einfachen, natürlichen Mitteln selbst helfen kann.
Die Autorin und der Verlag können jedoch keine Haftung für Folgen aus dem richtigen oder unrichtigen Gebrauch der hier dargestellten Methoden und Rezepte übernehmen.

Das Einnehmen von nicht als *Nahrungsergänzung* gekennzeichneten ätherischen Ölen ist in der EU verboten.

Die Namen in den Fallbeispielen wurden geändert, um die Privatsphäre des Einzelnen zu wahren.

Originalausgabe | 8. Auflage 2023

© der Fotos: shutterstock.com | Druck: Finidr | ISBN: 978-3-86191-074-9

Ich widme dieses Buch mit Liebe
allen meinen Leserinnen und Lesern,
die Hilfen in der Apotheke der Natur suchen.

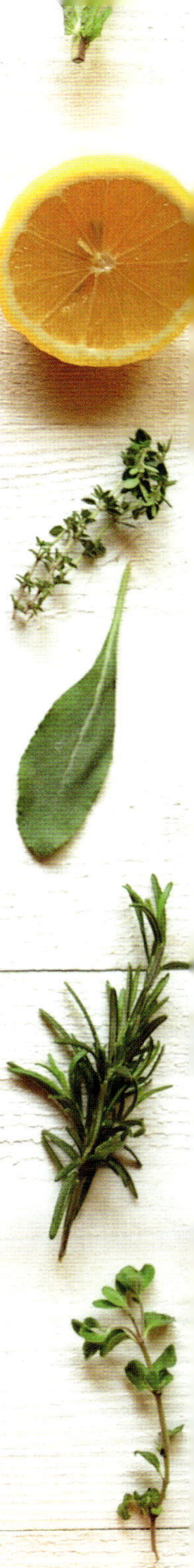

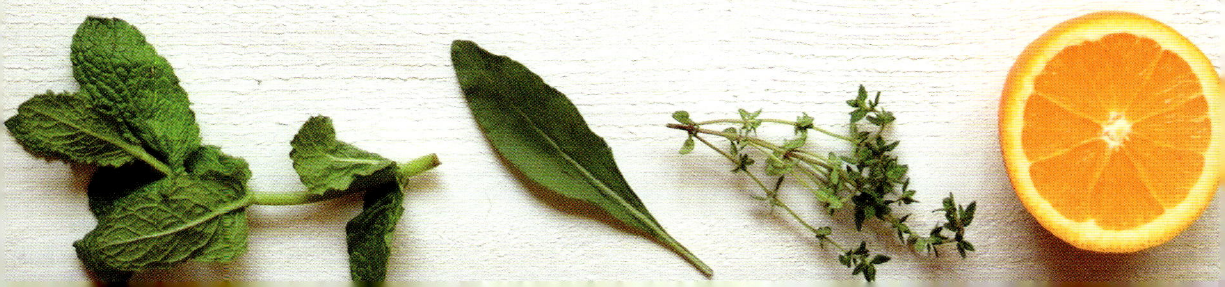

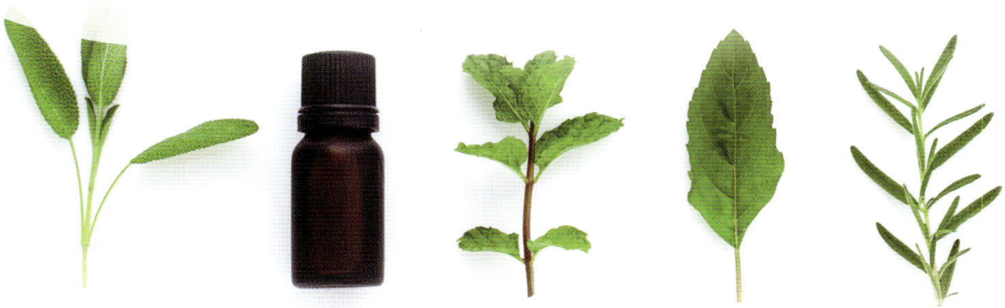

Inhalt

Inhalt

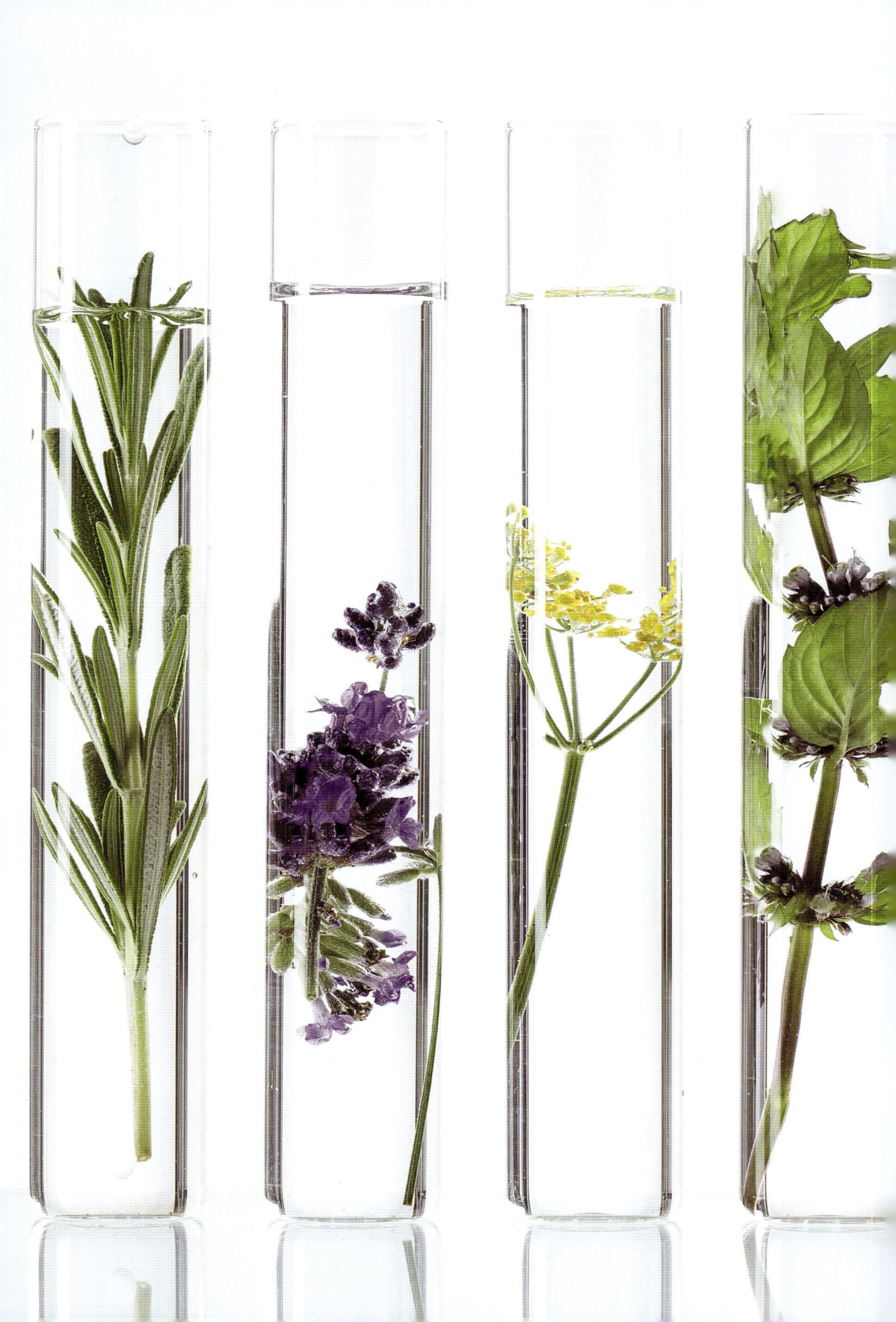

1 Wenn ätherische Öle sprechen könnten

Mein Weg zu den ätherischen Ölen

Eines Tages, ich lebte damals in Amerika, flatterte mir ein Brief ins Haus. Ein Freund lud mich mit einigen lieben Zeilen ein, die beigelegte Broschüre zu lesen, die von allerhand Blütenessenzen und von ätherischen Ölen sprach, die man auf vielfache Weise anwenden könne. Hier fand ich Natur pur. Ich war begeistert! In dem Büchlein las ich von Ölen, die ein trauriges Gemüt auf ganz natürliche Art und Weise wieder aufmuntern, die lebenswichtigen Organe unterstützen, den Arbeitsplatz harmonisieren und sogar Zigarettengeruch kurzerhand neutralisieren können. Ich war berührt von der Wirkkraft dieser Pflanzen, die so viel Erleichterung und Freude in ein Menschenleben bringen können. Kann es sein, dass das ätherische Öl wirklich die heilende Essenz der Pflanze ist, die seit jeher dazu ausersehen war, der leidenden Menschheit zu helfen?

Aber es war nicht die faszinierende Information über die aufbauende, reinigende, erneuernde Kraft ätherischer Öle, die mich interessierte. Es war etwas ganz anderes, das mich jeden Abend vor dem Schlafengehen das Büchlein zur Hand nehmen und daran schnuppern ließ. Es war der Duft! Der Freund, der mir das Büchlein geschickt hatte, musste es vor dem Versand wohl mit Duft gesegnet haben. Dieser war so verführerisch, so fremdartig und doch so vertraut.

Zeit meines Lebens kann ich mich nur daran erinnern, dass ich an einem Blumenladen nicht vorbeigehen konnte, ohne mir Blumen mitzunehmen. Mit meinem Mann hatte ich sogar Diskussionen, wo er sagte: „Mädchen, du kannst nicht an jedem Blumentopf vorbeigehen und sagen, den können wir

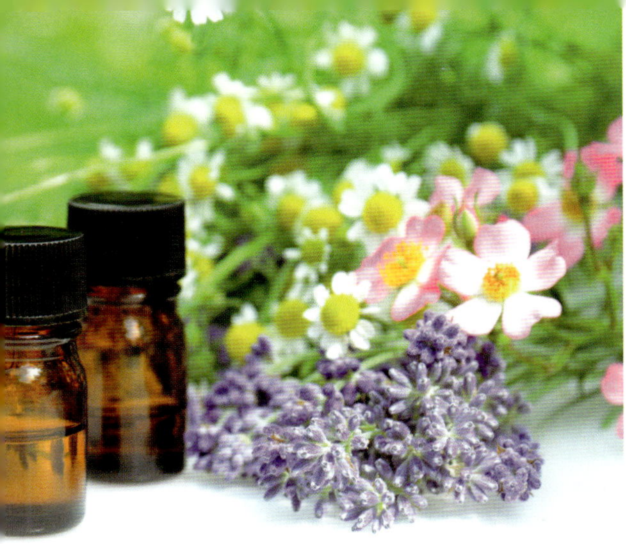

doch mit nach Hause nehmen." Ich bin ein Mensch, der die Natur liebt und ohne Blumen und Düfte nicht leben kann.

Als ich damals, vor vielen Jahren, der Welt der ätherischen Öle begegnete, wusste ich nicht, und ich hielt es auch nicht für möglich, dass duftende Öle mir einmal die Geheimnisse der Welt der Duftmedizin eröffnen würden. Damals hatte ich in meinen kühnsten Träumen nicht erahnt, was ätherische Öle alles bewirken können. Inzwischen habe ich erlebt, wie sie Schmerzen aller Art beseitigen. Leidgeplagte Menschen atmen nach dem Einatmen eines duftenden Öls wieder auf und schöpfen neuen Mut. Ich habe erlebt, wie Schreibabies mit Hilfe von ätherischen Ölen im Nu die Nacht durchschliefen, und wie ätherische Öle die Bürde alter Menschen erleichterten, die ihr Zuhause verlassen und ins Altersheim ziehen mussten. Ich habe an mir selbst und an meinen Klientinnen und Klienten erfahren, wie ätherische Öle die verloren gegangene Harmonie im Leben auf einfache, natürliche Art und Weise wiederherstellen können.

In den letzten zwanzig Jahren habe ich alles, was ich nur in die Hände bekommen konnte, über ätherische Öle gelesen und gelernt. Ich habe unzählige Seminare und Fortbildungskurse besucht und wissenschaftliche Studien und Berichte von Anwendern ätherischer Öle analysiert. Ich verfasste zahlreiche Therapeuteninformationen und trainierte ein Team von Gleichgesinnten. Meine Liebe zu den ätherischen Ölen und meine tiefen Einsichten in die Natur der Öle verdanke ich meinem Mentor, dem unermüdlichen Forscher und führenden Aromaexperten unserer Zeit, Dr. Gary Young. Ich bin ärztlich geprüfte Aromapraktikerin und leite die Firma *Secrets of Nature*. Mein ganzes Leben war dem Studium der Natur gewidmet, und so ist es sicherlich nicht verwunderlich, dass ich unermüdlich von den Vorzügen der Natur berichte.

Heute kann ich unzählige Geschichten von den Erfahrungen der Menschen erzählen, mit denen ich in Berührung gekommen bin, und von den ätherischen Ölen, ihren Wirkungen und Veränderungen, welche diejenigen erfahren haben, die sich dafür entschieden haben, sie auszuprobieren. Die meisten von ihnen wollen diese Wirkung und Veränderung in ihrem Leben nie mehr missen und haben den Einsatz von ätherischen Ölen zu einem festen Bestandteil in ihrem Leben gemacht.

Wie ätherische Öle unsere Beschwerden lindern

Auf den folgenden Seiten möchte ich dich in eine faszinierende und zugleich unsichtbare Welt entführen, die in der Lage ist, dein Leben vollkommen zu verändern.

Ich werde dir gleich einige Geschichten erzählen. Doch bevor ich zu den Geschichten komme, möchte ich dir berichten, was diese unsichtbare Welt der Düfte und der ätherischen Öle in deinem Leben bewirken kann.

Du, ich und alle anderen Menschen, wir leben in einer Welt voll von Problemen und Herausforderungen, die physischer, emotionaler oder mentaler Natur sind. Also müssen wir aufstehen und der Welt begegnen.

Unser Leben könnte so schön sein, doch oft ist es von den Auswirkungen anscheinend unüberwindbarer Konflikte überschattet.

Unser Körper hat ein bestimmtes Programm auf seiner Festplatte – wie ein Computer – und führt dieses Programm, das wir darauf geschrieben haben, immer wieder perfekt aus. Jetzt stelle dir vor, wir schreiben ein falsches Programm auf eine Festplatte. Diese führt unsere Programme und unsere Befehle aus. Was ist jetzt falsch? Die Festplatte und der menschliche Körper, der das Programm ordnungsgemäß ausführt? Oder sind es nur unsere Gedankenimpulse, die für die Fehlprogrammierung verantwortlich sind?

Wie wäre es, wenn ich dir einen Weg zeigen könnte, diese Fehlprogramme zu beseitigen, die Festplatte zu reinigen und neue, gewünschte Programme zu installieren? Diese faszinierende Möglichkeit will ich dir hier vorstellen.

Beispielsweise anhand der Geschichte von Helena, der Marketing-Direktorin, die unter Migräne-Anfällen litt, und von ihrer wundersamen Begegnung mit Pfefferminzöl.

Helenas Rettung – Wie Pfefferminzduft Migräne vertreibt

Helena ist die Marketing-Direktorin einer bekannten Werbeagentur. Sie ist sehr erfolgreich, doch sie hat ein Problem. Jeden Morgen hat sie beim Aufstehen starke Kopfschmerzen, und der Weg zur Arbeit ist eine richtige Qual für sie.

Als Repräsentantin ihrer Werbebranche muss sie als Hauptverantwortliche kreative Werbespots gestalten und mitreißende Präsentationen abhalten. Doch wie soll das gehen, wenn sie sich nicht konzentrieren kann. Diese Kopfschmerzen befallen sie überfallartig, dauern eine Stunde an, bevor sie dann plötzlich wieder nachlassen. Doch Helena fühlt sich nach so einer Attacke die nächsten drei Stunden lang außer Gefecht gesetzt. Sie ist energielos und nicht imstande, ihre Arbeit effektiv vorzubereiten oder gar angeregte Kundengespräche zu führen.

Als Helena einmal in das Büro ihrer Kollegin kam, bemerkte sie einen unglaublich erfrischenden Duft, der sie so erstaunte, dass sie zuerst einmal ihre Frage, weshalb sie hierher gekommen war, vollkommen vergaß. Sie fragte: „Sag mal, ist das Pfefferminze, das hier so gut duftet?" „Ja, gefällt es dir?", erwiderte die Kollegin lächelnd. „Ich habe seit Wochen Kopfschmerzattacken. Langsam weiß ich nicht mehr, was ich tun soll. Bei dir lässt es sich aber gut aushalten. Wie machst du das, dass es hier so gut duftet?"

„Ich verwende einen Diffuser mit Pfefferminzöl", erklärte die Kollegin und deutete auf ein rundes Gerät, das vor sich hin summte und wohlriechenden Duft in den Raum blies. „Der Diffuser vernebelt das Öl in die Luft, und man spürt den Unterschied sofort. Meine Kopfschmerzattacken, unter denen ich monatelang gelitten habe, sind jetzt vollkommen verschwunden." Sie zog das Pfefferminz-Öl-fläschchen, das ihr Heilpraktiker ihr gegeben hatte, aus ihrer Westentasche und hielt es Helena zum Riechen hin. „Immer, wenn ich das nehme, sind meine Kopfschmerzen im Nu weg. Gehe unbedingt auch zu meinem Heilpraktiker. In der Zwischenzeit probiere das Pfefferminzöl einmal aus", empfahl die Kollegin. Nachdem sich Helena einen Tropfen Pfefferminzöl auf die Stirn gerieben hatte, rief sie erstaunt aus: „Diese kühle Brise macht den Kopf im Nu klar! Das ist ja unglaublich!"

Sofort rief Helena diesen Heilpraktiker an. Das Gespräch am Telefon klang sehr vielversprechend. „Solange wir die Ursachen noch nicht gefunden haben", sagte der Heilpraktiker zu Helena, „tragen Sie einen Tropfen Pfefferminzöl auf Stirn, Schläfen und Nacken auf. Das wird Ihnen guttun." Helena probierte es gleich aus. Sofort spürte sie wieder die kühle Brise, die den Kopf entlastete und die Gedanken klärte. Das erinnerte sie an dasselbe Gefühl, das sie überfiel, als sie im Büro ihrer Kollegin war.

Plötzlich brach sie in Tränen aus.

Die Sorgen um ihre alte Mutter kamen ihr wieder in den Sinn, die sie ständig zu verdrängen versucht hatte. Die Mutter war neunzig und konnte immer weniger für sich selbst sorgen, aber sie weigerte sich strikt, fremde Hilfe anzunehmen oder gar ins Altersheim zu gehen. Sie erwartete, dass Helena, ihre einzige Tochter, pflichtbewusst ihre Betreuung übernahm, was ihr bei ihrem anspruchsvollen Beruf aber nicht möglich war. Waren diese Sorgen also die Ursache für ihre Kopfschmerzen?

Als Helena hoffnungsvoll und mit neuem Mut vom Heilpraktiker heimging, machte sie Pläne, wie sie ihrer Mutter am besten helfen und trotzdem ihren Job ungehindert ausführen könnte. Sie organisierte eine persönliche Pflegerin, so dass ihre Mutter zu Hause gut versorgt war, und plante regelmäßige Be-

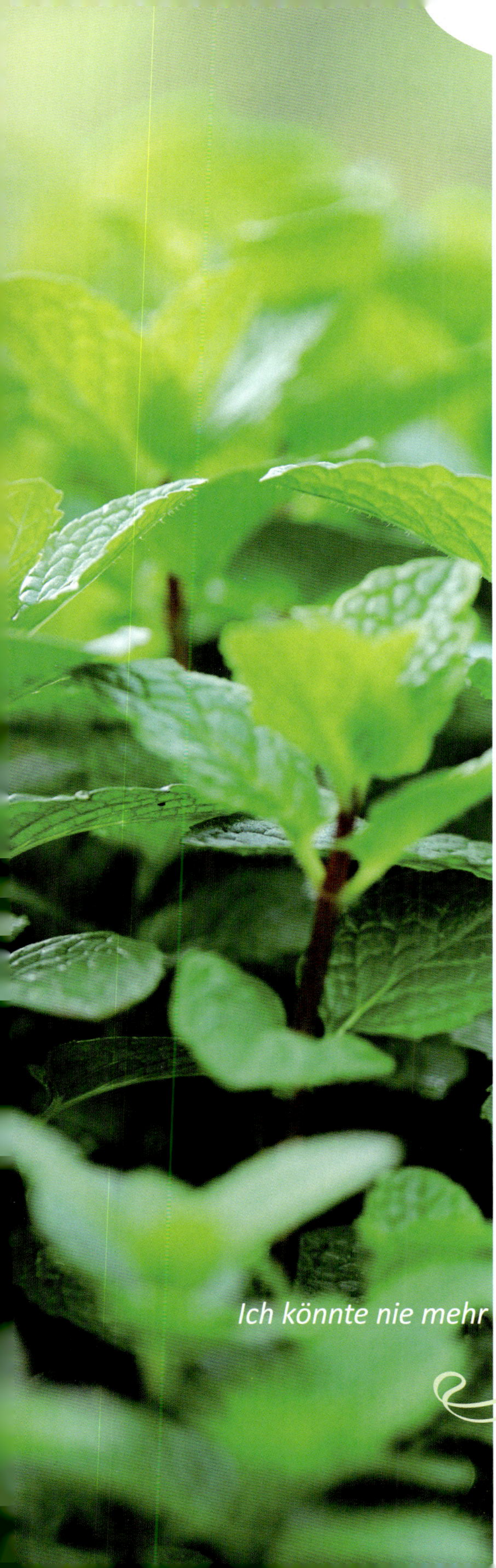

suchstermine bei ihrer Mutter ein. Der Druck in ihrem Kopf ließ immer mehr nach, und nach einer Weile war er ganz verschwunden. Aber ihr Pfefferminz-Ölfläschchen wollte sie nie mehr missen. Sie hatte es von diesem Zeitpunkt an immer dabei.

Sie verwendete Pfefferminzöl vorbeugend, etwa vor einer großen Präsentation, um einen klaren Kopf zu haben. Sie rieb sich einen kühlenden Tropfen in den Nacken, wenn sie spät abends von der Arbeit heimfuhr, um wach zu bleiben. Auf ihrem Schreibtisch hatte sie jetzt einen Diffuser stehen, der das Pfefferminzöl in ihre Arbeitsräume duftete. Ihre Kollegen äußerten sich lobend über die angenehm erfrischende Raumluft. Eine Kollegin schmunzelte, denn sie kannte die Vorzüge des Pfefferminzöls. Und wenn es einmal richtig heiß war, kühlte sich Helena damit die Stirn. „Ich könnte nie mehr ohne mein Pfefferminzöl sein!“, war ihre Überzeugung.

Diese Geschichte zeigt dir zwei Dinge: Erstens gewann Helena durch den Einsatz von ätherischen Ölen Erleichterung und zweitens brachte sie diese Erleichterung zur Ursache ihres Problems. Ätherische Öle können auf vielen Ebenen aktiv werden, was mit bloßem Auge nicht gleich erkennbar ist.

Ich könnte nie mehr ohne mein Pfefferminzöl sein!

Pfefferminzöl kann auf vielen Gebieten unterschiedlich wirken. Ich will dir hier nur einen kurzen Einblick geben. Im Kapitel *Ätherische Öle von A bis Z* wirst du viel ausführlicher über Pfefferminzöl, seine Wirkungen und Anwendungsmöglichkeiten lesen. Hier findest du nur einen kurzen Überblick, was dieses Öl unter anderem für dich leisten kann.

Willst du dich bei der Arbeit besser konzentrieren, dann reibe Pfefferminzöl auf Stirn, Schläfen und Nacken. Fühlst du dich fiebrig heiß an, reibe Pfefferminzöl auch auf deine Fußsohlen; es wirkt wie ein Temperaturregler. Zur Unterstützung von Magen und Verdauung, massiere einen Tropfen davon auf die Magengegend.

In all unseren Lebensbereichen gibt es etwas Unsichtbares, das auf der Zellebene arbeitet, das inspiriert und Kraft gibt, um die Welt wieder in Ordnung zu bringen.

Die Wissenschaft ist heute in der Lage, in eine Zelle hineinzuschauen und davon zu berichten. Wenn wir unsere Gedanken und unsere Gefühle ändern, sind wir in der Lage, sogar Lebensvorgänge auf zellulärer Ebene zu verändern und zu steuern, denn ätherische Öle wirken auf diese Ebene ein und können damit unsere Lebensprozesse beeinflussen, um unsere Erwartungen wie **Glück, Gesundheit und Erfolg** zu manifestieren.

Wie ätherische Öle auf der Zellebene wirken

In vielen Studien kann man nachlesen, wie ätherische Öle auf der Zellebene unsere Lebensvorgänge beeinflussen. Ich bin davon überzeugt, dass uns Krankheiten keinesfalls zufällig treffen. Wenn Menschen, von Stress und Sorgen geplagt, ihr Leben noch chaotischer machen; wenn sie nicht die Arbeit verrichten, die sie lieben, sondern in Arbeitsverhältnissen gefangen sind, vor denen sie am liebsten flüchten würden; oder wenn sie in ihren Beziehungen nicht glücklich sind. In solchen Fällen können ätherische Öle wie eine **Inspiration im Leben** wirken, um wieder in die richtige Spur zu finden.

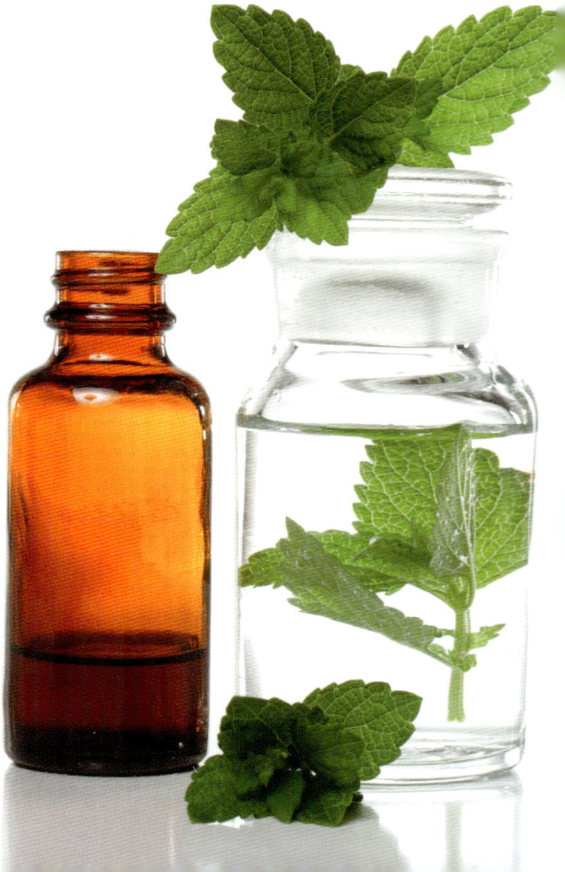

Wir leben in einer Zeit, von der wir wissen, dass wir Menschen unsere Welt immer mehr verschmutzen und mit Umweltgiften verpesten. Was können wir dagegen tun? Umweltbewusster und ethischer handeln! Aber wie bekommen wir die **Gifte, die schon in unserem Körper sind,** wieder hinaus? Auch dabei können uns ätherische Öle helfen.

Sicherlich kennst du das: Aus heiterem Himmel kommt irgendeine Krankheit und trifft ausgerechnet uns. Warum? Was haben wir falsch gemacht? Haben wir das angezogen? Was wäre, wenn ich dir sage: „Wir haben alle diese Krankheiten und Probleme, unter denen wir leiden, selbst angezogen." Sie treffen uns nicht zufällig. Wir haben sie selbst verursacht. Wie können wir das ändern? **Wie können wir Gesundheit anziehen?** Wie können wir Freude anziehen?

Ich will dir zeigen, dass es ein Leben voller Hilfen und Potenziale für dich gibt, die nur darauf warten, von dir entdeckt zu werden. Sie bringen dir in deinem Leben Erleichterungen und – wenn ich dieses Versprechen an dieser Stelle machen darf – **Vitalität und Lebensfreude**. Sie werden dir auch dabei helfen, deine Ziele besser erreichen zu können.

Wie Erste Hilfe und die Immortelle Leben retten können

Es war ein wunderschöner Nachmittag. Die Sonne stand hoch, und die Sicht war gut. Don war zu einem Vortragsabend unterwegs, um über die Heilkraft der ätherischen Öle zu referieren. Er fuhr vergnügt dahin. Seine Stimmung war so gut, dass er seine Lieblingsmelodie pfiff.

Doch als er um die Kurve bog, bot sich ihm ein Bild des Grauens, und er ahnte nicht, dass er an diesem Tag zum Lebensretter werden sollte.

Ein Autounfall hatte sich auf einer eigentlich übersichtlichen Straße ereignet. „Wie konnte so etwas passieren?", dachte Don, und sprang blitzschnell aus seinem Wagen, um zu schauen, wie er Erste Hilfe leisten konnte. Er schaute in das Unfallauto und sah einen jungen Mann, der blutüberströmt in seinem Gurt hing. Er blutete aus der Halsschlagader.

Don war Therapeut. Er wusste sofort, was zu tun war.

Er musste die Blutung stoppen. So presste er seinen Finger auf die Wunde und überlegte, wie er gleichzeitig die Rettung anrufen und weitere Hilfe leisten konnte, ohne den Finger von der Wunde zu nehmen? Also nahm er die Hand und den Finger des Betroffenen und sagte zu ihm: „Halte den Finger auf diesen Punkt. Lasse diesen Punkt nicht los. Das Blut darf jetzt nicht weiter rinnen. Ich hole etwas und bin gleich wieder zurück."

Don rannte zu seinem Auto und wollte zwei Dinge holen. Zuerst zückte er sein Handy und rief die Rettung an. Währenddessen öffnete er seinen Therapeutenkoffer und holte eines seiner ätherischen Öle heraus, denn damit kannte er sich perfekt aus. Er griff zu einer Flasche, auf der *Immortelle* stand, und rannte zum Unfallopfer zurück.

Don schüttete die Hälfte des Fläschchens auf die blutende Wunde: Und die Blutung aus der Halsschlagader stoppte! Er blieb, bis der Krankenwagen kam und die weiteren lebensrettenden Maßnahmen eingeleitet werden konnten.

Wäre er an diesem einsamen Ort, wo selten ein Auto vorbeikommt, nicht zur Stelle gewesen, wäre dieser Mann verblutet. Und hätte er nicht dieses Öl dabei gehabt, hätte er diese Blutung nie stoppen können. Die Wahrscheinlichkeit, dass der Mann verblutet wäre, war groß.

Es war eine schicksalhafte Fügung, dass Don an jenem Tag zur richtigen Zeit mit dem richtigen ätherischen Öl zur Stelle war.

Immortelle

Die Immortelle (*Helichrysum italicum*) wird auch Helichrysum oder Strohblume genannt. Strohblumen verblühen nicht, sie halten lange. Diesem Umstand verdankt die Immortelle, „die Unsterbliche", ihren Namen. Die chemischen Bestandteile dieser Pflanze verleihen ihr sowohl eine beruhigende, ausgleichende Wirkung, als auch schmerzlindernde und wundheilende Eigenschaften, die das Gewebe und die Nerven regenerieren. Folglich leistet Immortelle bei Blutergüssen, Blutungen, Thrombosen und Hautproblemen „Erste Hilfe".

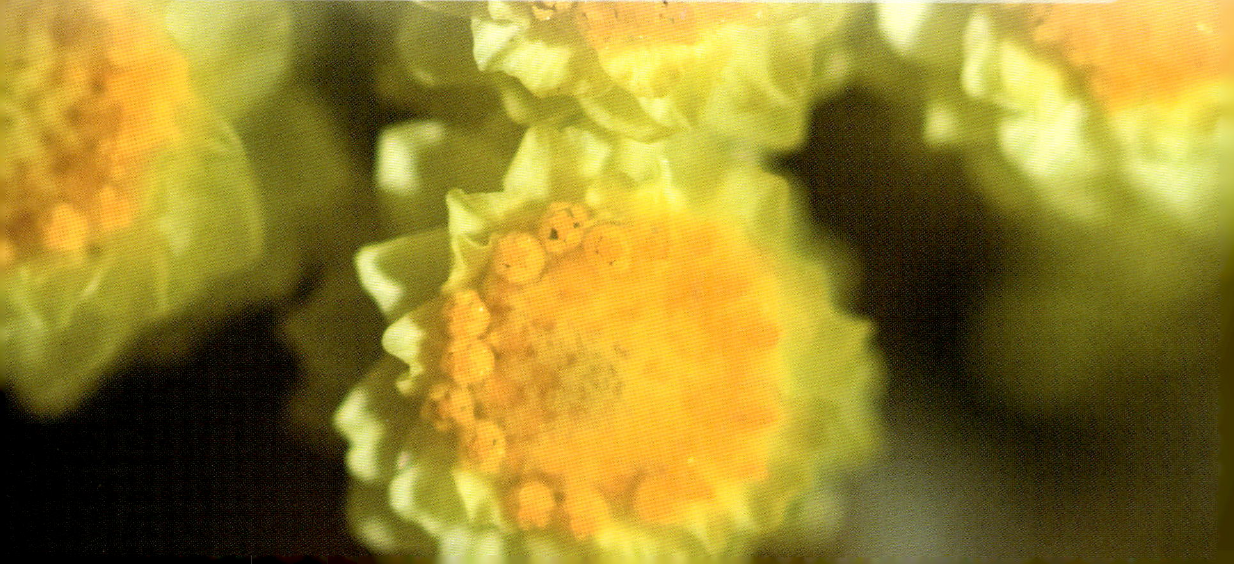

Wintergrün: Frauen werden dieses Öl lieben!

Nie wieder kalte Füße

Rosmarie war in London unterwegs. Sie hatte seit Monaten mit einer Londoner Firma Verhandlungen geführt und schon fast die Zusage für einen großen Auftrag in Millionenhöhe bekommen. Es ging nur noch darum, die Einzelheiten zu klären und den Vertrag zu unterschreiben. Sie war so glücklich darüber, denn sie war sich sicher, dass morgen der Vertrag unterschrieben werden würde. Heute wollte sie schon vorfeiern und ging in die Stadt zum Shopping.

Ausgelassen lief sie durch London, und obwohl das Wetter miserabel war, konnte es Rosmaries innerer Freude nichts anhaben. Sogar der Regen hielt sie nicht davon ab. Es regnete und regnete, und Rosmarie merkte nicht einmal, wie ihre Schuhe den Regen aufzusaugen begannen. Nach einer Weile spürte sie, wie die Kälte durch ihre Füße in ihre Knochen kroch. Sie bekam es mit der Angst zu tun, denn sie dachte: „Oh Gott, ich darf mich nicht erkälten! Morgen sind die Verhandlungen. Ganz gleich, was geschieht, ich muss fit sein!"

Sie winkte ein Taxi herbei, fuhr ins Hotel und ließ sich ein heißes Bad ein. Ihre Heilpraktikerin hatte ihr eine kleine Apotheke ätherischer Öle zusammengestellt, weil Rosmarie dafür prädestiniert war, kalte Füße zu bekommen. Sie wusste um ihre Anfälligkeit für Kälte.

Die Therapeutin hatte ihr gesagt: „Nimm öfters heiße Bäder mit Wintergrün, und du wirst sehen, welch ein Wunder geschieht. Das Öl wirkt, als würdest du einen kleinen Ofen mit dir herumtragen." Rosmarie nahm also ein heißes Bad mit Wintergrün und legte sich dann ins Bett. Als sie am nächsten Morgen aufstand, war es so, als wäre nichts geschehen. Sie war munter und freute sich auf ihre Begegnung mit der Firma und den Abschluss ihres Vertrages.

Ihr großer Tag war gerettet – dank Wintergrün.

Wintergrün: „Das Schmerzöl"

Wintergrün (*Gaultheria procumbens*) ist ein feuriges, immergrünes Heidekraut mit feuerroten Beeren. Der medizinisch süßliche Duft erinnert sowohl an Minze als auch an Kampfer und riecht wie eine Rheumasalbe. Die Pflanze enthält bis zu 99% Methylsalicylat, eine chemische Verbindung, die stark antiseptisch, bakterizid, fungizid und krampflösend wirkt, Schmerzen lindert, den Blutdruck senkt und das Immunsystem unterstützt. Es wird gerne bei Arthritis, Rheumatismus, Entzündungen, Muskelschmerzen und Krämpfen genommen sowie zum Austreiben von Kälte aus dem Körper.

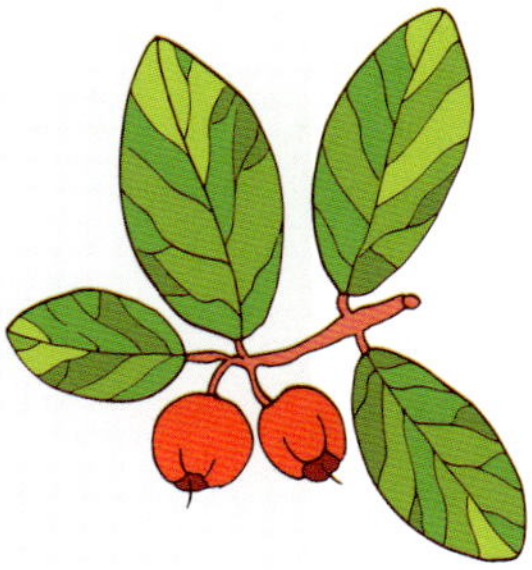

Rezept: Wärmendes Ingwerfußbad und Wintergrünöl

- **Ingwerpulver, einige Scheiben Ingwer oder drei Tropfen Ingweröl**
- **Wintergrünöl**

Man gibt Ingwerpulver in das warme Fußbad oder kocht Ingwerscheiben zehn Minuten lang, seiht ab und fügt den Sud hinzu. Natürlich kann man auch Ingweröl verwenden. Nach dem Fußbad werden die Fußsohlen mit Wintergrünöl eingerieben.

Die meisten Frauen mit chronisch kalten Füßen leiden immer auch unter Beschwerden des Unterleibs. Da empfehle ich gerne, ein Fußbad mit wärmendem Ingwerpulver zu nehmen. Es ist wichtig, nach dem Ingwerfußbad die Fußsohlen noch zusätzlich mit Wintergrünöl einzureiben. Das hält die Füße warm.

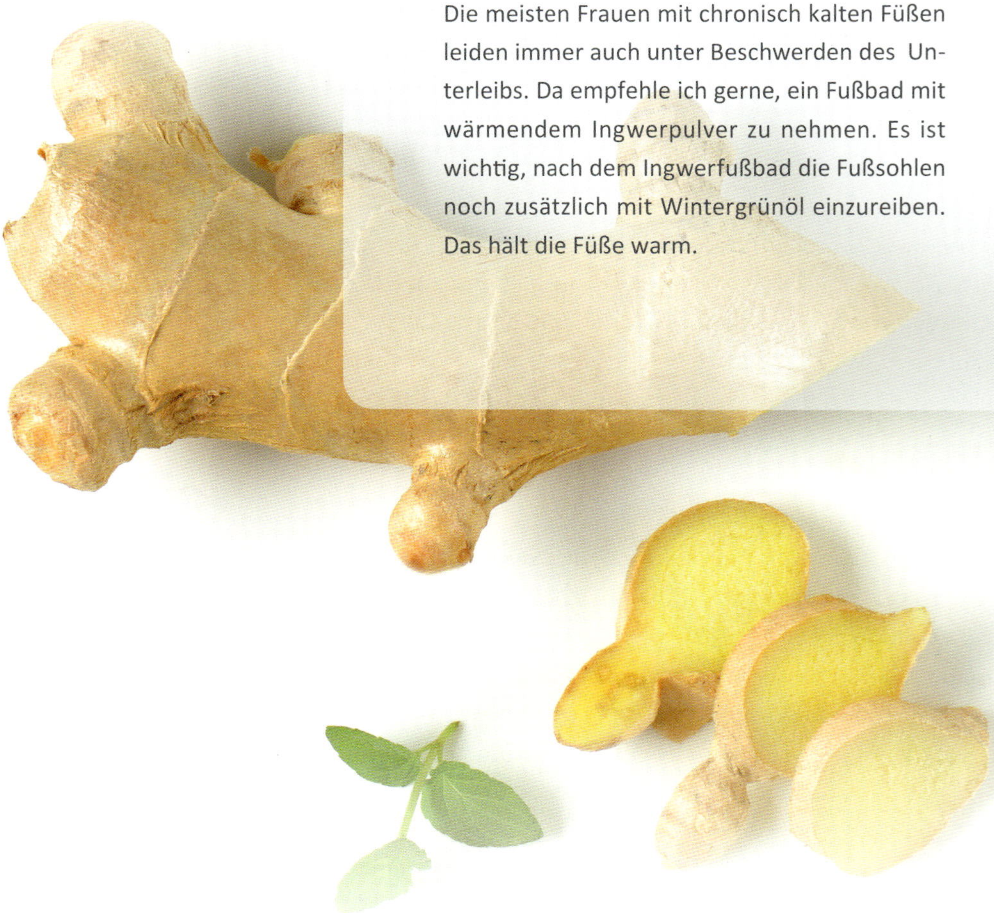

Ätherische Öle und die Emotionen 2

Wie ätherische Öle nahezu augenblicklich Erleichterung schaffen

Ätherische Öle können in unserem Körper die unterschiedlichsten Hilfestellungen leisten. Sie heben oder senken den Blutdruck, genauso wie unser Körper es braucht, und schenken uns dadurch Harmonie, die uns zufrieden macht. Sie steigern oder hemmen den Appetit und unterstützen die Verdauung – und verschaffen uns damit Wohlbefinden. Sie heben unsere Stimmung, wenn wir traurig sind, und unterstützen all die vielen und lebensnotwendigen Aufgaben in unserem Körper.

Die Frage lautet: Wie machen ätherische Öle das? Sie können doch nicht überall im Körper zugleich sein. Die Antwort liegt im Geheimnis ihrer lebensspendenden Kraft, welche ihr Duft ist, der eine bestimmte chemische Zusammensetzung hat. Wir atmen ein ätherisches Öl ein. Die Duftmoleküle senden Nachrichten zum Gehirn, das sofort schaltet, nahezu augenblicklich die notwendige Hilfestellung anordnet und die geeigneten Botenstoffe in den Körper entsendet.

Wie eine Akupunkturnadel den elektrischen Reiz auslöst und das Signal augenblicklich ans Gehirn leitet, genauso arbeiten auch ätherische Öle durch ihre elektrisierenden Dufteigenschaften, die das Gehirn anweisen, Hormone und Peptide auszuschütten, Sauerstoff in die Zellen zu bringen, die Nerven zu entlasten oder Blutstillung und Wundheilung zu veranlassen, um nur einige wenige Aufgabenbereiche ätherischer Öle anzusprechen.

Der Sitz der Gefühle

Beim Einatmen eines ätherischen Öls wandern die Ölmoleküle über die Blut-Hirn-Schranke direkt zur Amygdala, der zentralen Schaltstelle unseres limbischen Systems, das alle unsere emotionalen Erfahrungen speichert. Dieser Teil des Gehirns versteht keine Worte, er reagiert jedoch auf Geruch. Daher bieten ätherische Öle eine großartige Möglichkeit, wortlos mit unseren Gefühlen Kontakt aufzunehmen und dabei das Denken zu umgeben. Selbst Skeptiker können sich Düften nicht entziehen. Ihr Verstand würde wohl nie zugeben, dass zum Beispiel das Einatmen von Pfefferminzöl bei der Gewichtskontrolle helfen könnte. Doch wenn der Skeptiker erst einmal merkt, dass es nach Pfefferminze duftet, dann haben die Düfte im Gehirn schon ihre Arbeit aufgenommen. Man riecht also zuerst unbewusst, bevor man merkt, dass es duftet.

Unser Körper hat 100 Billionen Zellen. Jede einzelne dieser Zellen ist mit einem Strang von DNS ausgestattet, der fähig ist, bis zu sechs Gigabyte an Erinnerungen zu speichern. Das sind viele Erinnerungen, die der Mensch mit sich herumträgt und die von Zeit zu Zeit in uns wach werden. Sie können uns Ärger verursachen, wenn wir an die Vergangenheit denken; oder sie machen uns Angst und bereiten uns Sorgen, wenn wir an die Zukunft denken. Erinnerungen können den Menschen bedrücken und ihn darin hindern, sein höchstes Potenzial auszuleben.

Jedes unterdrückte emotionale Trauma wird in der Zellerinnerung gespeichert. Es kann jederzeit abgerufen werden, was auch tatsächlich laufend geschieht. Wir müssen nur einen bestimmten Geruch wahrnehmen, der uns an etwas Schlimmes erinnert, und schon ist die Angst, Unsicherheit oder Verwirrung wieder da.

So lässt der übermäßige Geruch von Bier und das dumpfe Zuprosten mit den Bierflaschen Emma immer wieder ihren schrecklichen Autounfall durchleben. Dieser Unfall hat sich zwar schon vor fünf Jahren ereignet, aber sie zuckt immer noch zusammen, es schüttelt sie, sie bekommt nasse Hände und möchte am liebsten davonlaufen, wenn sie diese Gerüche und Geräusche wahrnimmt. Sie waren damals ausgelassen mit dem Auto unterwegs gewesen, und die Freunde am Hintersitz des Wagens ließen die Bierflaschen zusammenknallen. „Prost", grölten sie, und der bittersaure Geruch von Bier hing in der Luft, als das Auto auf der nass-glatten Fahrbahn ins Schleudern geriet. Der Wagen schlitterte gegen die Leitplanke, überschlug sich und Emma kam mit zwei gebrochenen Rippen und dem Schrecken davon. Aber der Schock hat sich in Emmas Gefühlskörper festgekrallt und wird immer wieder die Erinnerung wachgerufen, wenn der Geruch von damals in der Luft liegt. Emma bekommt heute noch diese Symptome, obwohl der Autounfall lange zurückliegt.

Die gute Nachricht ist: Ätherische Öle sind geradezu auf diese Arbeit, Traumata zu löschen, spezialisiert. Sie gehen in das Erinnerungszentrum des Gehirns und beginnen dort aufzuräumen! Sorgen, Ängste, Kummer und Leid werden nach und nach abgebaut, und der Mensch fühlt sich letztendlich befreit – frei! Es ist unglaublich, dass ätherische Öle, auch wenn sie nur im Hintergrund vernebelt werden und eine gute Raumluft machen sollen, den Kern des Problems eines jeden Menschen direkt angehen. Dabei sind wir alle verschieden und mit den unterschiedlichsten Lebenserfahrungen ausgestattet.

Durch das Einatmen eines hochwirksamen Öls beginnt sich etwas in unseren Emotionen zu lösen. Wir merken es, indem wir beispielsweise plötzlich und unvermittelt tief zu seufzen beginnen. Wir könnten diese Seufzer weder unterdrücken noch selbst hervorbringen. Das Herz ist der Sitz der Gefühle. Es sind die tiefen Enttäuschungen, Kränkungen und seelischen Schmerzen, die – obwohl wir im Augenblick gar nicht daran denken – vom ätherischen Öl aus unserer Zellerinnerung geholt und letztendlich gelöscht werden.
Mit jedem tiefen Seufzer scheint eine Last von unseren Schultern genommen zu werden, und wir fühlen uns freier und leichter. Die Lasten, die wir in unseren Zellerinnerungen mit uns herumgetragen haben, sind von uns genommen. Wir bemerken die Befreiung, indem wir über dieses oder jenes Erlebnis, das uns früher einmal zu schaffen machte, nun lachen können und uns davon nicht mehr negativ berührt fühlen.

Wie man sich von Schockerlebnissen und unbewussten negativen Programmierungen für immer befreien kann

Es war mein 50. Geburtstag. Ich saß mit meiner Familie gemütlich plaudernd beim Festtagsbraten, den meine Mutter mir zu Ehren bereitet hatte. Ich weiß nicht, wie das Thema plötzlich auf Geburt und Kinderkriegen gekommen war, als meine Mutter wie aus heiterem Himmel spitz in meine Richtung die Mitteilung schleuderte: „Du warst ja nie gewollt." Sicherlich hatte sie sich bei diesen Worten nichts Böses gedacht. Sie war ja immer schon ein „gerader Michl". Vielleicht dachte sie, dass dieser Umstand ja sowieso allgemein bekannt war. Doch ich hatte keine Ahnung. Ehrlich gesagt, auf so eine Idee wäre ich in meinem Leben nicht gekommen. Ich fiel aus allen Wolken, dachte ich doch allen Ernstes, dass Leben Liebe wäre und meine Familie auch so dachte wie ich.

Diese unerwartete Nachricht ließ meine Muskeln im ganzen Körper verkrampfen. Der Blutfluss war zugeschnürt; jede Zelle in höchster Alarmbereitschaft. Hundert Billionen Zellen hatten das harte Urteil gehört. Ich war in einer Schockstarre. Mir blieb der Brocken, den ich gerade genüsslich zu mir nahm, im Hals stecken. Ich

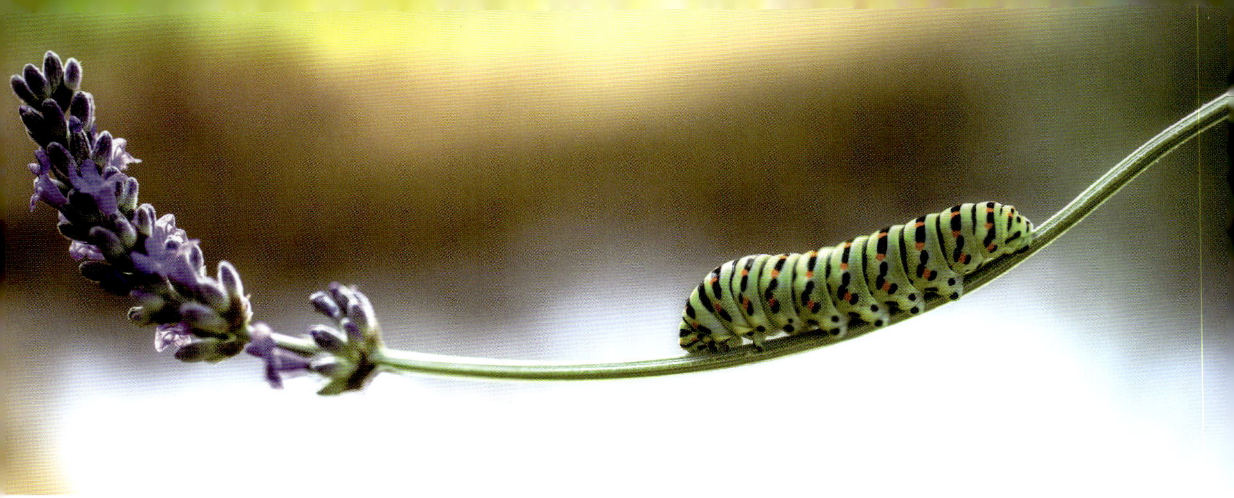

würgte und befahl mir innerlich: „Jetzt nicht weinen, jetzt nicht! Nur nicht weinen!“ Ich versteinerte mein Gesicht, doch ich hatte Mühe, das Zucken um meinen Mund zu verbergen. Als ich aufblickte, sah mich meine gutmütige Schwester mit entsetzten Augen voll Mitgefühl an. Ich senkte den Blick schnell wieder und würgte immer noch an dem Bissen. Dann war der Spuk vorüber. Meine Schwester lenkte das Gespräch in seichtere Gewässer, und man unterhielt sich wieder über normale Dinge, so dass die Aufmerksamkeit der betretenen Runde nicht mehr auf mir ruhte.

In einem unbemerkten Augenblick kramte ich in meiner Tasche und holte ein besonderes Ölfläschchen heraus. Es war eine Ölmischung aus Weihrauch, Baldrian, Sandelholz und Rosmarin, von der ich wusste, dass es mir in Trauma-Situationen schon immer wunderbar geholfen hatte. Ich drückte es an mein Herz und bat es um Hilfe, mich wieder in Balance zu bringen. Eigentlich bat ich das Göttliche in mir, mich wieder in Balance zu bringen. Ich wusste, mein Ölfläschchen mit seinem wunderbaren Duft war meine Brücke oder das offene Tor zum Universum, das mich zu meiner inneren Quelle führte. Ich nahm einen tiefen Atemzug aus dem Fläschchen und fühlte mich wieder im Zentrum meiner Kraft, so als wäre nichts geschehen.

Als ich abends die Geschehnisse des Tages an meinem inneren Auge vorüberziehen ließ, entspannten sich meine verkrampften Muskeln schließlich, und mein Herz öffnete sich – wie eine Raupe, die zum Schmetterling wird. Erst dankte ich meiner Mutter, dass sie mich trotz aller Umstände zur Welt gebracht und großgezogen hatte. Schließlich ist das Leben etwas ganz Kostbares. Jeder Mensch kommt doch mit einer Aufgabe zur Welt, die er erfüllen möchte. Wäre ich nicht auf der Welt, könnte ich dir heute nicht von den Wundern der ätherischen Öle erzählen.

Erst vor ein paar Jahren haben Wissenschaftler eine aufsehenerregende Entdeckung gemacht, dass nämlich die Zelle bis zu 95% von der Umwelt und den äußeren Einflüssen gesteuert wird, und nicht, wie fälschlich angenommen, von den Genen. Das heißt, die Zellen erschaffen unsere Realität. Sie machen, was wir ihnen sagen Sie führen aus, was unsere Umwelt ihnen suggeriert. Wir sind nicht dem Schicksal unserer Gene blind ausgeliefert.

Wenn nun jemand ein gebrochenes Herz hat und sich in Depressionen windet, dann wurde diese Lebenssituation nicht von der Großmutter, deren liebendes Mutterherz auch gebrochen wurde, als sie ein Kind begraben musste, vererbt, sondern höchst wahrscheinlich von äußeren Umwelteinflüssen herbeigeführt. Wenn ein Mensch sich zeit seines Lebens plagt und doch keinen durchschlagenden Erfolg erleben kann, sich immer zurückgesetzt fühlt und kein Selbstwertgefühl hat, dann könnte die Ursache in den 100 Billionen Zellen seines Körpers festgeschrieben sein, den Zellen, die einst als Embryo im Mutterleib den Ärger, den Kampf und die Frustration der Mutter eingeimpft bekamen, unerwünscht und eine Belastung zu sein.

Diese negative Programmierung sitzt seither tief verwurzelt in den Zellen fest und wird unbewusst als Lebensrealität gelebt. Doch es gibt Hoffnung! Die Wissenschaft hat nämlich auch den revolutionären Beweis angetreten, dass wir unsere Zellen jederzeit ‚umprogrammieren" können. Das Prinzip der Zellen funktioniert intelligent.

Zellen sind lern- und reaktionsfähig. Sie nehmen Informationen auf; aber nur jene, mit denen wir sie füttern. Darauf reagieren sie. Zellen sind intelligent, sie sind jedoch auf unsere Information angewiesen. Man kann sie mit einem Schwamm vergleichen. Wenn ich einen trockenen Schwamm in einen Eimer mit trübem, schmutzigem Wasser werfe, so nimmt er dieses komplett auf. Gebe ich ihn hingegen in klares Wasser, so saugt er sich vollkommen mit klarem Wasser voll. So verhalten sich auch unsere Zellen. Sie sind intelligent und fähig, alles aufzunehmen, was wir ihnen geben. Das sind die äußeren Einflüsse, aber auch unsere Gedanken, Gefühle und Interpretationen, mit denen wir unsere Umwelt bewerten.

Obliegt es nicht unserer Verantwortung, sie mit dem zu versorgen, was sie brauchen? Sie arbeiten für uns. Wir sind also in der Lage, unseren Zellen Informationen zu liefern und ihre Programmierung zu steuern. Welche Informationen geben wir ihnen? Sollten wir diese nicht besser selektieren und gestalten?

Das Prinzip, wie unsere Zellen funktionieren und für uns arbeiten, vor allem wie intelligent sie sind, könnte wohl auch erklären, wie wir unsere Erfahrungen im Leben machen. Vielleicht sogar, warum wir im Leben immer wieder dieselben unliebsamen Erfahrungen machen oder in eine Opferrolle schlüpfen, die wir selbst nicht verstehen, etwa immer dieselbe Art Partner anzuziehen, der uns nicht schätzt, sondern ausnützt; einen Job zugewiesen zu bekommen, der uns nicht wachsen lässt; im Leben übergangen zu werden, obwohl wir Qualifikationen besitzen. Ist das nicht unbewusste Selbstsabotage?

Wir sind also in der Lage, JEDERZEIT unsere Zellen umzuprogramieren! Wir können JETZT ein Leben voll Liebe, Glück, Freude und Erfolg gestalten! Das ist möglich!

Der Weg in ein gesundes, glückliches und erfülltes Leben

Ich saß an jenem Abend in meinem Lehnstuhl mit einem süß duftenden Ölfläschchen aus einer Mischung aus Orange, Jasmin, Fichte und Mandarine, das ich mein „Inneres Kind" nannte, und atmete den lieblichen und erfrischenden Duft dankbar ein. Man muss unweigerlich lächeln, wenn man ätherische Öle einatmet, denn sie sind tröstend und machen glücklich. Das ist unter anderem eine ihrer Aufgaben in dieser Welt. Ich erinnerte mich jetzt daran, wie ich immer zu meinen Klientinnen und Klienten sagte: „Die Öle gehen in das Erinnerungszentrum des Gehirns und räumen dort auf." Ich sprach aus Erfahrung, denn ich hatte im Laufe meiner therapeutischen Tätigkeit hundertfach den Beweis erlebt, dass der Duft ätherischer Öle dunkle Gedanken aufräumen, Angst lösen, Freude bringen und neue Erkenntnisse schenken kann.

Doch an jenem Abend erkannte ich, und es fiel mir wie Schuppen von den Augen, dass ich „aktiv" als Schöpfer meiner Wirklichkeit, gemeinsam mit den ätherischen Ölen, veraltete, längst überholte Fehlprogrammierungen aus Jugendtagen loslassen, löschen und – ganz wichtig – an deren Stelle neue Erfahrungen für meine Gesundheit, Liebe und Erfolg in meine Zellen einprogrammieren konnte.

Immer wenn man in einem Märchen ein Ziel erreichen will und ein schier unlösbarer Konflikt auftaucht, ist plötzlich eine Fee mit einem glitzernden Zauberstab in der Hand zur Stelle. Sie hat einen wirksamen Zauberspruch parat. Diese magischen Zauberkräfte verhelfen dazu, sicher das Ziel zu erreichen. Die ätherischen Öle sind solche magischen Werkzeuge.

Es ist mit der Chemiestunde in der Schule vergleichbar. Wenn sich zwei Elemente miteinander vereinigen sollen und ein Katalysator dazukommt, dann entsteht viel schneller und viel intensiver eine Reaktion. Genauso wie ein Katalysator wirken auch die ätherischen Öle. Sie können wie ein Schlüssel das Membran-Schloss der Zelle für dich aufsperren, so dass du eintreten und diesen Raum neu gestalten kannst. Du entfernst den alten Kram, der dich belastet, damit du dich darin wohlfühlst.

Genauso ist auch jede Zelle unseres Körpers beschaffen. Ein ätherisches Öl, ein Duft hilft uns wie ein Schlüssel dabei, in die Zelle hineinzugelangen. Dort wirkt es dann wie ein Code, der die Selbstheilungskräfte in unserem Körper entfaltet und sie bei ihrer Arbeit – dem Umprogrammieren – unterstützt. Das ist die Aufgabe, welche ätherische Öle für uns leisten.

Doch es ist wichtig, die unliebsame gelöschte Zellinformation sofort mit einer positiven und neuen Programmierung zu ersetzen, um so unserem Leben eine neue Richtung zu geben, denn das Universum kennt kein Vakuum. Wenn wir den leer gewordenen Raum nicht mit positiven Gedanken und glücklichen Gefühlen aktiv füllen und den Billionen Zellen in unserem Körper unsere freudigen Erwartungen signalisieren, dann ziehen die Zellen Information aus unserer Umwelt heran, die wir unter Umständen nicht haben wollen.

Die Zellen ziehen zahllose Informationen aus unserer Außenwelt an. Zum Beispiel erinnern wir uns an die tadelnden Worte des Vaters: „Du bist dumm! Das wirst du nie lernen!“ Die Zellen nehmen sich diese Information unserer Umgebung zu Herzen und bescheren uns zeit unseres Lebens das Minderwertigkeitsgefühl: Das Gefühl, ein Ziel wäre zu groß für uns und unerreichbar. Oder wie es bei mir war: Das zelluläre Wissen, ich wäre ein „unerwünschtes Kind“, machte mich zum bravsten Kind der Welt, das niemals Schwierigkeiten machte, immer half, sich klein machte, um nur nicht aufzufallen oder jemanden zu verärgern. „Aber damit ist jetzt Schluss!“, machte sich meine geballte Faust auf dem Schreibtisch mit einem Knall Luft.

Die Wissenschaft hat das Geheimnis eines erfüllten Lebens entdeckt: „Programmiere deine Zellen mit Dingen um, die du liebst und haben möchtest.“ Also war ich fest dazu entschlossen und griff sofort nach meinem ätherischen Öl. Ich wusste, mein Ziel ist eine Transformation, eine Neuprogrammierung meiner Zellen nach *meinen* Erwartungen und Zielen. Ich wusste auch, wie mir ätherische Öle dabei helfen würden. Sind sie nicht wie ein „Ankerpunkt”? Man sagt doch, Erinnerungen, Düfte, Bilder, Gefühle, mit denen wir früher so vertraut waren, können uns als Ankerpunkt helfen, um neue Verhaltensweisen zu programmieren. Ätherische Öle helfen mir also bei der Transformation, indem sie meine Neuprogrammierung, meine Erwartungen und Ziele, direkt in das Gedächtnis der Zellen tragen und dort verankern.

Das kannst du auch! Probiere es einmal aus und schaue, was geschieht. Du fragst dich vielleicht immer noch, was eine mentale Programmierung mit ätherischen Ölen zu tun haben sollte? „Alles!“ – kann ich dir nur begeistert zurufen. Die ätherischen Öle sind geradezu darauf spezialisiert, die Blockaden, seien sie physischer, emotionaler oder mentaler Natur, zu lösen und Harmonie und Freude fließen zu lassen. Wie sie das bewerkstelligen? Sie führen unseren 100 Billionen Zellen ihre ureigenen positiven Impulse und Schwingungen zu, in einer Licht- und Tonfrequenz, die für uns unsichtbar und unhörbar sind. Diese Schwingungen werden zu neuen Anti-Virus-Programmen auf unserer Festplatte, die jeden Virus – das sind unsere negativen Programmierungen – unschädlich machen, die alten Sabotageprogramme knacken und auflösen.

Aber wir müssen uns an diesem Transformationsprozess aktiv beteiligen. Wir müssen das Fläschchen zumindest zur Nase nehmen und daran riechen.

Nimm dein Lieblingsöl

Ich höre dich schon fragen: „Und welches Öl soll ich dafür nehmen?" Nimm dein Lieblingsöl! Jedes reine, hochwirksame ätherische Öl geht direkt durch die Zellmembran. Diese ist das „Gehirn" der Zelle und arbeitet für dich. Du kannst dir Ölmischungen zusammenstellen, die deine Lebenssituation besonders unterstützen. Bei Schocksituationen wende ich zum Beispiel immer meine „Erste Hilfe" Ölmischung gegen Traumata an. Ich verwende auch gerne eine Ölmischung, die ich mir aus Zitrone, Pfefferminze, Muskatellersalbei und Sandelholz zusammengestellt habe, und die ich „Meine Transformation" nenne.

Bei sexuellem Missbrauch spricht eine Ölmischung aus Ylang Ylang, Lavendel, Geranie und Orange besonders gut an.

Oder nimm einfach das Balsamtannenöl, das dich an den Winterweihnachtswald erinnern wird und dich ruhig und glücklich macht. Vielleicht schnupperst du gerne Mandarine, das Öl, das Kinder wegen seines beruhigenden, lieblichen Duftes besonders mögen. Jedes therapeutische Öl, mit dem du aktiv arbeitest, wird einen Transformationsprozess in dir einleiten, beschleunigen, und erfolgreich abschließen.

Jetzt möchtest du sicher wissen, wie die ätherischen Öle mir über den Schock hinweggeholfen haben, ungewollt geboren worden zu sein, mit all den negativen Auswirkungen, die damit einhergehen. Sich ungeliebt fühlen, einsam und unverstanden zu sein, ein Aschenputtel Dasein zu führen, angepasst und kleinlaut durch das Leben zu gehen, mit einem Selbstwertgefühl, das zu wünschen übrig lässt. Nachdem ich erkannt hatte, dass es nicht „meine" eigenen Empfindungen, sondern Umwelteinflüsse von außen waren, die mir ein mittelmäßiges Leben bescherten, konnte ich lachend loslassen. Ich wusste ja, dass ich Seele bin, ein Funke Gottes, der in dieser Welt leuchten soll. Egoistische Haltungen, veraltete Anschauungen und lächerliche Falschprogrammierungen anderer waren für mich wertlos und gegenstandslos geworden, das erkannte ich schließlich. Ich holte mir meine Freude ins Leben zurück, mein volles Potenzial und meine Kräfte, die ich benötigte, um meine Aufgabe in dieser Welt zu erfüllen.

Aus all meinen Ölfläschchen wählte ich drei Düfte aus, die mich besonders beglückten und mich bei meiner Transformation unterstützen sollten. Eines war das **Zitronenöl**, mein absolutes Lieblingsöl. Schaue dir nur eine Zitrone an. Sieht sie nicht wie die Sonne aus, hell strahlend und aufmunternd? Wenn ich am Zitronenöl rieche, dann geht die Sonne im Herzen auf. Erinnerungen an sonnenüberflutete Zitronenhaine werden wach, und ich sehe vor meinem geistigen Auge die dunkelgrünen Blätter der Bäume, an denen weiße Blütenknospen lieblich duften und gleichzeitig große runde Früchte zum Pflücken einladen. Man sieht sofort, was dieses Zitronenöl bewirken will: Es will uns glücklich machen. Es hebt das Gemüt, ganz zu schweigen von seinen reinigenden Kräften, die es in unserem Körper entfaltet.

Das zweite Ölfläschchen war das beruhigende **Lavendelöl**. Wenn ich an diesem Fläschchen roch, dann tauchte ich in die verträumten lavendelfarbenden Felder der Provence ein, die einen Duft ausströmen, der vollkommene Ruhe, Stille und Gelassenheit verbreitet. Hektische Gedanken kommen zur Ruhe, und der erfrischende Kräuterduft kann beides, beruhigen oder munter machen, je nach unserem Bedürfnis. Dieses Öl konnte mir bei meiner Transformation gute Dienste leisten.

Das dritte Öl, das ich für meine Programmierung dabei haben wollte, war **Weihrauch**. Der volle balsamische und süße Duft des Weihrauchöls erzählt von goldenem Wüstensand und brütender Sonnenhitze – und von einer Kraft, die Jahrhunderte überdauert. So wundert es nicht, dass Weihrauch das Immunsystem kräftig unterstützt und trübe Gedanken in den Wind schlägt. Außerdem hat Weihrauch die Energie, Gedanken und Gefühle so leicht wie eine Wolke in den Himmel zu tragen. Daher wird er ja auch bei kirchlichen Festen verwendet, um das Herz zum Göttlichen zu erheben. Weihrauch sollte unbedingt mein Begleiter auf dem Weg der Transformation sein.

Diese drei Düfte integrierte ich in mein Leben. In stillen Augenblicken atmete ich sie tief ein. Ich rieb sie dankbar auf Schläfen, auf das Herz und auf die Fußsohlen. Sie sollten mir helfen, mein Leben neu zu programmieren und meine Erfahrungen, Gedanken und Gefühle gegenüber der Welt neu zu ordnen. Denn ich wusste: „Du bekommst, was du erwartest, was du dir vorstellen kannst." Es ist wahr: „Erwarte das Beste und lebe, als ob du es schon erhalten hättest." Vergessen waren die dunklen Wolken der Bedeutungslosigkeit, des Ungeliebtseins und des Versteckens vor der Welt. Mit einem Mal flossen mir „Zufälle" zu, die eher an Wunder grenzten. Heute liebe ich mein Leben, so wie es ist. Es ist ein Leben nach meinem „Design". Und wenn ich eine Korrektur in meinem Leben vornehmen will, dann nehme ich mein Lieblingsöl zur Hand – und wir beide gehen ans Werk.

„Würde die Umprogrammierung auch ohne ätherisches Öl funktionieren? Ja! Aber zu welchem Preis, und wie lange würde es dauern? Man müsste sich stundenlang auf positive Affirmationen konzentrieren; sich ständig kontrollieren; nicht von seinem Ziel abweichen; seine ganze Willenskraft einsetzen; dazu noch die richtigen Gefühle aufbauen; und vielleicht würde man sein höchstes Potenzial, das man ausschöpfen könnte, nicht einmal erahnen und daher auch nicht erreichen. Gleich zu Beginn meiner Reise mit ätherischen Ölen erkannte ich, dass sie mir immer helfen würden, ob ich um ihre Wirkungsweise Bescheid wusste oder nicht. Später lernte ich, dass die bewusste Anwendung ätherischer Öle mit einer gezielten Absicht noch um ein Vielfaches wirksamer sein kann.

Erinnerst du dich an mein Beispiel mit dem Zauberspruch, der den Helden auch aus ganz ausweglosen Situationen befreit? Erinnerst du dich an die Chemiestunde und den Katalysator? Willst du eine schnelle, tiefe und kräftige Reaktion zwischen zwei Elementen erzeugen, dann brauchst du einen Katalysator, der dir eine gewaltige Reaktion beschert. Genauso wirken ätherische Öle. Sie verankern in Sekundenschnelle unsere Information – unsere Erwartung – in all unseren Billionen Zellen, und zwar schneller, als man denken kann. Das ist der große Vorteil ätherischer Öle.

Deine Zellen hören auf dich. Sie erwarten deine Befehle. Du bist Herr deines Hauses, und die ätherischen Öle sind dabei deine Freunde und Unterstützer, die dir helfen, dieses Haus nach deinen Vorstellungen einzurichten und dein höchstes Potenzial zu leben.

Wie ätherische Öle die Transformation beschleunigen können

Eigentlich ist die Arbeit mit ätherischen Ölen sehr einfach und angenehm. Sie ist keine Hexerei, obwohl es so wirkt, als sei eine gute Hexe am Werk. Das Wort Hexe stammt vom althochdeutschen Wort „hagzissa", die Zaunreiterin, und versinnbildlicht die weise Frau, die hohe Priesterin, die die Geheimnisse des Lebens und der Natur kennt und bewahrt.

Was wir also tun sollten, ist Folgendes: Nachdem man das für sein Problem passende Öl herausgefunden hat, führt man es zur Nase und riecht mit einem tiefen Atemzug daran. Man kann auch einen Diffuser verwenden, der die Umgebung mit Duft erfüllt.

Der zweite Schritt ist die Arbeit an uns selbst. Dafür formuliert man ganz klar seine Ziele und das, was man erreichen möchte.

Man kann auch mit Affirmationen arbeiten. Das ist eine Formulierung positiver Gedanken, die man in sein Leben integrieren will. Jedes ätherische Öl, das man auswählt, will uns mit einer speziellen Energie unterstützen. Es ist eine individuelle Kraft und Stärke, die jedes einzelne Öl ausstrahlt und uns wie einen königlichen Mantel um die Schultern legt. Diese Energie spiegelt das Wesen und die Wirkungsweise des ätherischen Öls wider, die es uns vermitteln will. So verbinden wir Himmel und Erde in uns. Der Duft des Öls verstärkt unsere positiven Erwartungen.

Nimm dir zwanzig Minuten pro Tag Zeit für dich selbst und probiere die Wirkung von Affirmationen selbst aus.

Hier sind einige Beispiele von Affirmationen im Zusammenhang mit Düften:
Weihrauchöl: „Ich ruhe in der Mitte meines Seins."
Baldrian: „Ich bin kräftig und gesund."
Pfefferminze: „Mein Kopf ist klar. Ich bin hellwach."
Rosmarin: „Ich fühle mich frisch und voller Tatendrang."
Sandelholz: „Ich bin verwurzelt mit Mutter Erde."

Hier ein paar Beispiele, um Herausforderungen besser meistern zu können:

Weihrauch: Der Duft, der Himmel und Erde verbindet
Ist man gestresst, leidet man unter Schlaflosigkeit, Ängstlichkeit und Konzentrationsschwäche oder sucht ein spirituell anhebendes Öl für Meditation und Kontemplation, dann ist Weihrauchöl richtig. Sucht man Unterstützung für sein Immunsystem, sein Lymphsystem, seine Haut oder möchte die Reinigungsfunktion der Zellen und deren Verjüngung anregen? Weihrauch unterstützt die Reparatur der DNS und gilt als universelles Öl, das schon in uralten Zeiten „Heilung von Kopf bis Fuß" garantierte.

Baldrian: Tiefenentspannung für Körper und Geist

Braucht man Entspannung oder ein natürliches Beruhigungsmittel, dann ist Baldrian das Öl der Wahl. Es legt sich nicht wie eine herkömmliche Beruhigungsspritze mit eiserner Hand auf das Nervensystem und schaltet es aus, sondern es wirkt auf subtile Art und Weise, behutsam und fürsorglich, damit man den Stress ausschalten und einmal richtig entspannen kann. Man braucht auch tiefe Ruhe und Gelassenheit, wenn man sein Potenzial für Transformation voll ausschöpfen will.

Sandelholz: Ruhe und Frieden in sich selbst finden

Sucht man einen wirksamen Duft für Regeneration, innere Ruhe und Anhebung der geistigen Kraft, dann wird man Sandelholz lieben. Sandelholz ist auch für die Festigkeit und Frische der Haut ausgezeichnet geeignet.

Rosmarin: Kraftvoll und durchsetzungsstark

Möchte man seine Konzentration steigern, seinem Durchsetzungsvermögen und seiner Willenskraft einen kräftigen Auftrieb geben, seine Erschöpfung mit einem frischen krautartigen Duft überwinden, dann ist Rosmarin das richtige Öl.

Rosmarin ist ein Stabilisator und wirkt wie ein Anker, der unsere Informationen in der Zelle verankert. Gleichzeitig verbessert und stärkt Rosmarin die Verdauung. Wenn wir durch Transformationsprozesse gehen, stoßen wir oftmals auf Widerstände. Vielleicht unterbreitet uns jemand eine neue Idee. Wir sagen: „Das ist für mich schwer zu schlucken" oder „Ich weiß nicht, ob ich das verdauen kann." Mit dieser negativen Haltung schalten wir buchstäblich unsere Verdauung ab, und auch die Verdauungsenzyme stellen ihre Tätigkeit ein. Rosmarin ist in solchen Situationen vorzüglich dafür geeignet, uns zu helfen, damit wir sagen können: „Ja, toll! Ich nehme noch schnell eine Nase voll Rosmarinöl und denke, dass ich mit dieser Herausforderung fertig werde." Das bringt uns auf eine höhere Ebene und hilft uns, mit neuen Ideen und Situationen besser umgehen zu können.

Ich fasse es noch einmal zusammen: Wenn du dein Leben neu gestalten und deine Festplatte neu beschreiben willst, dann gilt es, diese vier Schritte zu berücksichtigen:

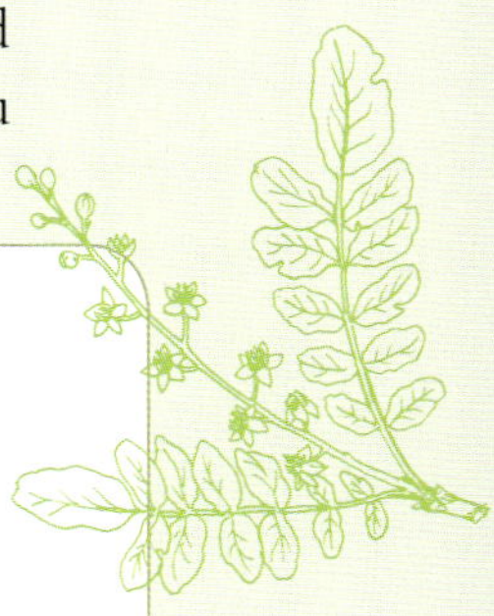

1. Nimm ein ätherisches Öl, zum Beispiel Weihrauch, Baldrian, Sandelholz oder Rosmarin, von dem du denkst, dass es dir bei der Bewältigung deiner Herausforderungen helfen wird.
2. Atme das Öl oder die Öle nacheinander ein oder verwende einen Diffuser, der den Duft des Öls in den Raum vernebelt.
3. Konzentriere dich auf die besonderen Schwingungen des Duftes.
4. Führe dir nun deine Ziele vor Augen und lege sie schriftlich fest.

Atme das Öl ein und stelle dir deine Zukunft so vor, wie du sie haben willst. Du kannst deine Zukunft selbst manifestieren, wenn du weißt, was du willst. Erwarte dein Leben und deinen Alltag so, wie du es dir wünschst. Das ist das Geheimnis der Manifestation. Lebe, als hättest du dein Ziel schon erreicht. Die ätherischen Öle unterstützen dich kräftig dabei.

Was die Wissenschaft sagt

Kurt Schnaubelt hat das Wunder der Transformation in seinem Buch *The Healing Intelligence of Essential Oils* so ausgedrückt: „Wir sehen das Universum um uns herum durch unsere Sinne. Was wir für wahr halten, ist letztlich das Ergebnis der Summe unserer Sinneseindrücke und der Art, wie wir diese enormen Mengen an Informationen verarbeiten und organisieren.

Indem ätherische Öle die Art und Weise verändern, wie Sinneseindrücke wahrgenommen und an das Gehirn weitergeleitet werden, verwandeln sie letztendlich unsere Wirklichkeit. Das heißt, ätherische Öle können die Sichtweise verändern, wie wir unsere Welt sehen – sie können unser Weltbild verändern. **Dies kann für wahre Heilung von größter Bedeutung sein.**"

Wissenschaft und Weihrauchöl

Das Öl des Weihrauchharzes wird gerne zur Transformation genommen. Wenn wir unsere Gefühle und Gedanken transformieren, geschieht folgendes: Gefühle und Gedanken sind mittels des Transcriptase Enzyms in der DNS eingebettet wie Perlen in der Muschel. Das Enzym zeichnet die Information auf und speichert sie in der RNS, genauso wie der Lehrer in der Schule die Gut- und Schlechtpunkte in eine Liste für das Zeugnis einträgt. Wenn nun negative Information übertragen wird, sobald wir etwas riechen, sehen oder hören, wird ein Signal ausgelöst, das all das Negative wieder hervorbringt, womit wir diesen Geruch oder die belastende Situation verbinden.

Weihrauch hat die Fähigkeit, in die Zelle einzudringen, diese Information zu entschlüsseln, sie umzuprogrammieren, die Neuprogrammierung in der RNS zu speichern und sie sodann in der DNS zu kodieren. Deshalb ist es wichtig, bei einem Transformationsprozess das Öl zu riechen. Während wir etwas niederschreiben, entlassen wir negative Energie und ersetzen sie durch positive Gefühle. Wenn wir ein Öl einatmen und dabei unsere Affirmationen sprechen, wird die neue Information im Zellbewusstsein kodiert. Das gibt uns die Kraft, vorwärts zu schreiten und Dinge zu tun, die uns zuvor noch nicht möglich waren.

Als ein Forscherteam 1996 eine Forschungsarbeit über die Wiederherstellung der DNS/RNS publizierte, waren Sandelholz, Weihrauch und Balsamtanne die drei Öle, die am wirksamsten die DNS und RNS reparierten.

Wie König David seine DNS umprogrammierte

Unsere moderne Wissenschaft hat diesbezüglich nichts Neues entdeckt. Ätherische Öle wurden schon in grauer Vorzeit erfolgreich angewendet, um Fehlprogrammierungen auf zellulärer Ebene zu löschen und neue Verhaltensweisen einzuspeichern.

„Und so begab es sich, dass König David, von der Lust des Fleisches übermannt, die Gemächer der Bathsheba aufsuchte, um sich mit ihr zu erfreuen. Als er heimlich und unbemerkt aus ihren Gemächern entschlüpfen wollte, stand unerwartet der Prophet Nathan mit eiserner Miene und stählernem Blick vor der Tür, eingehüllt in seinen Prophetenmantel, mit dem Stab der moralischen Macht in seiner Hand. Er sagte kein Wort, doch diese unerwartete Begegnung, auf frischer Tat ertappt, erschütterte den König zutiefst. Es überkam ihn ein tiefes Schuldgefühl: Er hatte Ehebruch begangen. Und er bereute seinen Fehltritt von Herzen."

Er wusste, dass dieses Fehlverhalten in seiner DNS einprogrammiert war und wollte einen neuerlichen Fehltritt auf jeden Fall vermeiden. So wandte er sich an den Duft von **Ysop** und **Majoran**, von denen er wusste, dass sie geistige Fehler löschen und richtiges Verhalten einprogrammieren konnten. König David lag auf seinen Knien und flehte zu seinem Gott: „Entsündige mich mit Ysop, so werde ich rein; wasche mich, so werde ich weißer als Schnee! ... Tilge meine Missetat. Schaffe in mir, Gott, ein reines Herz, und gib mir einen neuen, beständigen Geist." (Psalm 51:7,9-10)"

Des Königs Verwandlung dürfte geglückt sein, denn in der weiteren Folge seiner Lebensaufzeichnung liest man nie wieder von einem ähnlichen Fehltritt.

Dr. David Stewart erklärt in seinem Buch „*The Chemistry of Essential Oils Made Simple*" die Hintergründe der Transformation von König David. Bei dem verwendeten Ysop-Öl handelte es sich um ein ätherisches Öl, das drei chemische Bestandteile enthält, die für eine Transformation auf Zellebene vorhanden sein müssen: Phenole, Monoterpene und Sesquiterpene (PMS).

„Entsündige mich mit Ysop, so werde ich rein", weist auf **Reinigung** hin. Die Phenole (P) besitzen die reinigende Kraft, auf welche die Zellrezeptoren angewiesen sind.

„Tilge meine Missetat", lässt auf das **Löschen** ungewollter Haltungen in der DNS-Erinnerung schließen. Diese Aufgabe übernehmen Sesquiterpene (S) im ätherischen Öl.

„Schaffe in mir, Gott, ein reines Herz, und gib mir einen neuen, beständigen Geist", deutet auf die **Umprogrammierung** und Wiederherstellung der Zelle nach göttlicher Norm hin. Das ist das Spezialgebiet der Monoterpene (M).

In der natürlichen Zusammensetzung bestimmter chemischer Substanzen liegt die Kraft des ätherischen Öls. Die chemischen Bestandteile des Öls sind wie erprobte Krieger, die unerwünschte Konditionen, wie Fehlverhalten, psychische Probleme und Krankheiten aller Art, auf der Stufe der zellulären Intelligenz (DNS) wehrhaft entgegentreten und sie besiegen oder befrieden. **Manchmal kann das PMS-Trio sogar eine Spontanheilung bewirken**, sagt Dr. Stewart.

PMS-Öle, also ätherische Öle, die alle drei chemischen Inhaltsstoffe von Phenolen, Monoterpenen und Sesquiterpenen aufweisen, sind u.a. Melaleuca oder **Teebaumöl**, **Majoran**, **Ysop**, **Blauer Rainfarn**, **Lavendel** und **Immortelle**. Man kann also auch mit jedem dieser Öle, wie König David, eine Transformation durchführen, indem man ein einziges ätherisches Öl verwendet, das alle drei PMS-Krieger konzentriert enthält. Natürlich kann man auch mehrere Öle übereinander legen, die gemeinsam die chemischen PMS-Bestandteile ergeben. Man riecht sie hintereinander oder reibt sie nacheinander ein.

Auf diese Weise helfen uns ätherische Öle, uns nachhaltig zu transformieren und weiterzuentwickeln.

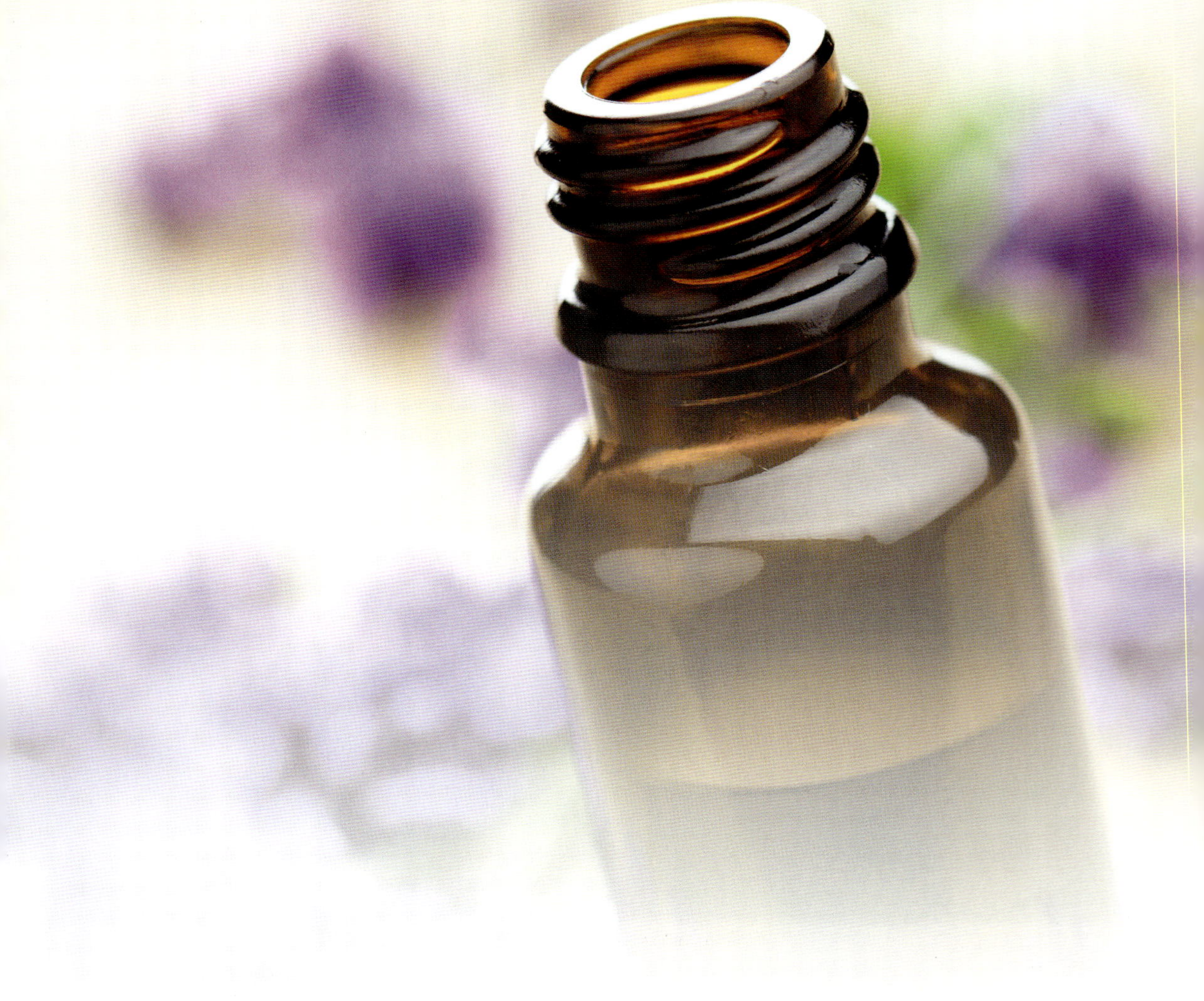

3

Ätherische Öle, die uns in Notfällen zur Verfügung stehen

Wie man bei Allergien Abhilfe schaffen kann

„Jetzt hab ich gerade eine Erkältung hinter mir, und nun die Allergie! Der Pollenflug gestern, fürchterlich", klagte Rita. Sie war trotz des sonnigen Frühlingstages in einen dicken Mantel gehüllt, als wollte sie in eine tief verschneite Winterlandschaft hinaustreten. Ihre Augen waren gerötet, als hätte sie tagelang geweint; und sie hatte ein Taschentuch bereit, das sie von Zeit zu Zeit zur Nase führte. Sie sah Mitleid erregend aus mit ihrer geröteten Nase, die wie ein unbändiger Wildbach rann. Ihre Ratlosigkeit bettelte geradezu um Abhilfe für ihr Problem.

Zitrone + Lavendel + Pfefferminze gegen Allergie

Ich griff in meinen Therapeutenkoffer und holte gezielt drei ätherische Öle heraus, von denen ich aus Erfahrung wusste, dass alle drei mit vereinten Kräften blitzschnell dieses Allergieproblem lindern können. Wie ein Staubsauger Krümel vom Boden wegputzt, saugen diese drei Mittel im Handumdrehen auch Allergieprobleme weg. Die drei Öle sind **Zitrone, Lavendel und Pfefferminze**.

„Das ist deine Erste Hilfe bei Heuschnupfen", sagte ich ihr. „Du musst alle drei Öle gemeinsam verwenden, damit sie ihre volle Wirkkraft gegen deine Allergie entfalten können. Es gibt mehrere Anwendungsmöglichkeiten. Suche dir aus, was dir am angenehmsten ist."

Einatmen:
Man tropft je einen Tropfen der drei Öle – Zitrone, Lavendel und Pfefferminze – in die Handfläche, verreibt sie und nimmt tiefe Atemzüge aus der Handfläche. Das kann man öfter am Tag machen.

Vernebeln:
Man gibt je fünf Tropfen der drei Öle – Zitrone, Lavendel und Pfefferminze – in den Diffuser und vernebelt alle zwei Stunden für etwa fünfzehn Minuten.

Einreiben:
Man reibt je einen Tropfen Zitrone, Lavendel und Pfefferminze auf die Innenseite der Wange. Die Schleimhaut leitet die Öle sofort zum Problem weiter.

Einnehmen:
Man gibt je drei Tropfen der drei Öle in eine Kapsel oder nimmt je zwei Tropfen mit Honig ein. **(Achtung: Nur ätherische Öle therapeutischer Qualität einnehmen.)**

Wattestäbchen:
Man gibt je einen Tropfen der drei Öle auf ein Wattestäbchen und reibt die Öle am besten morgens und abends auf die Innenseite der Nase. Je nach Empfindlichkeit werden die Öle mit einem Trägeröl verdünnt.

Nasenspray:
Man gibt eine Prise Himalaya-Salz in ein Sprühfläschchen und fügt jeweils drei Tropfen Zitrone, Lavendel und Pfefferminze dazu. Man wartet, bis das Öl vom Salz aufgenommen wurde. Dann füllt man das Fläschchen mit destilliertem Wasser auf. Vor Gebrauch gut schütteln. Dieses natürliche Nasenspray verwendet man so oft wie nötig.

Roll-On Fläschchen:
Man mischt je zehn Tropfen Zitrone, Lavendel und Pfefferminze mit einem Trägeröl (z.B. Mandel- oder Olivenöl) und füllt es in ein Fläschchen mit Roll-On-Aufsatz. Man verwendet das Öl auch in der Nase. Ein Roll-On Fläschchen ist ideal für unterwegs, weil es nicht ausläuft.

Inhalator:
Einen Aromatherapie-Inhalator-Applikator zur Herstellung eines eigenen Allergie-Inhalators findet man im Fachhandel. Der Inhalator hat innen eine saugfähige Zellstoffrolle. Die benetzt man mit je zehn Tropfen der drei ätherischen Öle. Bei Nichtgebrauch den Allergie-Inhalator gut verschließen, dann hält er etwa drei Monate lang. Er ist praktisch und immer sofort griffbereit.

Vorsicht, damit man ätherische Öle nicht in die Augen bringt! Falls ein Öl doch versehentlich ins Auge gelangt oder zu stark wirkt, wischt man immer mit einem reinen Pflanzenöl (z.B. Sonnenblumenöl, Olivenöl) darüber, niemals jedoch mit Wasser. Wasser würde das ätherische Öl noch tiefer ins Auge treiben und noch mehr brennen.

Wie ätherische Öle bei Allergien helfen können

Ätherische Öle eilen dem verwirrten Immunsystem zu Hilfe, das auf harmlose Substanzen wie Staub, Pollen, Katzenhaare, Pilze oder bestimmte Lebensmittel übersensibel reagiert. In Deutschland leiden 40% der Bevölkerung an einer Form von Allergie, und nach Schätzungen der Weltgesundheitsorganisation (WHO) leiden 22% der Weltbevölkerung allein unter Heuschnupfen. Nähert sich ein vermeintliches Allergen, geht das Immunsystem in Overdrive, als müsse es Fort Knox bewachen, das schwer gesicherte Lager der US-Goldreserven. Ätherische Öle bereiten dem Spuk ein schnelles Ende.

Sie lindern rasch und gründlich lästige Allergie-Symptome und beseitigen sie auch, während sie gleichzeitig an der Ursache arbeiten. Einige ätherische Öle kommen mit ihren entzündungshemmenden Eigenschaften zu Hilfe, andere Öle wiederum helfen dabei, den Juckreiz und das gereizte Gewebe zu beruhigen. Wieder andere blasen verengte Atemwege frei und reduzieren die Schleimproduktion. Der Grund, warum wir bei Allergien mehrere ätherische Öle gleichzeitig verwenden, liegt auf der Hand: Jedes der drei Öle – Zitrone, Lavendel und Pfefferminze – steuert seine Expertise bei. Zusammen vollbringen sie ein Meisterwerk – das Abklingen der Allergie.

Einige ätherische Öle helfen dem Körper, neue Allergieausbrüche zu verhindern. **Lavendel** hat zum Beispiel Eigenschaften, die wie ein natürliches Antihistaminikum wirken. Histamin ist eine Substanz im Körper, die an der allergischen Reaktion beteiligt ist, so unbemerkt wie Stickstoff in unserer Atemluft. Ein Antihistaminikum neutralisiert die Wirksamkeit von Histamin, so wie Enzyme in unserem Körper unbrauchbare Substanzen neutralisieren und abbauen. Das beugt dem Ausbruch einer neuerlichen Allergie vor.

Wie man sieht, können ätherische Öle, wie ein Putztrupp, der aus einem Heer von freiwilligen Helfern besteht, die Allergene tatsächlich beseitigen und den quälenden Symptomen ein Ende bereiten.

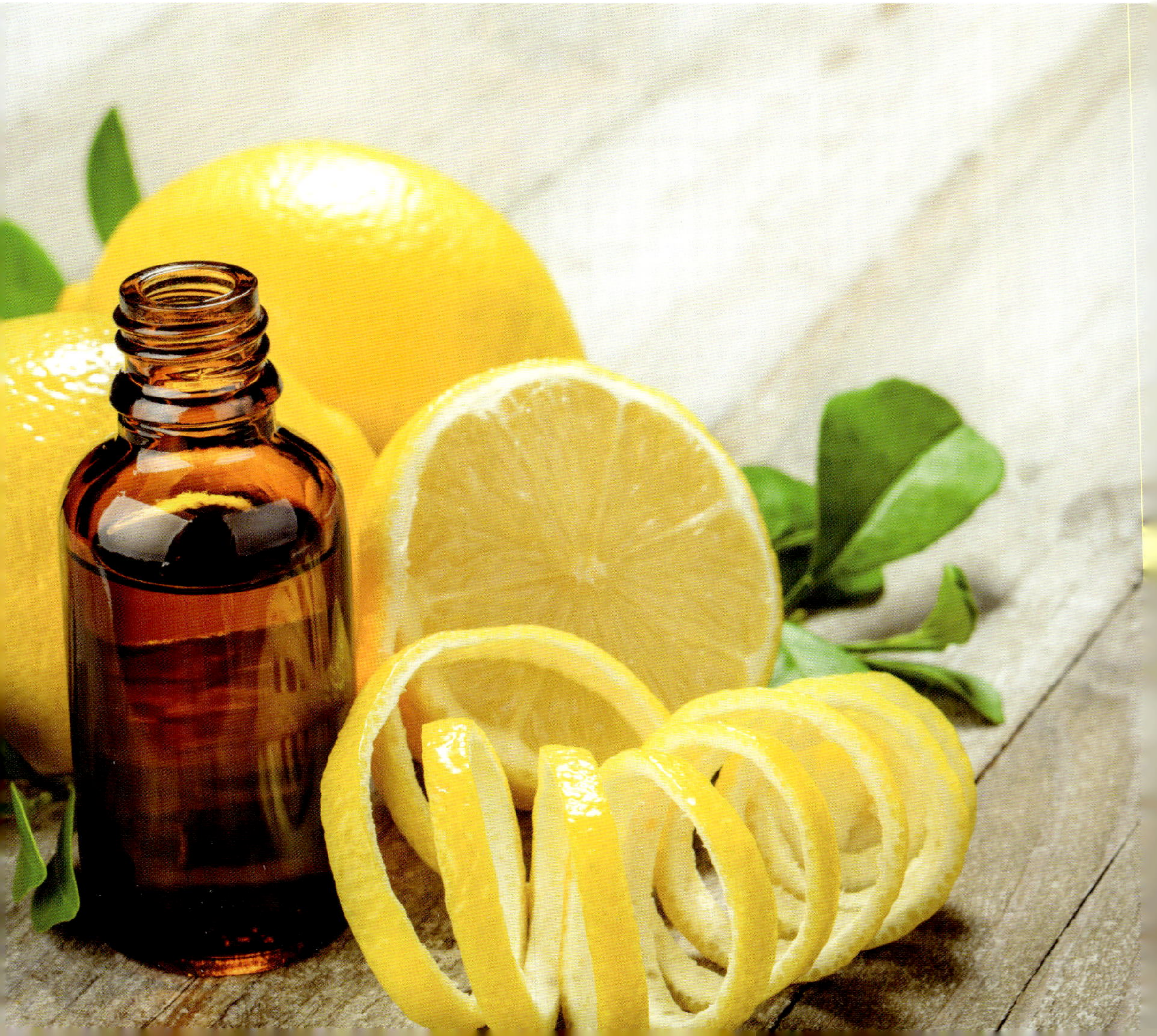

Zitronenöl: Spritzig, frisch, immunstärkend und entzündungshemmend
Zitrone hat eine starke antioxidative Wirkung, vergleichbar mit einem Antirostmittel für die rostigen Blechteile am Auto. Die Zitrone hat auch antiseptische Eigenschaften, die Keime reduzieren. Riecht dein Geschirrspülmittel vielleicht nach Zitrone? Der Zitronenzusatz ist ein Versuch, Keime in Schach zu halten. Zitrone hebt die Stimmung und steigert die Konzentration um bis zu 50%. Dabei genügt schon das einfache Riechen des Zitronenöls. In Wasser oder Tee getrunken, wirkt Zitrone reinigend und hat eine entgiftende Wirkung auf Drüsen, wobei es Schwermetalle und Lösungsmittel aus dem Körper herausfiltern kann. Zudem neutralisisert es freie Radikale und unterstützt den Lymphfluss.

Achtung! Zitrusöle sind photosensitiv: Die Sonne bündelt ihre Kraft in der Schale, um die Frucht auch dann zum Reifen zu bringen, wenn es regnet und nur wenig Sonnenlicht vorhanden ist. Zitronenöl, auf der Haut aufgetragen, kann daher Irritationen hervorrufen, wenn man sie dem Sonnenlicht oder der UV-Strahlung aussetzt. Daher meidet man die direkte Bestrahlung der Haut für etwa 24 bis 48 Stunden.

Ein Tipp: Will man die Vorzüge des Zitronenöls genießen und trotzdem an die Sonne gehen, dann reibt man das Zitronenöl auf die Fußsohlen.

Lavendelöl: Blumig, würzig, wohltuend und beruhigend
Lavendel ist wohl das beliebteste und vielseitigste ätherische Öl, das wir kennen. Aufgrund seiner keim- und entzündungshemmenden Eigenschaften kann man Lavendel bei allen Hautproblemen wie Schnittwunden, Verbrennungen, Hautreizungen, Akne und Insektenstichen einsetzen. Lavendel unterstützt den Regenerationsprozess der Haut und steht – so wie Hammer und Nagel zusammengehören – unverkennbar für alle Hautprobleme bereit. Lavendel beruhigt die Nerven, wie ein lauer Windhauch, der südöstlich vom Meer über die Felder der Provence zieht und den betörenden Duft wie einen Schleier beruhigend auf Nerven und Muskeln legt. Lavendelöl, sagen Experten, wirkt wie ein Antihistaminikum und ist daher sehr nützlich zur Bekämpfung von Allergien.

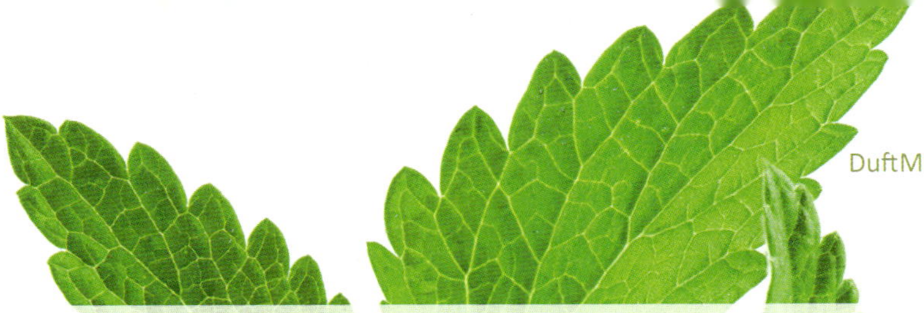

Pfefferminzöl: Aktivierend und klärend

Pfefferminze ist hilfreich bei Müdigkeit und Depression, denn es fährt kräftig in den Körper hinein, wie eine vom Wind aufgepeitschte Welle, die ein Segelboot „volle Fahrt voraus" trägt. Pfefferminzöl räumt wie ein Wirbelwind in unserem Magen und Verdauungstrakt auf, lindert Übelkeit und mildert Völlegefühl. Das Pfefferminzöl klärt den Verstand, fördert die Konzentration und erfrischt den Geist, als stünde man auf einer Bergspitze, wo der Schneewind kräftig durch die Haare bläst. Es lindert Kopfschmerzen und kühlt bei Hitzewallungen. Pfefferminzöl nimmt seine Pflichten so ernst, dass man glauben könnte, es sei der Herr im Haus, so mächtig präsentiert es sich.

Was ist eine Entzündung?

Eine sporadische, akut entzündliche Reaktion ist ein grundlegender Mechanismus unseres Immunsystems zur Bekämpfung von körperfremden Substanzen. Wird eine Entzündung jedoch chronisch, stört sie nach und nach das empfindliche Gleichgewicht unserer Körpersysteme – des endokrinen Systems, zentralen Nervensystems, Verdauungssystems, Herz-Kreislaufsystems und Atemwegsystems – und gefährdet damit die Gesundheit. **Entzündungen sind die häufigste Ursache von Allergien.**

Warum man sich einen Diffuser besorgen sollte

Ein Diffuser ist ein elektrischer Luftreiniger, Luftbefeuchter, Ionisator und Vernebler von duftenden Lebensessenzen in einem. Man füllt Wasser und etwa 10-15 Tropfen eines anti-allergischen ätherischen Öls – wie Zitrone, Lavendel oder Pfefferminze – in das Gefäß, schließt den Deckel und schaltet das Gerät ein. Schon entströmt eine Wolke von lieblichem Duft, der uns einhüllt und befreit. Mysteriös, als wenn „der Geist aus der Flasche" steigt, um uns von den Allergiebeschwerden zu erlösen. Geheimnisvoll, wie Aladins Wunderlampe aus dem Märchen „1001 Nacht", die uns den Wunsch erfüllt, gesund und glücklich zu sein.

Mit einem Diffuser kann man antimikrobielle ätherische Öle vernebeln, die unsere Raumluft keimfrei machen. Sie eliminieren selbst die allerfeinsten Allergene in der Atemluft, die sonst Atemprobleme und Reizungen verursachen würden. Sie machen die Nase frei, und man kann wieder durchatmen. Gleichzeitig schwellen die bekannten Symptome, wie die gerötete Nase oder geschwollene Augen, ab. Das Immunsystem erholt sich und beginnt, mit den in der Luft befindlichen Substanzen fertig zu werden.

Wenn man ätherische Öle zu Hause vernebelt, helfen sie nicht nur bei Allergieproblemen. Sie bringen auch Sauerstoff und negative Ionen in den Raum, die direkt in das Gehirn gelangen. Das ist besonders hilfreich, wenn man studiert und große Konzentration braucht. In einer mit negativen Ionen gesättigten Luft fühlt man sich erfrischt, als würde der Wind die kühle Meeresgischt ins Gesicht blasen. Man fühlt sich so klar und frisch, als könne man den glitzernd weißen Schnee auf der mächtigen Bergspitze mit seinen Gedanken berühren. In einer solchen Atmosphäre lässt es sich weitaus besser lernen.

Die chemische Attacke

- Seit 1965 wurden mehr als 4 Millionen verschiedene chemische Verbindungen formuliert.
- Jährlich werden mindestens 250.000 neue Formulierungen auf den Markt gebracht.
- Ungefähr 3.000 Chemikalien werden unserem Essen beigemengt.
- 700 Chemikalien wurden in unserem Trinkwasser nachgewiesen.
- 400 Chemikalien wurden in unserem Gewebe festgestellt.
- Mehr als 500 Chemikalien finden sich durchschnittlich in unseren Häusern.
- Über 800 neurotoxische chemische Verbindungen werden in der Kosmetik- und Parfümindustrie verwendet.

(Quelle: *Rub A Dub Dub ... Know What's In Your Tub?*)

Wissenschaftler der *Harvard School of Public Health* und der *Mount Sinai School of Medicine* untersuchten systematisch die öffentlichen Daten über den Giftgehalt chemischer Stoffe. Sie fanden heraus, dass 202 industrielle Chemikalien die Fähigkeit besitzen, das menschliche Gehirn zu schädigen, und kamen zu dem Schluss, dass chemische Belastungen die Gehirne von Millionen von Kindern weltweit geschädigt haben könnten. Doch trotz des Wissens, dass Chemikalien Kinder in ihrer Entwicklung schädigen können, gab es nicht genügend Untersuchungen, um die einzelnen Chemikalien zu identifizieren, die Schaden im heranwachsenden Gehirn unserer Kinder verursachen. Diese Studie wurde in der Publikation *The Lancet* veröffentlicht.

Rezepte, die Erleichterung bringen

Atemwegsbeschwerden: Pfefferminze, Eukalyptus, Teebaumöl und Zitronenöl

Für eine verstopfte oder rinnende Nase mischt man je zwei Tropfen Pfefferminze, Eukalyptus, Teebaumöl und Zitronenöl und verwendet diese Mischung zur Dampf-Inhalation oder in einem Diffuser. Zum Einreiben auf Brust und Hals nimmt man dieselbe Mischung und fügt Mandelöl oder ein anderes reines Pflanzenöl dazu. Diese Öle entspannen, öffnen die Atemwege und verringern die Entzündung der Schleimhäute.

Nebenhöhlen: Ein klärendes Eukalyptus-Gesichtsdampfbad bringt Erleichterung

Man gibt vier Tropfen Eukalyptus und vier Tropfen Teebaumöl in eine Schüssel mit heißem Wasser, breitet ein Handtuch über den Kopf und atmet den Dampf ein. Man hält die Augen geschlossen, um sie vor dem Dampf zu schützen. Eukalyptusöl und Teebaumöl haben beide stark entzündungshemmende Eigenschaften und wirken beruhigend auf das Atmungssystem.

Gerötete Augen: Linderung mit Lavendel, Kamille und Weihrauch

Für empfindliche Haut und gereizte Augen gibt man fünf Tropfen Lavendel, fünf Tropfen römische Kamille und vier Tropfen Weihrauch zusammen mit einem Teelöffel Mandelöl oder einem anderen reinen Pflanzenöl in ein Glasfläschchen mit Roll-On-Aufsatz. Vor Gebrauch gut schütteln. Für eine rasche Erleichterung kann man jedesmal, wenn man ein Jucken verspürt, diesen Roll-On in weitem Bogen um die Augen herum verwenden. Nach einigen Tagen wird der Juckreiz und die roten, geschwollenen Augen ganz verschwinden. Vorsicht, dass man nicht unabsichtlich ein ätherisches Öl in die Augen bringt. Es brennt und muss mit einem Pflanzenöl ausgewischt werden.

Nesselsucht: Lavendel und Kamille bei Juckreiz

Um die roten, juckenden Flecken auf der Haut zu beruhigen und zum Verschwinden zu bringen, gibt man zehn Tropfen Kamille und zehn Tropfen Lavendel in einen halben Liter Wasser, tränkt einen Waschlappen damit und legt ihn auf die betroffene Stelle, um eine sofortige Linderung zu erzielen. Alternativ kann man diese Mischung anstatt mit Wasser auch mit einem Pflanzenöl ansetzen und auf die betroffenen Hautstellen auftragen. Sollte man kein Kamillenöl zu Hause haben, dann verwende man nur das Lavendelöl, das auch alleine wohltuend auf der Haut wirkt.

Schimmelbekämpfung: Zitronengras und Teebaumöl, die starken Helfer

Man verwendet fünf Tropfen Zitronengras und fünf Tropfen Teebaumöl in einem Diffuser. Zitronengras und Teebaumöl haben eine antimykotische Wirkung, sie neutralisieren also Schimmelpilze. Sie schenken gleichzeitig Erleichterung von Allergie-Symptomen. Zur aktiven Schimmelbekämpfung verwendet man einen Diffuser, der ausschließlich mit ätherischem Öl, ohne Wasser, betrieben wird. Man stellt den Diffuser in den zu behandelnden Raum und lässt ihn durchgehend 48 Stunden lang bei geschlossener Tür laufen. Wissenschaftliche Untersuchungen belegen, dass nach diesem Zeitraum alle Schimmelpilze abgestorben sind.

Hilfreiche Öle zur Steigerung der Abwehrkräfte

Ganz kurz beschreibe ich die ätherischen Öle, die wir hier besprochen haben. Für eine ausführliche Beschreibung bitte im Kapitel über *Ätherische Öle von A bis Z* nachlesen.

Eukalyptusöl: Schleimlösend und entzündunghemmend

Eukalyptusöl (*Eucalyptus radiata*) wird häufig für Infektionen der Atemwege verwendet. Es bekämpft Infektionen, ist antibakteriell, antiviral, entzündungshemmend und schleimlösend. Der starke Duft seiner immergrünen Blätter lässt einen Eukalyptusbaum schon von der Ferne erahnen.

Teebaumöl: Hilft bei Bronchitis und mehr ...

Teebaumöl (*Melaleuca alternifolia*) gilt als höchst antimikrobielles und antiseptisches ätherisches Öl, das aus den Blättern und Zweigen des in Australien heimischen immergrünen Melaleuca-Baumes destilliert wird. Es wird bei Pilzinfektionen, Bronchitis, Atemwegsinfektionen sowie für Hautinfektionen eingesetzt.

Römische Kamille: Entzündungshemmend und beruhigend

Römische Kamille (*Chamaemelum nobile*) wird seit Jahrhunderten zur Beruhigung der Haut verwendet. Duftende Kamillenwiesen verstömen einen lieblich weichen Duft, der die Nerven beruhigt und Spannungen löst. Kamille wirkt unter anderem entzündungshemmend und unterstützt die Regeneration der Haut.

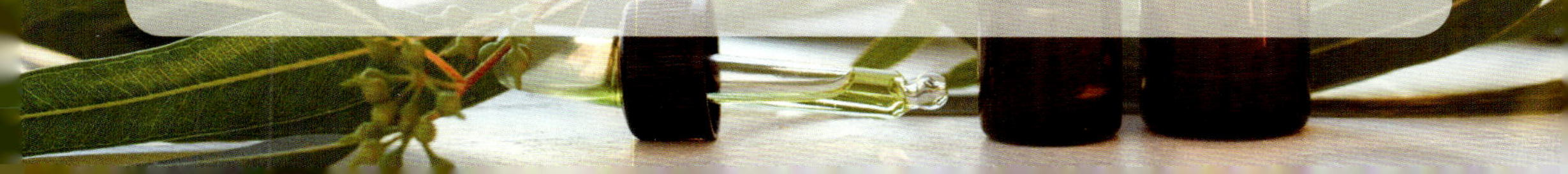

Weihrauch: Das Allheilmittel von Kopf bis Fuß

Das Weihrauch-Harz (*Boswellia carteri*) wird aus dem Stamm eines Baumes gewonnen, der in karger Landschaft zwischen Felsen und Klippen oder im sonnendurchtränkten Wüstensand Arabiens seine Wurzeln in die Erde streckt. Die Harztropfen, aus denen das Öl destilliert wird, ähneln „Tränen" und werden auch so bezeichnet. Weihrauchöl wurde einst als „das Allheilmittel von Kopf bis Fuß" geschätzt und eingesetzt.

Weihrauch wird zur Hautpflege, bei Juckreiz und geschwollenen Augen verwendet sowie bei unruhigen Gedanken und mentaler Erschöpfung. Er vermittelt Geborgenheit und hebt den Geist. Weihrauch kann jedoch noch viel mehr. In einem weiteren Kapitel wird dies ausgeführt.

Zitronengras: Ein Multitalent – hilft bei Entzündungen und reinigt die Luft

Zitronengras (*Cymbopogon flexuosus*) unterstützt Allergiker mit seiner antimykotischen, antibakteriellen und entzündungshemmenden Wirkung. Traditionell wird es zur Reinigung der Atemluft und für die Verdauung genutzt. Es unterstützt die Regeneration des Hautgewebes und lindert Juckreiz. Dieser frische Duft fördert unsere Bewusstseinserweiterung und die innere Reinigung.

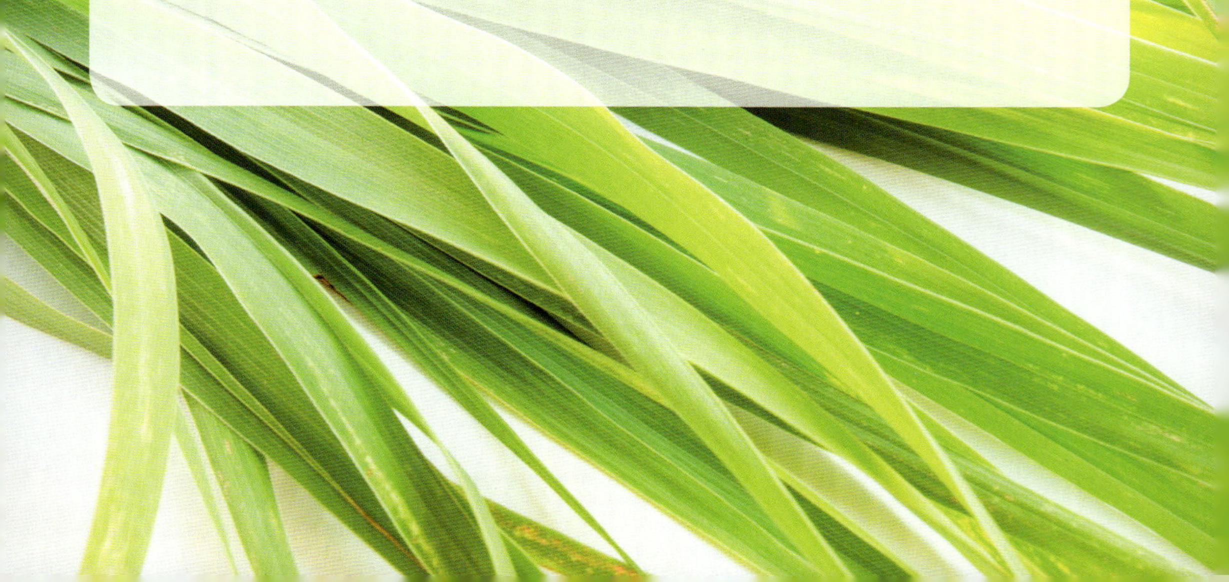

Allergie, eine Zivilisationskrankheit

Der Präsident der *Deutschen Gesellschaft für Allergie und Klinische Immunologie* (DGAKI), Prof. Dr. Claus Bachert, spricht von „Allergie als einer Volkskrankheit", die bis heute nicht heilbar ist. Während die Wissenschaft nach Wegen sucht, die stetig zunehmende Volkskrankheit Allergie zu ergründen und in den Griff zu bekommen, kennen die „kleinen, duftenden Wissenschaftler", die ätherischen Öle, schon seit Jahrmillionen die Lösung zu diesem Problem. Doch langsam decken auch neueste wissenschaftliche Studien die Kraft der ätherischen Öle in der Allergiebekämpfung auf.

Selbsthilfe bei Allergien: Erleichterung ohne Medikamente

Obwohl die Bekämpfung von Allergien eine komplexe Sache ist, so gibt es doch einfache Dinge, die wir tun können, um uns besser zu fühlen.

Ein Stopp für alle Milchprodukte – inklusive Milch, Joghurt, Eiscreme und Käse. Diese Nahrungsmittel verschleimen und erschweren das Atmen.

Reinigen der Raumluft mittels eines Diffusers und reiner ätherischer Öle: Chemische Düfte (Raumsprays) haben verheerende Folgen für Allergiker. Für reine, frische Raumluft, frei von Viren, Bakterien und Schimmelpilzen, vernebelt man ätherische Öle, die die Luft reinigen und die Atmung unterstützen. Das Vernebeln von Zitronenöl kann den Hustenreiz stillen.

Giftige Haushaltsreiniger mit natürlichen Reinigern ersetzen: Kaiser Natron, Essig, Soda, Alkohol und Zitronenöl reinigen, ohne noch mehr Gifte in unseren Haushalt zu bringen.

Abstauben und Staubsaugen mit ätherischen Ölen: Man tropft ein paar Tropfen *Eucalyptus globulus* auf den Staubsaugersack oder fügt einen Wattebausch mit Öl dem Sammelbehälter bei. Mit einem Tropfen Zitronenöl und ein wenig Pflanzenöl auf einem Tuch macht das Abstauben Spaß.

„Innere“ Reinigung, um die alten giftigen Rückstände zu beseitigen: Man nimmt ein wirksames Enzympräparat, um unverdaute Eiweißstoffe zu beseitigen, die Entzündungen hervorrufen können. Die Einnahme von Omega-3-Fettsäuren kann Entzündungen wirkungsvoll bekämpfen. Der Konsum von Rohkost sollte gesteigert und gekochte Speisen reduziert werden.

Bei den vielen verschiedenen Arten von Allergien tritt immer wieder die Ursache der Umweltvergiftung in den Vordergrund. Die überlastete Leber, unser Entgiftungsorgan, sollte durch ein Entgiftungsprogramm, gesündere Ernährung und durch viel Wassertrinken unterstützt werden. Durch den Einsatz der ätherischen Öle können wir unser Immunsystem gezielt schützen und unterstützen, um mit den Allergenen besser fertig zu werden.

Liegt die Ursache vielleicht noch tiefer?

Allergien sind also chronische Entzündungen, die sich als Heuschnupfen, Dermatitis oder Neurodermitis, Nahrungsallergie oder Asthma äußern.

„Bist du vielleicht allergisch gegen dich selbst?", fragt Christiane Beerlandt in ihrem Buch *Der Schlüssel zur Selbstbefreiung.* „Du bist dir dessen selbst wahrscheinlich nicht einmal bewusst, wie weit du von deinem *wirklich* warmen Körper, deinen wirklichen menschlichen Gefühlen, deinem Lebenskern, deinen inneren Schätzen, entfernt bist."

Die Wissenschaft meint, dass die Allergien so stark zunehmen, weil die Welt so „sauber" geworden ist und das Immunsystem keine Gelegenheit mehr findet, sich an Allergene zu gewöhnen. Ernährungswissenschaftler weisen auf die Wichtigkeit einer Darmreinigung hin, um allergische Reaktionen in den Griff zu bekommen. Andere Forscher schauen in die Tiefen der menschlichen Psyche, um dort eine Antwort zu finden.

Schlaganfall – Wie man ein Leben retten kann

Ingrid und Herbert hatten Freunde zum Sommerfest eingeladen. Das saftig marinierte Fleisch bruzelte am Grill, ein würziger Duft stieg in die Nase, und die leise Country Musik machte diesen Tag zu einem unvergesslichen Erlebnis. Aber er sollte noch aus einem ganz anderen Grund für alle Anwesenden „unvergesslich" bleiben.

Die Freunde standen rund um den Grill und häuften vergnügt ihre Teller an, denn das Fleisch war gerade richtig durchgebraten. Plötzlich lag Ingrid am Boden. Verdutzt rappelte sie sich auf. Freunde waren gleich zur

Stelle, um ihr aufzuhelfen. „Soll ich einen Krankenwagen rufen?", fragte ein besorgter Freund. „Nein, nein", schüttelte Ingrid den Kopf. „Das ist nicht nötig." Sie dachte, sie sei wohl mit ihren neuen Schuhen über einen Stein gestolpert. „Mir geht es gut", nickte sie.

Ingrid wirkte ein wenig blass und zittrig. Ein Stuhl war gleich zur Stelle, so dass sie sich niedersetzen konnte. Man brachte ihr einen Teller mit Essen, und den Rest des Nachmittags und Abends verbrachte sie heiter und fröhlich im Kreise ihrer Freunde. Später am Abend – die Gäste waren schon längst nach Hause gegangen – fühlte Ingrid sich so schlecht, dass ihr besorgter Mann einen Krankenwagen rief, der sie mit Blaulicht ins nahe Krankenhaus brachte. Um 23:00 Uhr verstarb Ingrid. Die Ärzte stellten fest, dass sie beim Grillen einen „Schlaganfall" erlitten hatte.

„Hätten ihre Freunde gewusst, wie man die Zeichen eines Schlaganfalls deuten kann, könnte Ingrid heute noch leben", warnt Mary von der Pflegedienstleitung der Chirurgischen Univ. Kliniken in Innsbruck seither jeden, der nur zuhören will. Ein Neurologe bestätigt: „Wenn ein Arzt innerhalb von drei Stunden zu einem Schlaganfallopfer gerufen wird, kann er die Auswirkungen eines Schlaganfalls aufheben. Der Trick ist, einen Schlaganfall zu erkennen, zu diagnostizieren und den Patienten innerhalb von drei Stunden zu behandeln."

Wie man einen Schlaganfall erkennt

„Es gibt vier Schritte, an die man sich halten sollte, um einen Schlaganfall zu erkennen", erklärt Mary:

Bitte die Person zu lächeln (sie wird es nicht schaffen).
Bitte die Person, einen ganz einfachen Satz zu sprechen (z.B. „Es ist heute sehr schön.")
Bitte die Person, beide Arme zu heben (sie wird es nicht oder nur teilweise können).
Bitte die Person, ihre Zunge heraus zu strecken. (Wenn die Zunge gekrümmt ist, sich von einer Seite zur anderen rollt, ist das ebenfalls ein Zeichen für einen Schlaganfall.)

Falls die betroffene Person auch nur eines dieser vier Merkmale aufweist, rufe sofort den Notarzt und beschreibe die Symptome am Telefon!

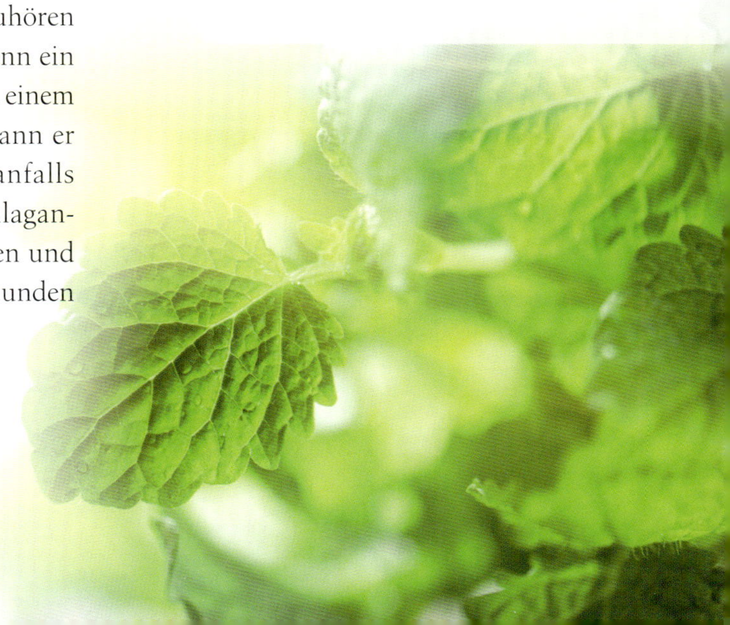

Pfefferminze als „Lebensretter"

Manchmal ist ein Schlaganfall kaum wahrzunehmen, doch meistens ist er augenscheinlich. Du bringst deinem Liebsten das Essen. Er hat Appetit und sagt: „XYZ...." Erschrocken schaust du auf. Er spricht Wirrwar. Es ergibt keinen Sinn. Wirres Sprechen ist das allerdeutlichste Zeichen dafür, dass ein Schlaganfall vorliegt.

Das Allererste, was du tun wirst, ist, dass du sofort zum Telefon läufst und den Notarzt anrufst. Alles, was ich dir danach beschreibe, macht keinen Sinn, wenn du das nicht tust. Das Allerwichtigste ist es, den Notarzt anzurufen!

Erst dann kommt der nächste Schritt: Wie kannst du mit einem ätherischen Öl helfen? Du läufst zu deiner Hausapotheke, holst das Pfefferminzöl aus dem Schrank, läufst zurück zu deinem Liebsten und reibst das Öl in den Nacken, auf Stirn, Schläfen und an die Haarwurzeln. Pfefferminzöl dreht den Feuerwehrschlauch voll auf und tränkt das unterversorgte Gehirn mit lebensnotwendigem Sauerstoff, der direkt in das Gehirn des Betroffenen gelangt. Davon benötigt er in diesem Augenblick am meisten.

Dann ist der Rettungswagen auch schon da – und alles geht seinen Gang. Die Sanitäter sind so gut ausgebildet, dass sie am besten Bescheid wissen, was in dieser Situation zu tun ist. Du kannst nichts mehr machen. Du hast alles getan, was du tun konntest. Nun bleibt dir nur noch, für deinen Liebsten da zu sein, ihm zu sagen „Alles wird gut!" und beruhigend auf ihn einzuwirken.

Ein solches Erlebnis ist für jeden Menschen ein Schock. Man ist wie in Trance. Die Bilder sind wie ein Blitz unauslöschlich ins Gedächtnis und in das liebende Herz eingebrannt. Bilder, wie man die Krankenliege mit deinem allerliebsten Menschen an deinem so vertrauten Esstisch und Kamin eilig vorbei zum Eingang schiebt. Die Wagentür der Ambulanz wird zugeschlagen – und sie braust los.

Das „Erste-Hilfe-Notfallöl" bei Schlaganfall

In der Zeit, bis der Krankenwagen da ist, kann eine Hausapotheke mit den ätherischen Ölen nicht nur uns selbst, sondern vor allem dem Schlaganfallopfer sehr helfen. Man hat das Öl, das man im Notfall braucht, z.B. Pfefferminzöl, griffbereit in seiner Hausapotheke.

Pfefferminzöl: Klar und rein, bringt Lebenskraft herein

Ein Notfall trifft uns immer unvorbereitet. Dann hat man keine Zeit, um darüber nachzudenken, welches ätherische Öl man verwenden sollte, geschweige denn im Nachschlagewerk nach einem geeigneten ätherischen Öl zu suchen. Alles, was man weiß, ist: Pfefferminzöl bringt Sauerstoff ins Gehirn. Also nimmt man Pfefferminzöl.

Was tun, wenn man das Pfefferminzöl gerade nicht in seiner Hausapotheke hat? Dann nimmt man irgendein ätherisches Öl, wie Eukalyptus, Zitrone, Teebaumöl, oder was man sonst zur Hand hat. Alle ätherischen Öle bringen Sauerstoff ins Blut und ins Gehirn. Ich greife nur deshalb so gerne zum Pfefferminzöl, weil es uns so schnell und augenscheinlich hilft. Es ist erfrischend wie ein Pfefferminzbonbon, das einem sogleich das Gefühl vermittelt, man hätte Eis im Mund. Der Atem ist frisch wie ein Schneesturm, der uns fast die Luft zum Atmen nimmt. Solch eine gebündelte Kraft braucht man jetzt!

Pfefferminzöl kühlt den Kopf. Man spürt förmlich, wie das Öl – wie ein munterer Gebirgsbach – jede Zelle des Gehirns belebt und wachrüttelt. Genau das braucht das Gehirn eines Schlaganfallopfers, denn ohne Sauerstoff verkümmern die Gehirnzellen und sterben langsam ab.

Pflege mit ätherischen Ölen nach einem Schlaganfall

Der Arzt wird bestätigen, dass es tatsächlich ein Schlaganfall war. „Blutgerinnsel können überall im Körper auftreten", erklärt er. „Wenn das Blutgerinnsel ein Blutgefäß im Gehirn blockiert, dann kann es zu einem Schlaganfall kommen." Der Arzt wird uns auch mitteilen, welcher Art der Schlaganfall war: Ein thrombotischer Schlaganfall oder ein hämorrhagischer Schlaganfall. Wie soll man das als Laie wissen?

Der thrombotische Schlaganfall: Blutgerinnsel im Gehirn

Bei einem thrombotischen Schlaganfall handelt es sich um ein Blutgerinnsel in einem Blutgefäß im Gehirn, das die Blutzufuhr zu einem Teil des Gehirns abschneidet. Das Gehirn ist unterversorgt, das Zellgefüge ist lahmgelegt und stirbt

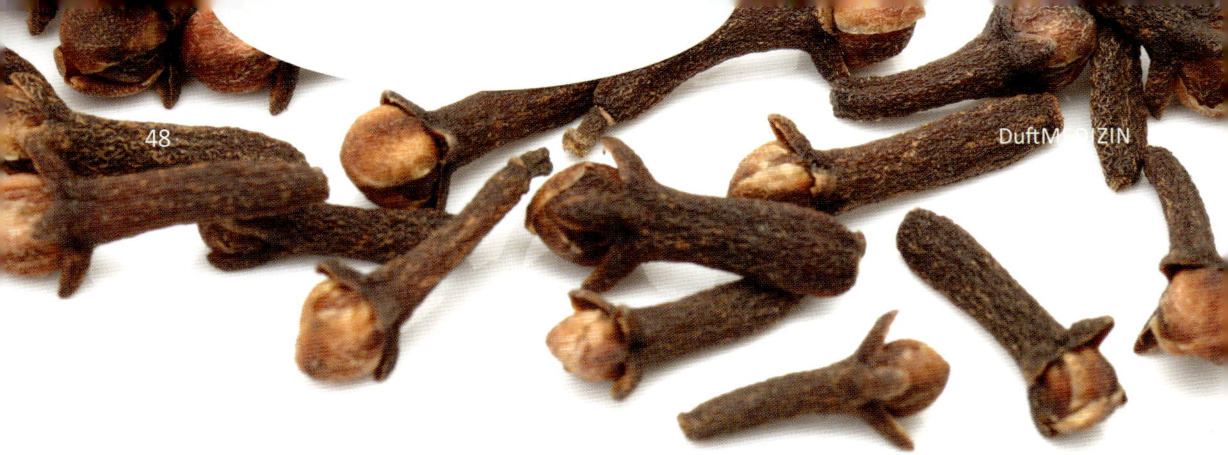

ab, so wie ein Auto, das ins Stocken gerät, wenn es kein Benzingemisch mehr bekommt und der Motor schließlich abstirbt.

Für den thrombotischen Schlaganfall sind ganz bestimmte ätherische Öle zuständig, darunter **Immortelle**, **Pfefferminze** und **Gewürznelke**.

Die Immortelle: Die Unvergängliche – die Erste Hilfe bei Blutergüssen

Die würzig-warm duftende, schier nie verblühen wollende Immortelle verhindert besonders wirksam die Bildung eines Blutgerinnsels; und wenn es schon zu einem Blutgerinnsel gekommen ist, fördert die Immortelle die Auflösung desselben. Sie bläst sozusagen das Rohr – die Blutbahn – so richtig durch und baut die Rückstände erfolgreich ab.

Gewürznelkenöl: Feurig heißer Blutverdünner

Auch das Gewürznelkenöl ist ein starker Verbündeter gegen Blutgerinnsel. Das Nelkenöl wird sogar „der natürliche Blutverdünner" genannt. Es versteht sich, dass Leute, die ein Medikament zur Blutverdünnung nehmen, nicht gleichzeitig auch Nelkenöl nehmen können. Das wäre ja so, als wenn man ein Sahnehäubchen auf ein Sahnehäubchen häufen würde. Unter ärztlicher Aufsicht kann das Medikament langsam reduziert werden und auslaufen, während das Nelkenöl sanft eingeführt und der Patient eingestellt wird.

Die Antimikrobielle Ölmischung: Stärker als die Pest!

Die „Antimikrobielle Ölmischung", eine Zusammensetzung aus Zimt, Gewürznelke, Zitrone und Rosmarin, gibt es bereits fertig zu kaufen (siehe Quellenverzeichnis). Man kann sie sich auch selbst zusammenmischen.

Natürlich genügt es, nur eines dieser angeführten Ölfläschchen zu Hause zu haben. Man braucht sich nicht alle gleichzeitig zu besorgen. Ich nenne hier nur mehrere Öle zur Auswahl.

Man öffnet das Ölfläschchen und lässt das Schlaganfallopfer zuallererst daran riechen; oder man tropft einen Tropfen in die Handfläche, reibt sie zusammen und lässt den Patienten einen tiefen Atemzug aus der Hand nehmen. Dann verdünnt man das Öl – ein Tropfen ätherisches Öl zu einem Tropfen reines Pflanzenöl – und reibt es auf Nacken, Stirn, Schläfen und auf den Hals über dem Schlüsselbein. Man massiert die Gehirn-Reflexzonen der Füße mit ein bis drei Tropfen Öl. (Siehe Reflexzonen Karte im Anhang.) Heilpraktiker empfehlen auch die Einnahme eines hochwirksamen Öls oder einer Ölmischung – in Flüssigkeit oder in Kapseln.

Der hämorrhagische Schlaganfall: Ein Riss in der Gefäßwand

Handelt es sich um einen hämorrhagischen Schlaganfall, dann wird er durch ein Aneurysma in einem Blutgefäß oder durch eine Schwäche in der Blutgefäßwand verursacht. Die Gefäßwand reißt, und Blut sickert in das umliegende Hirngewebe.

Für einen hämorhagischen Schlaganfall stehen **Zypresse**, **Immortelle** und **Zistrose** hilfreich zur Verfügung, die in Flüssigkeit oder in einer Kapsel eingenommen werden. (Bitte unbedingt die Qualitätsmerkmale eines hochwirksamen, nach therapeutischem Standard hergestellten Öls beachten.)

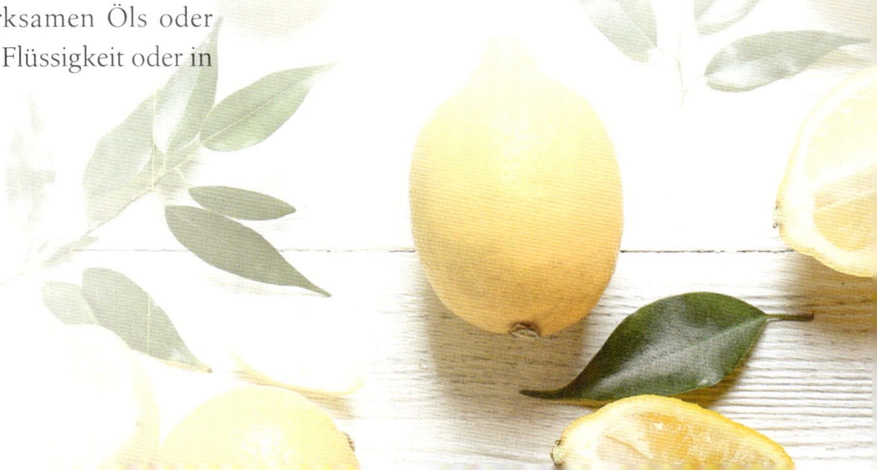

Zypresse: Herb und klar, zur Unterstützung des Kreislaufsystem

Die Zypresse ist mit dem Boden fest verwurzelt, während sie ihr Haupt in den Himmel erhebt. Sie steht da, schlank und ehrwürdig, und symbolisiert den Fluss des Lebens zwischen Himmel und Erde. Da verwundert es nicht, dass Zypresse besonders zur Unterstützung des Kreislaufsystems und Lymphflusses verwendet wird. Sie lindert Ödeme, Cellulite, Krampfadern und Wasseransammlungen. Außerdem entlastet sie die Blutgefäße, was sehr hilfreich bei einem hämorrhagischen Schlaganfall ist.

Immortelle: Stoppt Blutungen

Die Immortelle ist, wie schon erwähnt, das „Erste-Hilfe-Öl" bei einem Blutgerinnsel. Das Öl gleicht die Blutviskosität hervorragend aus und löst Gerinnsel auf. Es stoppt eine Blutung im Handumdrehen, als wenn man den sprudelnden Wasserhahn einfach zudreht.

Zistrose: Die aromatische Naht

Die Zistrose (*Cistus ladanifer*), auch Felsrose genannt, verströmt einen milden, blumigen Duft, der die Nerven beruhigt und schmerzlindernd wirkt. Mit ihren antimikrobiellen Eigenschaften reinigt sie Wunden. und regt mit ihren stark blutstillenden Eigenschaften die Zellregeneration an. Weil sie vor den Augen des Betrachters eine Wunde schließt, wird sie in der Fachsprache *die aromatische Naht* genannt. Sie ist, zusammen mit Immortelle, das Notfallöl bei Wunden und Blutungen aller Art.

Für Immortelle und Zistrose gilt: Sollte eine offene Wunde verschmutzt sein, muss sie zuerst gründlich gereinigt werden, zum Beispiel mit Lavendelöl. Weil die beiden Öle eine Wunde so schnell schließen können, würden die eingeschlossenen Verunreinigungen in der Folge eine Entzündung hervorrufen. Zudem gilt: Für Wunden werden ätherische Öle pur aufgetragen und weder mit Wasser noch mit Pflanzenöl verdünnt. Ein fettes Öl würde das Wachstum von Keimen begünstigen.

Die tägliche Duft-Routine: Für den Notfall gerüstet

Es gibt im Handel sowohl Einzelöle als auch Ölmischungen, die aus mehreren Einzelölen fachkundig zusammengestellt sind, um eine weite Bandbreite auf einmal abzudecken. Man riecht daran, gibt einen Tropfen in reines Pflanzenöl und reibt das Öl auf Stirn, Schläfen und Nacken sowie auf die Fußsohlen.

So einfach wendet man die ätherischen Öle an. Besorge sie dir und nutze sie häufig, damit du in deren Anwendung geübt und für den Notfall gerüstet bist.

Diese ätherischen Öle müssen jedoch nicht im Schrank stehen, um auf so einen Notfall zu warten. Wir können sie im Alltag immer wieder auf verschiedenen Gebieten verwenden. Wir wissen, dass zum Beispiel das Pfefferminzöl zu klaren Gedanken verhilft, Konzentration und Lernfähigkeit steigert, den Magen beruhigt, lästige Insekten abwehrt und vieles mehr. Wir wissen jetzt auch, dass das Pfefferminzöl im Falle eines Schlaganfalls hilfreich ist. Also haben wir das Öl immer daheim und gewinnen Erfahrung in der Anwendung des Öls.

Große Lebensretter in einer kleinen Hausapotheke

Man weiß nie, wann die Stunde schlägt und wann wir eines der kostbaren ätherischen Öle dringend benötigen. Daher ist es ratsam, eine „Hausapotheke" mit wenigen, aber lebenswichtigen ätherischen Ölen griffbereit zu haben.

Im nächsten Abschnitt zeige ich dir ausführlich, wie du dir deine eigene Hausapotheke zusammenstellen kannst. Ich werde dir ein Merkblatt an die Hand geben, auf dem du übersichtlich sehen kannst, welches Öl wann eingesetzt wird. Vorsorgen ist immer besser, als im Notfall unvorbereitet zu sein.

Mit einer Zusammenstellung von lebenswichtigen ätherischen Ölen für den Notfall „Schlaganfall" ist man zum Beispiel mit Ölen wie Pfefferminze, Immortelle, Nelke und Zypresse gerüstet. Es sind allgemein gebräuchliche ätherische Öle, die eine Sauerstoffversorgung des Gehirns verbessern, Blutgerinnsel stoppen und auflösen, als natürliche Blutverdünner fungieren und den Blutkreislauf unterstützen.

Das gehört in die Duftmedizin-Hausapotheke

Die 10 wichtigsten ätherischen Öle

Für die Zusammenstellung einer Duftmedizin-Hausapotheke mit großer Wirkung ist die wichtigste Voraussetzung die richtige Auswahl der gebräuchlichsten Öle. Zudem sollte man rasch und gezielt wissen, welches Öl für welches Problem angewendet werden kann.

Meine Hausapotheke enthält die folgenden Öle und Ölmischungen: Lavendel, Zitrone, Pfefferminze, Weihrauch, Copaiba, Wintergrün, das Verdauungsöl, Reinigungsöl, Atmungsöl und die Antimikrobielle Ölmischung.

Wenn auch deine Hausapotheke diese zehn Öle enthält, dann hast du einen Rundumschutz, der dich vor allen möglichen Widrigkeiten bewahrt und dir hilft, alle Anforderungen zu meistern.

Die beliebtesten Einzelöle

Lavendelöl: Mein „Notfallöl" in jeder Situation

Ist ein kleiner Unfall passiert, z.B. ein Schnitt in den Finger oder ein Autounfall mit all seinen Konsequenzen; so sind in einer Notfallsituation Schock und Traumata mit im Spiel. Das lieblich duftende Lavendelöl beruhigt die Nerven, lindert Schmerzen, desinfiziert Wunden und regt die Wundheilung an.

Lavendel ist bei Hautirritationen immer die erste Wahl. Es ist mild und gut verträglich. Ist man nervös, gereizt oder aufgeregt, dann riecht man am Lavendelöl-Fläschchen. Kann man nicht schlafen, legt Lavendelöl seinen Duft wie eine tröstende Hand auf die Schulter. Es schenkt Ruhe und Gelassenheit und lässt alles viel leichter erscheinen.

Zitronenöl: Mein Lebensretter in Sachen Darm!

Ohne Zitronenöl gehe ich nie außer Haus. Es ist eines meiner absoluten Lieblingsöle, schon allein deshalb, weil es mir in so mancher 'ausweglosen' Situation augenblickliche Schützenhilfe geleistet hat.

Man stelle sich vor, man steht beim Abflug in einer langen Warteschlange, da rührt sich ein unmissverständliches Gefühl im Bauch: Durchfall! Was sollte man jetzt tun? Eine Toilette aufsuchen und den Flug verpassen? Oder sofort ein paar Tropfen Zitronenöl auf die Zunge nehmen? Ungeachtet dessen, ob es die Nerven sind, die den Bauch rebellieren lassen, oder ein unverträgliches Essen: Zitronenöl geht sofort ans Werk. Es sucht die aufrührerischen Bakterien, macht sie unschädlich und beruhigt die Nerven.

Zitronenöl besteht aus 68% d-Limonen und ist ein kräftiges Antioxidans. Es braucht 3.000 Biozitronen, um einen Liter Zitronenöl zu erzeugen. Zitronenöl unterstützt das Immun- und Lymphsystem und wirkt antimikrobiell. Nach Dr. Jean Valnet eliminiert das vernebelte Zitronenöl Meningokokken-Bakterien in fünfzehn Minuten, Typhusbazillen in einer Stunde, *Staphylococcus aureus* in zwei Stunden und Pneumokokken innerhalb von drei Stunden. Zitrone wirkt zudem stimmungsaufhellend. Es gehört unbedingt in eine Hausapotheke.

Pfefferminze: Der starke Held für den Kopf

Wenn der Kopf schmerzt, die Sommerhitze herunterbrennt oder die Hormone verrücktspielen, sollte man sofort zum erprobten Pfefferminzöl greifen.

Auch für Magen-Darm-Probleme ist Pfefferminze wie geschaffen. Hat man einmal zu viel gegessen, schafft dieses Öl Erleichterung. Wenn Fieber den Körper schüttelt, ist Pfefferminzöl temperatursenkend und schenkt kühle Linderung.

Ob man einen Tropfen Pfefferminzöl zur Abkühlung in das Sommergetränk gibt; ob man einige Tropfen in eine mit Wasser gefüllte Sprühflasche mischt, um sich abzukühlen oder die lästigen Insekten in Schach zu halten; ob man die müden Gelenke wieder mobilisieren will; ob man Konzentration für sein Studium braucht, damit man sich das Gelernte besser merkt oder bei der Prüfung das Gelernte besser abrufen kann; ob man eine sofortige Erfrischung braucht, wenn man nachts müde mit dem Auto nach Hause fährt: Pfefferminzöl ist unser bester Freund. Keine Hausapotheke kann ohne Pfefferminzöl auskommen!

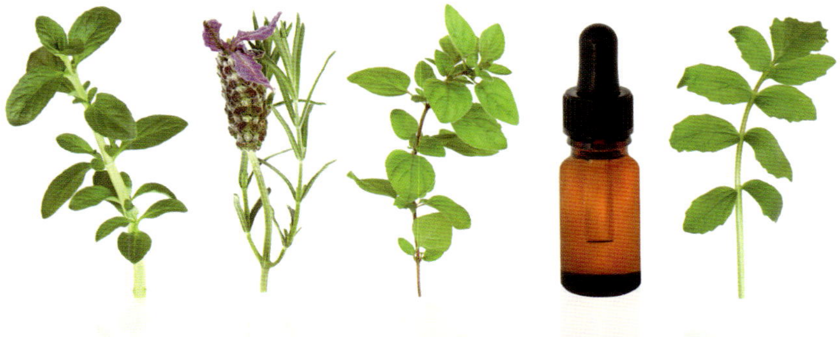

Weihrauchöl: Der Alleskönner von A-Z

Schon im Altertum wurde das universelle Weihrauchöl *vom Schädelbruch bis zur gebrochenen Zehe* für alles verwendet. Dieser knorrige, auf kargem Boden wachsende Weihrauchbaum hat wunderbare Urkräfte, die geistige Entspannung und spirituelle Anhebung schenken, das Immunsystem unterstützen, Zellerneuerung und Geweberegeneration anregen, die Haut pflegen, entzündungshemmend und schmerzlindernd wirken und zudem antibakterielle Eigenschaften besitzen.

Weihrauchöl glättet mit seinem weichen, balsamartigen Duft die Sorgenfalten auf der Stirn, beruhigt bei Stress, Nervosität und Ängstlichkeit und unterstützt den Schlaf und die Träume. Man atmet Weihrauch ein, wenn man seinen Geist in den Himmel erheben und zugleich seine Füße fest auf der Erde verankern will. Weihrauchöl unterstützt uns und unsere Lieben bei jeder auch noch so ausweglosen gesundheitlichen oder seelischen Situation.

Die Weisen aus dem Morgenland haben schon gewusst, warum Weihrauch ein königliches Geschenk und wertvoller als Gold war. Mit diesem heiligen Salböl wurden Könige in ihr Amt eingesetzt. Die uralte Heilergeste, die auf so mancher Ikone zu sehen ist, stammt daher, dass man mit Zeige- und Mittelfinger der rechten Hand das Öl in der linken Handfläche mit dreimaliger Rechtsdrehung aktivierte und damit die Kranken salbte und heilte.

Copaiba: Das milde Öl gegen Entzündungen

Copaiba Öl ist ein erstaunliches und liebliches ätherisches Öl, das aus dem flüssigen Harz des Copaiba Baumes destilliert wird, der tief im Herzen des tropischen Regenwaldes beheimatet ist. Von der Zivilisation unberührt, entfaltet das Copaiba-Öl die Lebensenergie der Urwälder, die mit feuriger Kraft Entzündungen entgegentreten. Interessanterweise ist dieses stark entzündungshemmende Öl mit seinem exotischen Duft mild und samtweich und daher wohltuend anzuwenden. Copaiba ist nachweislich antiseptisch, schleimlösend und schützt wie ein Magenschutzmittel vor Magengeschwüren.

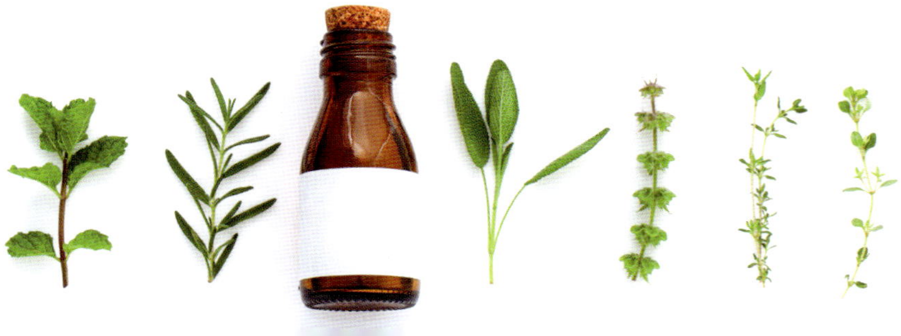

Wintergrün: Das Öl gegen Schmerzen

Das nach Minze süß duftende Öl von Wintergrün enthält den aktiven Wirkstoff Methylsalicylat (Salicylsäuremethylester), der bei rheumatischen Beschwerden sehr wohltuend wirkt, Linderung von Verspannungen in Nacken- und Schulterbereich bringt und nach sportlicher Betätigung und strapazierten Muskeln erfolgreich eingesetzt wird. Sollte man kalte Füße haben, trägt man Wintergrün auf den Fußsohlen auf. Wintergrün regt die Durchblutung an und heizt den Füßen richtig ein. Wenn man einen Zug bekommen hat, reibt man Wintergrün auf die betroffene Stelle ein, um einem steifen Genick vorzubeugen. Wintergrün zeigt antimikrobielle und antioxidative Wirkung und ist ein Freier-Radikalenfänger.

Wintergrün zusammen mit **Immortelle, Nelke und Pfefferminze** ist eine Ölmischung, die ich **Mein „Schmerzöl"** nenne. Es wird auch „das natürliche Anästhetikum" genannt, weil es eine Schmerzempfindung – wie eine Spritze beim Zahnarzt – betäubt, den Schmerz lindert und eine raschere Regeneration herbeiführt. Man reibt die Öle einzeln ein oder gibt eine Mischung dieser Öle auf die Fußsohlen und direkt auf die schmerzende Stelle. Eine warme Kompresse entlang der Wirbelsäule ist obendrein sehr wohltuend.

Die wirkungsvollsten Ölmischungen

Die Antimikrobielle Ölmischung: Der Rundumschutz

Die „Antimikrobielle Ölmischung" schützt umfassend gegen Bakterien, Viren und Pilze aller Art und unterstützt den Körper bei der Abwehr von Erkältungen, Nasennebenhöhlenentzündungen, Bronchitis und Halsschmerzen, um nur einige zu nennen. Diese Schutzmischung wurde einst zur Zeit der Pest von Dieben benutzt, um gegen die Ansteckungsgefahr immun zu sein. Die ätherischen Öle **Zimt, Nelke, Zitrone** und **Rosmarin** in dieser Mischung sind sehr stark und können die empfindliche Haut reizen. Man vernebelt diese Ölmischung – besonders zur Grippezeit – mehrmals am Tag jeweils für etwa eine halbe Stunde und reibt die Fußsohlen damit ein. Man verdünnt einen Tropfen dieser Ölmischung mit fünf Tropfen reinem Pflanzenöl und massiert damit die Stelle über der Thymusdrüse. Bei Kopfschmerzen nimmt man einen Tropfen der verdünnten Mischung (20:80 Verdünnung) auf die Zungenspitze und presst sie nach oben gegen den Gaumen.

Das Verdauungsöl: Zur Unterstützung von Magen und Darm

Jedes der Öle in dieser Mischung – **Estragon, Ingwer, Pfefferminze, Wacholder, Fenchel, Zitronengras, Anis** und **Patschuli** – unterstützt das Verdauungssystem. Man wählt eines dieser Öle oder macht sich eine Mischung aus einigen oder allen, um den Magen und Darm zu unterstützen.

Das Reinigungsöl: Zur äußeren und inneren Reinigung

Man wählt eines der folgenden Öle für seine Hausapotheke aus: **Zitronengras, Rosmarin** oder **Teebaumöl**. Man verwendet das Einzelöl oder eine Mischung aus diesen Ölen, um sich und seine Umgebung zu reinigen. Wenn man das Öl auf die Haut aufträgt, wird es mit einem reinen Pflanzenöl verdünnt. Man kann das Öl auch in eine Sprühflasche geben und damit die Raumluft reinigen, Zigarettengeruch neutralisieren oder die Arbeitsfläche in der Küche gründlich reinigen. Wissenschaftliche Untersuchungen bestätigen die hervorragende antibakterielle Wirkung dieser Öle gegen pathogene Bakterienstämme wie *Escherichia coli, Listeria* und Salmonellen.

Das Atmungsöl: Zur Unterstützung der Atemwege

Um das Atmungssystem zu unterstützen, wählt man eine Mischung aus verschiedenen Eukalyptusölen, wie *Eucalyptus citriodora*, *Eucalyptus globulus* und *Eucalyptus radiata* sowie **Majoran, Pfefferminze, Zypresse** und **Lavendel**. Diese Mischung bietet eine ausgezeichnete Unterstützung für die Atmung. In wissenschaftlichen Studien wurde nachgewiesen, dass diese Ölmischung den gefährlichen Antibiotika-resistenten Krankenhauskeim MRSA zu 100% hemmt.

Warum gibt es Ölmischungen?

Während einzelne Öle, wie etwa Lavendel, Zitrone und Gewürznelke, eine Vielzahl an chemischen Bestandteilen aufweisen, die alle eine wunderbare Heilqualität entwickeln, so können fachkundig zusammengestellte Ölmischungen die potenzielle Wirkung der Einzelöle noch vervielfachen. Je nach gewünschter Wirkweise kann ein Aromatherapeut eine Mischung so gekonnt zusammenstellen, dass eine ganze Bandbreite von Wirkungen zur Anwendung kommt.

Es ist so, als würde man eine einzelne Rose riechen, die das Herz schon hoch erfreut. Wie hoch muss unser Herz erst schlagen, wenn wir nicht nur Rosenduft, sondern auch Rosengeranie, Jasmin, Rosenholz und Kamille in einem ganzen Blütenbouquet einatmen? Da klingt nicht nur das Solo der Rose lieblich mit, sondern ein ganzes Orchester von Violinen, Harfen und sphärischen Klängen, ein Klangkonzert, das von einer einzelnen Pflanze nicht hervorgebracht werden kann. Wie in einer Firma ein einziger Kopf nicht alle Wissensbereiche alleine abdecken kann, so ist auch hier, in der Heilungsarbeit mit Blütenessenzen, Teamarbeit von Vorteil.

Ölmischungen kann man fertig kaufen. Man kann sich auch selbst eine Ölmischung aus den einzelnen Ölen zusammenstellen sowie die einzelnen Öle nacheinander auftragen, um die Wirkung zu verstärken.

Die Hausapotheke auf einen Blick

Hier ist dein MERKBLATT für die zehn gebräuchlichsten Öle und ihre Anwendungsgebiete:

Lavendel	für die Hautregeneration
Zitrone	für den Magen-Darm-Trakt
Pfefferminze	für Kopfprobleme
Weihrauch	der Alleskönner
Copaiba	das Entzündungsöl
Wintergrün	gegen Schmerzen
Antimikrobielles Öl	für den Rundumschutz
Verdauungsöl	für die Darmfunktion
Reinigungsöl	zur Desinfektion
Atmungsöl	für die Atmung

Stelle dir deine Hausapotheke zusammen, solange du genügend Zeit dafür hast. Nicht erst später, wenn ein Problem akut ist und schnelle Hilfe erfordert.

Ein kleiner Tipp zur Anwendung: Trage Pfefferminzöl zum Schluss über ein Öl auf, das du eingerieben hast. Das Pfefferminzöl hat die einzigartige Eigenschaft, jedes beliebige Öl noch zu potenzieren.

Herz Kreislauf	Nerven Gehirn	Muskeln Knochen	Verdauung Entgiftung
Lavendel Nelke Muskatnuss Zypresse Ylang Ylang	Balsamtanne **Weihrauch** Wacholder Myrrhe **Pfefferminze**	Basilikum Majoran **Wintergrün** Fichte Immortelle	**Pfefferminze** **Zitrone** Wacholder Fenchel Zitronengras Oregano
Hormone Drüsen	**Immunsystem Atemwege Infektion**	**Haut/Haar Stoffwechsel**	**Emotionale Balance**
Muskatellersalbei Geranie Ylang Ylang Salbei Dorado Azul	Zypresse *Eucalyptus globulus* *Eucalyptus radiata* **Weihrauch** **Zitrone** Oregano Thymian **Copaiba** **Antimikrobielles Öl**	Zedernholz Grapefruit **Lavendel** Myrrhe *Melaleuca alternifolia* Orange **Reinigungsöl**	**Lavendel** **Zitrone** Mandarine Balsamtanne

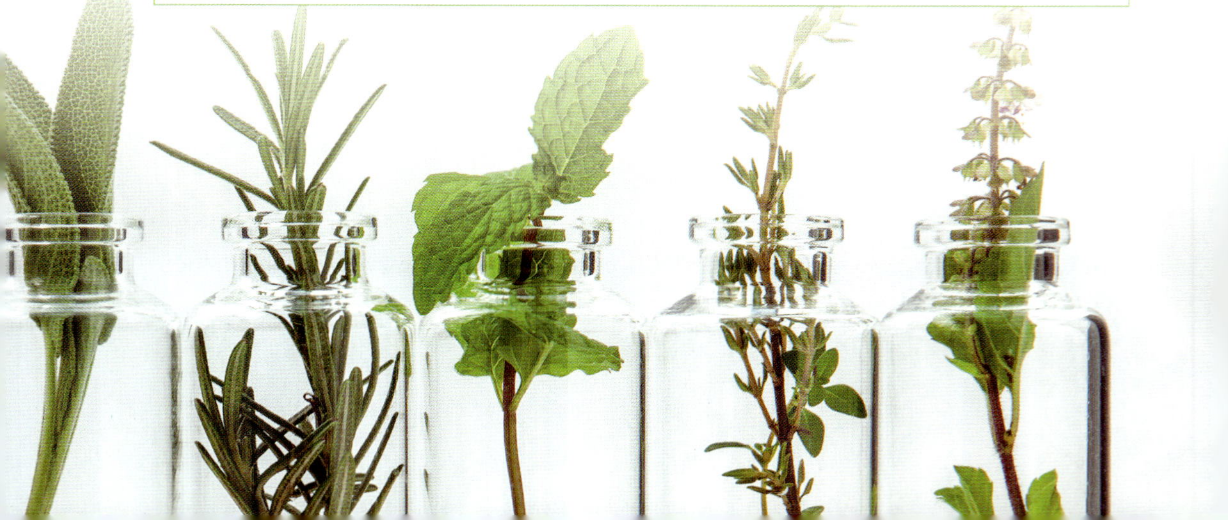

Die resistenten Superkeime

Vielleicht ist wirklich alles nur im Kopf

Die Natur hat sich über Jahrmillionen eine Überlebensstrategie zurechtgelegt, um allen äußeren Widrigkeiten zu trotzen – wie ein störrischer Esel, der sich nicht von der Stelle rührt und sich mit aller Kraft dagegen stemmt, wenn sein Herr ihn am Strick gewaltsam von der Stelle ziehen will. Keime haben einen von Menschen unbezwingbaren Überlebenswillen entwickelt, der so stark wie ein Fels in der Brandung ist und sich von äußeren Einflüssen nicht unterkriegen lässt. Im Gegenteil, er scheint immer stärker zu werden, so wie die heute so gefürchteten Superkeime.

Seit im 19. Jahrhundert durch Robert Koch und Louis Pasteur die Mikroben-Theorie postuliert wurde, lehrt die Medizin: „Bakterien und Viren sind die Ursache von Krankheiten." Doch sind alle Bakterien schädlich? Was ist mit den „guten" Magen- und Darmbakterien, ohne die wir die Nahrung nicht verdauen und lebenswichtige Vitamine nicht aufnehmen könnten? Müssen wir wirklich gegen das Leben ankämpfen, wo doch alles Leben ein einträchtiges Miteinander sein könnte?

Es ist eine Tatsache, dass die einen Menschen eine Krankheit bekommen und die anderen nicht. Das heißt, diese Bakterien suchen sich besondere Wirte. Sie greifen nicht jeden Menschen an. Was macht den Unterschied aus? Vielleicht ist wirklich alles nur im Kopf, und die Krankheit wird dadurch bestimmt, wie wir den Nährboden für krankmachende Keime mit unseren Gedanken bestellen. Aber verlassen möchte man sich im Falle einer Epidemie vielleicht nicht auf seine „positiven Gedanken". Wie kann man sich schützen? Gibt es etwas in der Natur, das uns helfen könnte?

Gibt es ätherische Öle, die etwa Cholera wirksam bekämpfen könnten? Diese Frage stellten sich auch zwei Wissenschaftler des *Department of Biological Science* an der *Ubon Ratchathani University* in Thailand und veröffentlichten im *Journal of Bioscience and Bioengineering* ihre erstaunlichen Forschungsarbeiten: Carvacrol und Cymol – phenolische Verbindungen, die in den ätherischen Ölen von Oregano und Thymian natürlich vorkommen – wurden auf ihre antimikrobielle Wirkung gegen *Vibrio cholerae* geprüft und für wirksam befunden.

Oregano und Thymian sind kraftvolle antimikrobielle ätherische Öle. Oregano ist wohl das stärkste Öl unter allen ätherischen Ölen – sozusagen die „beißende Dogge", denn es reizt die Haut. Daher verdünnt man es fürsorglich mit einem reinen Pflanzenöl, um es abzumildern.

Mikroben-Theorie, Gedankenhygiene, ätherische Öle oder andere Methoden – vorwärts denkende Wissenschaftler suchen nach Lösungen. Wie dem auch sei, die Medizin kämpft heute mit Antibiotika gegen Keime, und die Keime kämpfen ums Überleben.

Die Angst vor Superbakterien

Es kann nicht verwundern, dass sich heute immer mehr Bakterienstämme als resistent gegenüber Antibiotika erweisen. Als ob Antibiotika den uralten, Gott gegebenen Überlebensdrang der Natur überlisten könnten. Diese kleinen Überlebenskämpfer werden aus Schaden klug. Wenn sie ein neues Antibiotikum dahinrafft, arbeiten die Überlebenden mit Hochdruck daran, gegen eben dieses neue Mittel Resistenzen aufzubauen. Während im Forschungslabor unsere Wissenschaftler die neuesten tödlichen Anti-Bakterien-Strategien ausklügeln und chemische Stoffe im Reagenzglas gemischt und geschüttelt werden, stehen die kleinen Zwerge – die Mikroben – in ihren weißen Mäntelchen da und mischen ihre Ursubstanzen neu, um lachend als Sieger aus diesem Kampf hervorzugehen. Es ist so, als wenn sich eine Katze in den Schwanz beißt und sich bei diesem Versuch rundherum im Kreis wirbelt.

Wenn die Keime resistent gegen Antibiotika sind, dann sind sie auch resistent gegen antimikrobielle und antibakterielle Seifen und Spühlmittel, die eine Ausbreitung von Infektionen in Krankenhäusern verhindern sollen. Doch diese Keime fühlen sich in „klinisch sauberer" Umgebung besonders gut aufgehoben. Zudem werden heutzutage solche antibakteriellen Desinfektionsmittel nicht nur in Krankenhäusern, sondern auch häufig im Wohn- und Arbeitsbereich eingesetzt. All das führt dazu, dass einige Mikroben eine Resistenz gegen solche Produkte aufgebaut haben und sich zu sogenannten „Superbakterien" entwickelten, die noch gefährlicher und ansteckender sind als ihre Vorgänger.

Oft sind die frisch operierten Patienten die Leidtragenden. Was sollen sie tun, wenn ihre Wunden nicht zuheilen? Wenn sie nach Wochen immer noch ein offenes Bein haben? Diese nicht heilenden Wunden sind ein willkommener Festtagsschmaus für hungrige Keime, die ihren Siegeszug um die Welt feiern wollen. Oft ist der einzige medizinische Ausweg, das betroffene Glied zu amputieren. Krankenhaus resistente Keime, wie der Methicillin resistente *Staphylococcus aureus* (MRSA), können, wie man weiß, tödlich sein.

Aber hat dir jemand erklärt, welche natürlichen antimikrobiellen Wirkstoffe du nehmen könntest? Wie wäre es mit Lavendelöl?

Anstatt einer antibakteriellen Seife probieren wir doch einmal eine sanft reinigende Lavendelseife, die völlig ohne chemische, antimikrobielle oder antibakterielle Mittel auskommt – Mittel, welche die Entstehung von Superbakterien fördern. Bei empfindlicher Haut wirkt eine natürliche Lavendelseife beruhigend und regenerierend; und schon eine kleine Menge reinigt und pflegt die Haut ohne Irritationen und ohne sie auszutrocknen.

Das natürliche Desinfektionsmittel

Hanna klagte mir ihr Leid: „Sieh dir nur meine Hände an!" Ihre Hände waren rot, entzündet und rauh, und sie schmerzten, das konnte man sehen. „Ich bin allergisch gegen die antibakterielle Seife im Krankenhaus", seufzte sie. Hanna war Krankenschwester und arbeitete in Vollzeitbeschäftigung in einer großen Klinik.

Stelle dir das Leben einer Krankenschwester vor, die bei jedem Eintreten und Verlassen eines Krankenzimmers ihre Hände unter den Spender mit antibakterieller Seife hält. Wie viele Male am Tag muss sie ihre Hände desinfizieren? Und wenn die Hände ohnehin schon brennen, was für eine Qual muss es sein, hundert Mal Gummihandschuhe aus- und anzuziehen?

„Schau, ich habe einen antibakteriellen Handreiniger immer in meiner Handtasche", sagte ich, und hielt ihr das Fläschchen hin. „Das ist ein Produkt, welches aus ganz natürlichen Substanzen – aus ätherischen Ölen – besteht und dieselbe Wirkung wie herkömmliche medizinische Desinfektionsmittel hat. Er trocknet die Hände nicht aus. Es wird deinen Händen richtig guttun. Außerdem riecht er herrlich nach Zimt, Gewürznelke, Zitrone und Rosmarin. Hanna roch am Fläschchen und lächelte.

Dann fragte sie verwundert: „Warum trägst du eigentlich einen antibakteriellen Handreiniger immer mit dir herum?" Ich lachte und erzählte ihr: „Dieses natürliche Desinfektionsmittel hilft mir bei meinen zahlreichen Krankenhausbesuchen immer und gibt mir mehr Sicherheit, dort ein und aus zu gehen: Wenn ich viel benützte Türklinken öffne; den Griff des Einkaufswagens in die Hand nehme, der hundert Mal am Tag benützt, aber sicher nie gereinigt wird; oder auf Reisen öffentliche Toiletten aufsuche. Sogar meine Enkelkinder haben dieses Fläschchen schon für sich entdeckt – und sie lieben es."

Ich öffnete das Fläschchen, gab ihr etwas von dem durchsichtigen Gel in die Hand, das sie einrieb. Sie roch nochmals daran und sagte: „Das riecht ja tatsächlich nach Zimt und Nelke! Wie angenehm kühlend es auf der Haut ist." Hannas Augen leuchteten vor Begeisterung.

„Das kann man auf allerlei Arten verwenden: Statt Feuchttücher zu benützen, die ja auch voller Chemie sind, verwenden meine Enkelkinder lieber dieses duftende Gel, um die Finger klinisch rein zu bekommen. Die Erzieherin im Kindergarten hat davon gehört und verwendet es jetzt sogar, um Spielzeug zu desinfizieren. Das Spielzeug, das die Kleinsten gerne in den Mund nehmen, kann ja nicht mit antibakterieller Chemie behandelt werden, oder?"

„Und wo bekommt man so einen natürlichen Handreiniger her?", war Hannas logische nächste Frage. „Du kannst ihn dir entweder fertig kaufen oder dir deinen antibakteriellen Handreiniger selbst herstellen", entgegnete ich. „Dieses natürliche Mittel reinigt nicht nur deine Hände, sondern es pflegt sie sogar. Dazu nimmst du Aloe Vera Gel und gibst jeweils einige Tropfen von Zimtöl, Gewürznelkenöl, Zitronenöl und Rosmarinöl dazu. Gut umrühren und in ein Fläschchen oder einen Tiegel füllen. Fertig!"

Als ich Hanna ein paar Tage später wieder traf, staunte ich. Sie lachte: „Schau dir einmal meine Hände an. Sie sind wieder vollkommen in Ordnung!" Tatsächlich waren ihre Hände wieder ganz normal. Es war keine Entzündung mehr zu sehen. „Ich habe dein natürliches antibakterielles Mittel genommen, statt das Krankenhaus Desinfektionsmittel. Mein Hautausschlag beruhigte sich, der Schmerz ließ nach, die Entzündung klang ab, und nach etwa drei Tagen hatte ich wieder meine völlig normale Haut auf den Händen. Ich kann dir gar nicht sagen, wie dankbar ich dir bin!", lachte Hanna und sagte: „Ich habe aber jetzt ein Problem. Ich brauche mehr davon. Die Kolleginnen haben das gesehen und wollen jetzt auch etwas davon. Mein Fläschchen ist schon fast leer."

Die natürlichen Helfer gegen resistente Keime

Hanna hatte anfänglich die Sorge, ob dieses natürliche Mittel dieselbe Kraft besitzen würde wie das chemische Krankenhaus-Desinfektionsmittel. „Wissenschaftler der *Weber State University* in Ogden, im US Bundesstaat Utah, haben den Test gemacht und befunden, dass 99,9% aller Keime in kürzester Zeit mit Hilfe von ätherischen Ölen abgetötet wurden", antwortete ich. „Genauso wie das kommerzielle chemische Desinfektionsmittel eine 99,9% Tötungsrate hat, sofern die Keime nicht schon resistent dagegen sind. Nur gibt es bei dem natürlichen Mittel keine unliebsamen Nebenwirkungen."

Die gute Nachricht ist, pathogene Keime können gegen ätherische Öle nicht so resistent werden wie sie gegen Antibiotika unwirksam werden. Pflanzen und ihre Öle verändern sich Jahr für Jahr immer um eine Nuance, weil sie der immer wechselnden Witterung ausgesetzt sind. Es gibt in einem Jahr entweder mehr Sonne, Wolken oder Niederschläge. Die Temperatur ist einmal kühler, einmal wärmer.

So erschaffen Pflanzen sich immer wieder neu, und ihre ätherischen Öle liefern nicht immer das gleiche standardisierte Mittel wie aus dem Labor. Sie sind keine von Menschenhand geschaffene Chemieformel. Sie sind das reine Leben, genauso wie die Bakterien selbst.

Natürliche Antibiotika

Georg weint. Er hat Ohrenschmerzen. Seine Mutter nimmt ihn und bringt ihn zum Kinderarzt. Der Arzt verschreibt ein Antibiotikum. Das Antibiotikum soll seine Ohren kurieren, aber das Antibiotikum stürzt sich auch wie ein hungriger Drache auf Georgs Darmtrakt. Das Kind hat keinen Hunger mehr. Der Drache hat in seinem Inneren gewütet und alle Bakterien getötet, die er in seine Klauen bekommen konnte. Erst wenn er ganze Arbeit geleistet hat, zieht er sich zurück und hinterlässt einen vollkommen geschwächten und ungeschützten Darm, weil er jetzt bakterienfrei ist. Er blitzt wie ein blank gescheuerter Dielenboden, der so sauber und glatt ist, dass man darauf ausrutschen könnte. Sowohl die guten als auch die unfreundlichen Bakterien sind nun abgetötet.

„Einen Bissen für die Mama", versucht die Mutter das Kind zum Essen zu überreden. Doch ohne die freundlichen Darmbakterien kann der Darm die Nahrung nicht verdauen. Unweigerlich treten Verdauungsprobleme auf. Die guten Bakterien waren auch immer zur Stelle, um das Immunsystem in seinen Funktionen zu unterstützen. Jetzt ruft das Immunsystem nach ihnen, aber keiner ist da. Das Immunsystem kann ohne seine Helfer nicht effektiv arbeiten und wird geschwächt.

Schon rollt die nächste Welle von Bakterien, Pilzen und Viren heran und überschwemmt den Körper des Kindes. Das Immunsystem kann sie nicht mehr abwehren. Georg wird wieder krank. Die Mutter bringt ihn zum Kinderarzt. Dieser verschreibt wieder ein Antibiotikum. Der Körper ist bereits geschwächt. Dieses Mal braucht das Kind zur Abwehr schon stärkere Antibiotika. Die Verdauung stagniert. Das Immunsystem schwächelt. Wo sind die Helfer? Wo sind die guten Bakterien?

Wenn Georg eine Krankheit überwunden hat, lauert schon die nächste auf ihn, denn sein Immunsystem wird von einem Antibiotikum zum nächsten immer schwächer. In Deutschland müssen 42,9% der Kinder im Alter von 0-6 Jahren Antibiotika nehmen![*]

Es gibt einen Unterschied zwischen Antibiotika und ätherischen Ölen. Die von Menschenhand erzeugten Antibiotika schlagen wahllos um sich und vernichten alle Bakterien, die ihnen in den Weg kommen. Sie können nicht zwischen „guten"

[*] Schindler, Krappweis, Morgenstern, Kirch W., in Pharmacoepidemiol Drug Saf. März 2003;12(2):113-20

und „feindlichen" Bakterien unterscheiden.

Ätherische Öle hingegen besitzen das instinktive Wissen, die Weisheit der Natur, zwischen den wirksamen und den krankmachenden Bakterien zu unterscheiden. Sie tun, je nach Notwendigkeit, für unseren Körper genau das Richtige. Sie beseitigen die Krankheitskeime und unterstützen das Wachstum nützlicher Bakterien. Außerdem geben sie unserem Immunsystem Schützenhilfe, damit dieses effektiver und kräftiger arbeiten kann. Dadurch geht unser Immunsystem mit Hilfe der ätherischen Öle aus jeder Krankheit gestärkt hervor. Es ist auch besser in der Lage, künftige Krankheitserreger abzuwehren. Hingegen lassen Antibiotika den Körper nach einer Krankheit geschwächt zurück und laden damit förmlich neue Krankheiten ein.

Georgs Mama kam zu mir, weil sie sich nicht mehr zu helfen wusste. „Das Kind ist ständig krank, und Georg weint immer noch, weil ihm das Ohr weh tut." Ich nahm einen Wattebausch, gab zwei Tropfen Lavendelöl darauf und reichte ihn der Mutter. „Lege den Wattebausch ganz leicht auf Georgs Ohr", empfahl ich. Dann banden wir dem jungen Mann nach Seeräuberart ein Kopftuch um, das unbemerkt den Wattebausch am Ohr hielt. Es dauerte gar nicht lange, da hatte der Junge sein Ohr vergessen und tobte wie Captain Hook durch meine Praxis.

Ein Wettlauf mit der Zeit

Hier sind einige wenige von unzähligenen Forschungsarbeiten, von denen ich erzählen möchte, welche die Dringlichkeit neuer Wege zur Erforschung von wirksamen Antibiotika aufzeigen.

Die Waffe gegen multi-resistente Keime

Weltweite Forschungen belegen die Tatsache, dass Viren, Pilze und Bakterien in der Gegenwart ätherischer Öle nicht überleben können. Besonders lebensfeindlich für Keime sind die Öle, die reich an Phenolen sind. Phenole gehören zu den wichtigsten chemischen Bestandteilen in ätherischen Ölen. Sie reinigen Zellrezeptoren, verschlingen freie Radikale und schützen vor Viren und schädlichen Bakterien. Phenolhaltige Öle sind u.a. **Thymian, Oregano, Zimt, Gewürznelke, Pfefferminze** und **Teebaumöl**.

„Zwei ätherische Öle sind 100% wirksam gegen MRSA", bestätigt Dr. David Stewart, Autor des Buches *The Chemistry of Essential Oils Made Simple*. Diese Öle sind **Zitronengras** und eine Mischung für die Atemwege, das **Atmungsöl**, das aus verschiedenen Eukalyptusarten (*E. citriodora, E. radiata, E. globulus*), Zypresse, Pfefferminze und Lavendel besteht."

Dr. Stewart erzählte von seinem Enkelkind, das am Finger eine offene Hautinfektion hatte, die mit üblichen antibakteriellen und antiseptischen Mitteln nicht heilen wollte. Die Laboruntersuchungen bestätigten eine MRSA-Infektion, die er sich bei einem Krankenhausbesuch eingefangen hatte. Der Arzt hatte keine wirksame Abhilfe zu bieten.

Dr. Stewart goss dann eine kleine Menge Zitronengrasöl und die oben genannte Ölmischung aus Eucalyptusölen in ein kleines Schnapsglas und ließ das Kind den infizierten Finger für ein paar Minuten in das Öl halten. Das sollte es in den kommenden Tagen ein paar Mal wiederholen. Weniger als eine Woche später war die Infektion abgeklungen, und die Hautläsion verschwand vollständig.

Experten auf dem Gebiet der Medizin sagen voraus, dass die Behandlung mit Antibiotika bald der Vergangenheit angehören werde. Viele chirurgische Verfahren, die früher mit Hilfe von Antibiotika relativ sicher durchgeführt wurden, weil Antibiotika die lebensbedrohlichen Infektionen verhindern konnten, werden nicht mehr möglich sein. Vielleicht wird die Verwendung von ätherischen Ölen dann von der medizinischen Gemeinschaft für ihre antibakteriellen, antiviralen und antimykotischen Eigenschaften in Betracht gezogen.

Während die Wissenschaft heute alle Anstrengungen unternimmt, eine Lösung im Kampf gegen gefürchtete Viren wie den Ebolavirus, Hantavirus, AIDS, HIV und neue Stämme von Grippeviren und Tuberkulosebakterien zu erforschen, kann man sich die freudige Überraschung der Forscher an der *Technologischen Hochschule der Ionischen Inseln* in Griechenland vorstellen, als sie entdeckten, dass ätherische Öle eine kraftvolle Waffe gegen multi-resistente *Staphylococcus aureus* (MRSA) Keime sind.

Sie arbeiteten mit **Thymian, Basilikum, Pfefferminze** und **Zimt**. Die Forscher waren besonders über Thymian erstaunt, denn es tötete fast alle Bakterien in der Petrischale innerhalb von einer Stunde. Das scharfe, krautig-würzige Thymianöl war somit fast so erfolgreich wie das süß duftende, kräftige Zimtöl.

Prof. Effemia Eriotou, der die Forschung leitete, sagte bei einem Treffen der *Gesellschaft für Allgemeine Mikrobiologie* in Edinburgh, Schottland: „Wir hatten keine Ahnung, dass ätherische Öle diese außerordentliche antimikrobielle Wirkung haben. Es ist erstaunlich, wie sie all diese Bakterien und auch Hefepilze abtöten." Nach Prof. Eriotou wissen die Forscher nicht, warum ätherische Öle, besonders das Thymianöl, gegen resistente Staph Infektionen so effektiv sind. Aber, so überlegte er, wäre es vielleicht möglich, dass Pflanzen diese Öle produzieren, um sich selbst vor Krankheiten zu schützen?

Basilikum, Thymian und Rosmarin gegen resistente Bakterien

Wie ein kranker Passagier, der einen hoch ansteckenden Keim in sich trägt und diesen mit dem Flugzeug von einem Ende der Erde zum anderen trägt, so werden geographisch begrenzte Epidemien innerhalb kürzester Zeit zu Pandemien – Epidemien, die den Globus umspannen. Kein Land, kein Erdteil ist heute vor diesen ungebetenen Gästen, den ansteckenden Keimen aller Art, gefeit; denn unsere hochtechnisierte Welt bietet nicht nur zahlenden Reisenden eine sichere Fahrt und eine glückliche Landung, sondern auch den blinden Passagieren, den Keimen, die durch eine Person unbemerkt an Bord kommen und beim Aussteigen bereits viele Fluggäste infiziert haben.

Diese Gefahr könnte eigentlich problemlos gebannt werden, würde man die umgewälzte Luft im Luftschacht zum Passagierraum mit ätherischen Ölen reinigen und die gefährlichen Krankheitserreger im Keim ersticken. Die Luft würde keimfrei gemacht, bevor sie durch die Düsen wieder in das Innere des Flugzeugs und direkt in die Nase der Mitreisenden geblasen wird. Aber das ist noch Zukunftsmusik.

Ein Albtraum für die Medizin und jeden Betroffenen

Das Problem ist klar: Mindestens zwei Dutzend Bakterienstämme sind bereits völlig immun auf ein oder mehrere Antibiotika. Einige Bakterienstämme, wie die Bakterien, die Tuberkulose verursachen, sind resistent gegen mehr als hundert verschiedene Medikamente. Andere Stämme von Bakterien, die die Ursache für viele Kinderkrankheiten sind, wie Meningitis, Scharlach und Lungenentzündung, entwickeln schnell eine völlige Immunität gegen jede Art von Medikamenten. Die Möglichkeit, dass diese Kinderkrankheiten für eine medikamentöse Behandlung vollständig unwirksam werden könnte, ist der schlimmste Albtraum vieler Ärzte und Eltern.

In einem Forschungslabor im US Bundesstaat Utah forschte Sue Chao, eine stille und engagierte Wissenschaftlerin. Ihre klinischen Befunde werden die medizinische Weltgemeinschaft noch auf den Kopf stellen, denn Sue Chao hat eine gute Nachricht: „Werden ätherische Öle in einen Raum gesprüht, wird eine Atmosphäre geschaffen, in der keine uns bekannten infektiösen Erreger überleben können." Mit anderen Worten: Ätherische Öle töten jede Art von Krankheitserregern. Diese Erkenntnis ist wahrhaft sensationell.

Die Öle erweisen sich sogar als tödlich gegen die gefürchteten Antibiotikaresistenten „Super-Bugs“. Wir sprechen hier von Bakterienstämmen wie z.B. *Streptococcus pneumoniae*, der gegen 35% der verfügbaren Medikamente bereits immun ist. Dieser Keim verursacht in Tausenden von Haushalten jährlich schwere Lungenentzündungen, Sinusitis, Meningitis und Mittelohrentzündungen. Werden diese Keime bestimmten ätherischen Ölen ausgesetzt, zerstören sie sich einfach selbst.

Sobald die Forschungsergebnisse über ätherische Öle in das allgemeine Bewusstsein vorgedrungen und allgemein anerkannt sein werden, könnten diese duftenden Boten der Natur eine wunderbare Unterstützung für viele Menschen sein. Sie sind verfügbar; und was das Wichtigste ist: Sie wirken gegen Infektionskrankheiten!

Die Wissenschaft steht unter Zugzwang

Forscher arbeiten mit Hochdruck daran, eine sofortige Lösung für das Problem der antibiotikaresistenten Keime zu finden, denn sie wissen aus Erfahrung: Der nächste Superkeim ist längst überfällig. Stephen Morse, Direktor des Programms für *Emerging Diseases at Columbia University School of Public Health*, sagt: „Wir wissen, dass sie da sind. Sie brauen sich zusammen. Tragisch ist nur, dass wir eine Epidemie nicht vorhersagen können. Wir alle können nur abwarten.“

Experten schätzen, dass Ärzte allein in den Vereinigten Staaten fünfzig Millionen Mal pro Jahr Antibiotika verschreiben zur Behandlung von Krankheiten, die tatsächlich durch Viren verursacht sind, auf die Antibiotika keinen Einfluss haben. Diese Überdosierung und der Missbrauch von Antibiotika hat tödliche Konsequenzen.

Eine weltweite Gesundheitskrise – ein führerloses Schiff

Die *New York Times* in ihrer Ausgabe vom 2. Juni 2013 zitiert Dr. Janet Woodcock, Direktorin des *Zentrums der FDA für Arzneimittelprüfung und Forschung* in den USA: „Wir stehen weltweit vor einer großen Krise, weil wir keine Antibiotika-Pipeline haben.” Sie fügte hinzu: „Es ist jetzt schon schlimm genug. Aber was noch schlimmer ist, ist der Gedanke, wo wir in fünf bis zehn Jahren sein werden.” Wo werden wir stehen, wenn Antibiotika ihren Marathonlauf durch das Jahrhundert – von Robert Koch bis heute – beendet haben werden; wenn die Pharmaindustrie keine geeigneten Antibiotika mehr zur Verfügung haben wird, um Leben zu retten?

Während die US-Regierung einer großen Arzneimittelfirma jüngst einen $200

Millionen Forschungsauftrag erteilte, um neue Medikamente gegen antibiotikaresistente Pathogene zu entwickeln, arbeiten polnische Forscher an der *Medizinischen Universität von Lodz* seit 2013 mit ätherischen Ölen. Sie haben klar beweisen können, dass die ätherischen Öle von **Basilikum** (*Ocimum basilicum*) und **Rosmarin** (*Rosmarinus officinalis*) gegen multi-resistente Bakterienstämme effektive antibakterielle Wirkungen zeigen: Unsere Küchenkräuter sind unsere Heilmittel. Hatte nicht schon Paracelsus darauf hingewiesen?

Zur Zeit sind 1254 Forschungsarbeiten auf *pubmed.org* aufgelistet, die alle die „antibiotische Wirkung ätherischer Öle" beschreiben. Das ist deshalb gut zu wissen, damit man nicht glaubt, es gebe über ätherische Öle nur schöne Geschichten zu lesen. Ätherische Öle waren die erste Medizin der Menschheit, die heute wiederentdeckt wird. „Ätherische Öle sind das fehlende Bindeglied in der heutigen Medizin", sagt Dr. Gary Young.

Wie man sein Heim in eine Wellness Oase verwandelt

Die schnellste, effektivste sowie auch klinisch bewiesene Methode, die Atemluft von Infektionserregern zu reinigen, ist, ätherisches Öl in die Atmosphäre unseres Lebensraums zu geben. Ein Diffuser ist das ideale Hilfsmittel. Er bläst eine mikrofeine Duftwolke in den Raum, so als würden Wolken die Erde berühren, die dann Nebel genannt werden. Dieser Duftnebel eliminiert nicht nur die in der Luft befindlichen Viren, Bakterien und Pilze durch Berührung, sondern er erfreut zugleich auch die Sinne und macht uns glücklich.

Da die vernebelten Duftmoleküle extrem leicht sind, können sie über mehrere Stunden im Raum schweben und ihre reinigende Wirkung entfalten. Davon profitiert jeder Bewohner im Raum, auch unsere Haustiere. Die mit ätherischem Öl erfüllte Luft dringt in das Innere der Atemwege vor. Die chemischen Moleküle des Öls gehen an die Arbeit, um alle Eindringlinge unschädlich zu machen. Wie hilfreich und praktisch würde das wohl zu Grippezeiten sein!

Die ätherischen Öle gelangen so auch in die Blutbahn. Sie werden beim Einatmen über die Atemwege aufgenommen und nehmen den gleichen Weg wie die Krankheitserreger. Davon profitiert der ganze Körper.

Wenn fette Öle in die Lunge gelangen

Vielleicht fragst du jetzt: „Kommt es nicht zu einer Ölpneumonie, wenn Öle in die Lunge gelangen?" Das ist eine wunderbare Frage. Bei hochwirksamen, für Heilzwecke hergestellten Ölen besteht diese Gefahr nicht. Sachgemäß destillierte ätherische Öle enthalten keine Fette oder fetten Ölbestände. Das kann man selbst nachprüfen. Ein reines ätherisches Öl hinterlässt keinen Fettfleck auf dem Papier. Man könnte also ein therapeutisches Öl unbegrenzt sogar den ganzen Tag lang einatmen, um daraus Nutzen ziehen.

Ganz anders verhält es sich bei billigen Duftölen, die oft mit einem Trägeröl gestreckt sind. Beim Einatmen von Mineralölen, wie an der Zapfsäule der Tankstelle, oder bei fetten Ölen, wie in einer kommerziellen Großküche beim Frittiergerät, lagert sich das Öl, das eingeatmet wird, in der Lunge ab. Das kann zu Hustenreizung, Atembeschwerden und Entzündungsreaktionen wie beispielsweise Lungenentzündung führen. Das sind Anzeichen einer sogenannten Lungenpneumonie.

Man verwendet zum Vernebeln daher ausschließlich ätherische Öle therapeutischer Qualität. Viele Leute laufen ins nächste Geschäft und besorgen sich ein „100% reines" ätherisches Öl, nicht ahnend, dass es sich dabei nur um ein herkömmliches Duftöl, nicht aber um ein hochwertiges Öl handelt. Ich rate dringend, eine vertrauenswürdige Quelle ausfindig zu machen und ausschließlich hochwirksame Öle therapeutischer Qualität zu verwenden, wenn man dieselben Erfolge erwartet, die ich in diesem Buch schildere.

Ätherische Öle im Einsatz gegen resistente Bakterien

Ich stelle dir hier in Kurzform einige Öle vor, die wir in diesem Kapitel behandelt haben. Eine Übersicht aller Öle findest Du in Kapitel 8: *Ätherische Öle von A bis Z.*

Basilikum: Die Stütze des Immunsystems

Basilikum wurde bereits 1.000 v. Chr. in Indien als Gewürz- und Heilpflanze angebaut, und seine Verwendung wurde an den Wänden ägyptischer Pyramiden als „das königliche" Heilkraut in Stein gemeißelt. Ein beliebtes Küchenkraut in der italienischen Küche, hat Basilikum auch entzündungshemmende, antibakterielle und antivirale Eigenschaften.

Gewürznelke: Stark, würzig und antibakteriell

Der warm-würzige, scharf-süßliche Duft der Gewürznelke weckt Kindheitserinnerungen an eine glückliche Weihnachtszeit. Nelke bringt Kraft und Stärke. Wenn wir uns erschöpft und müde fühlen, stärkt sie die Nerven und wirkt stark antibakteriell und antiviral.

Oregano: Das starke Öl gegen Infektionen

Mit seinem aromatischen, warmen, leicht bitteren Geschmack ist das kräftige Oreganokraut, das auch „wilder Majoran" oder „die Hitze des Südens" genannt wird, ein beliebtes Küchengewürz. Oregano ist ein starkes Öl, das mit seiner Kraft Entzündungen entgegentritt und Mikroben mit starker Hand besiegt.

Rosmarin: Reinigend und kräftigend

Krautig und frisch, wird Rosmarin auch „der Meerestau" genannt. Er stellt sich mit Energie und Vitalität eindringenden Krankheitskeimen entgegen. Seine antibakterielle, antivirale und entzündungshemmende Kraft erhält er von seinen stark wirkenden chemischen Bestandteilen, die Lebensgeister wecken können.

Thymian: Vielseitige Heilpflanze mit Schwerpunkt Atmungsorgane

Auch Thymian ist ein stark antibakterielles, antivirales Öl. Thymian gehört zu den ältesten medizinischen Heilkräutern und wurde schon im 16. Jahrhundert v. Chr. im „Papyrus Ebers" erwähnt. Thymian wirkt ausgleichend, stärkend und verleiht Kraft und Mut.

Zimt: Warm, würzig und stark antibakteriell

Zimt gehört zu den ältesten Gewürzen. Schon 3.000 v. Chr. wurde es in China zum Würzen und in der Heilkunde verwendet. Seine stark antimikrobielle Wirkung verdankt es vor allem dem Zimtaldehyd. Sein warmer, süß-würziger Duft vermittelt Geborgenheit.

Zitronengras: Die grüne Pfeilspitze gegen Keime

Zitronengras, auch als Zitronellgras bekannt, aus der Familie der Süßgräser, schenkt Erfrischung und Entspannung zugleich und hat kräftige antimykotische Eigenschaften. Es setzt auch gezielt seine Wirkung ein, um Insekten mit seinem frischen Duft abzuwehren.

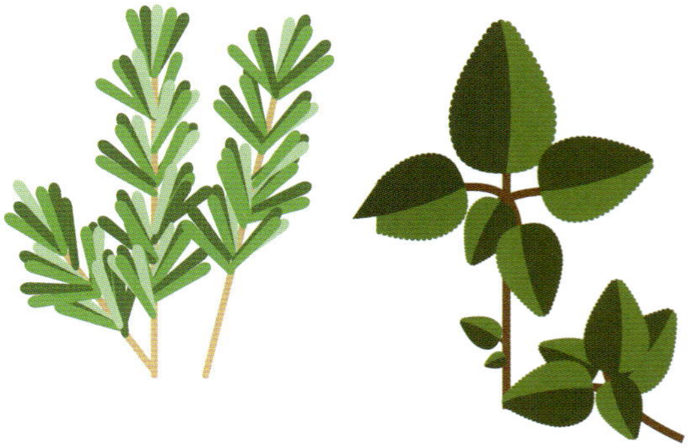

Wenn es um lebendige Krankheitserreger geht, zieht man besser die lebendigen Substanzen zur Bekämpfung heran. Nichts interagiert mit dem Leben besser als das Leben selbst. Ist Leben nicht wie ein riesiger Ozean, der aus Billionen von Wassertröpfchen besteht? Sie erkennen sich gegenseitig und gleichen sich aus. Wirft man nun einen Brocken synthetische Chemie ins Wasser, kann man nicht erwarten, dass das Meer – unser lebendiger Körper – diesen Eindringling versteht. Im Gegenteil. Das tiefe Meer wird versuchen, Eindringlinge zu eliminieren, um das Gleichgewicht aufrechtzuerhalten. Unser Körper reagiert ähnlich. Er reguliert sich selbst. Ätherische Öle helfen ihm dabei, in Balance zu bleiben.

Rezepte für ein natürliches Antibiotikum

Die stärksten natürlichen Antibiotika-Rezepte

Dr. Terry S. Friedmann, Autor des Buches *Freedom Through Health,* empfahl seinen Patienten die folgende antimikrobielle Grippeformel:

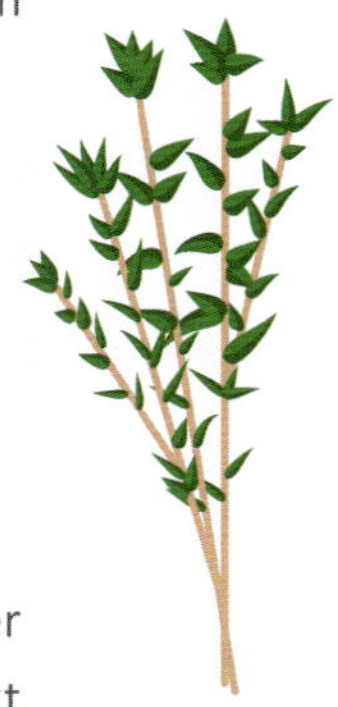

In eine „00" Kapsel gibt man:

- 12 Tropfen der Antimikrobiellen Mischung (Zimt, Nelke, Zitrone, Rosmarin)
- 6 Tropfen Oregano
- 2 Tropfen Weihrauch

Beim ersten Anzeichen einer Grippe nimmt man drei Tage lang eine Kapsel alle vier Stunden; danach sechs Tage lang eine Kapsel alle acht Stunden. Dieses Rezept wirkt sehr stark, daher sollte es nicht für eine leichte Erkältung oder präventiv genommen werden. Es ist nicht für Kinder unter zwölf Jahren geeignet. Jugendliche von zwölf bis siebzehn Jahren nehmen die Hälfte. Dieses Rezept ist auch nichts für Schwangere. (Siehe die Richtlinien für die sichere Anwendung ätherischer Öle.)

Ein anderes starkes und natürliches Antibiotikum-Rezept:

In eine „00" Kapsel gibt man:

- 10 Tropfen Zitrone
- 8 Tropfen Bergbohnenkraut
- 3 Tropfen Oregano

Man nimmt eine Kapsel bis zu dreimal täglich.

Eine weitere Rezeptur für ein starkes, natürliches Antibiotikum:

In eine „00" Kapsel gibt man:

- 8 Tropfen Gewürznelke
- 5 Tropfen Thymian
- 5 Tropfen Oregano

Man nimmt bis zu dreimal täglich eine Kapsel, um Grippe- und Erkältungskeime zu eliminieren.

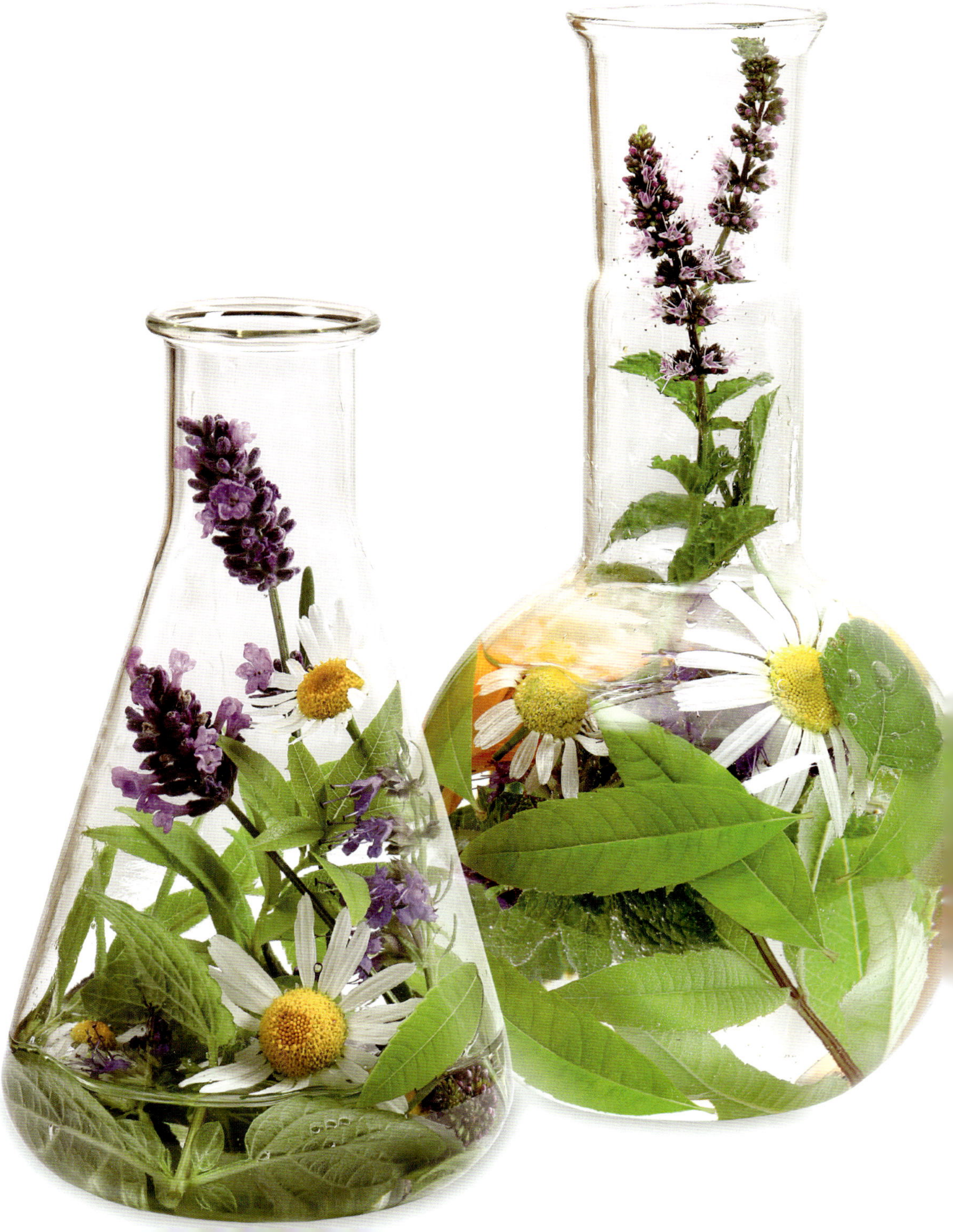

Ätherische Öle: Die Schwingungsmedizin 4

Wie ätherische Öle Gleichklang und Balance in unser Leben bringen

Hast du manchmal gespürt, wie der Motor deines Autos unter dir vibriert, wenn du an einer roten Ampel stehst und wartest? Hast du schon einmal ein Erdbeben erlebt, das sich von einem Zentrum wellenartig nach außen bewegt und den Boden unter dir erzittern lässt? Oder wenn das Flugzeug startet, mit voller Kraft vorwärts düst, die Turbinen aufheulen – schwingt dann nicht das ganze Flugzeug, der ganze Sitz, dein ganzer Körper mit? Das sind Schwingungen. Denke an die regelmäßig wiederkehrende Brandung des Meeres, an Ebbe und Flut. Auch das sind Schwingungen. Wie bei einem Metronom, das nach rechts und links ausschlägt, um immer wieder in den Nullpunkt zurückzukehren, so schwingen unsere Zellen im Körper.

Das Leben ist Schwingung. Nichts steht still, auch wenn es für das Auge so scheinen mag. Unsere Atome und Moleküle schwingen. Unser Herzschlag erhält seinen Takt von Schwingungen, die von chemischen Reaktionen angeregt in unserem Körper ablaufen. Wenn unser Herz freudig bebt, dann schwingen, singen und tanzen unsere Billionen Zellen mit uns. Es fühlt sich wie eine wohltönende Klangschale an, die ihre Klangwellen durch unseren Körper schickt. Ätherische Öle senden solche Wellen in unseren Körper. In Windeseile sind diese Frequenzen vor Ort, wo sie gebraucht werden, um Gleichklang und Balance zu schaffen.

Ätherische Öle schwingen. Man kann diese Schwingung fast spüren, wenn man ein Öl riecht und dann seinem Duft folgt. Oder sollte ich besser Duftwellen sagen. Erst sind sie stark und intensiv. Dann werden sie langsam leiser und verhallen schließlich, nur um wiederzukehren, um uns zu berühren und leise wieder zu verklingen.

Was hat das alles mit „Schwingungsmedizin" zu tun? Alle Gefühle haben mit Schwingungen zu tun. Paracelsus würde uns antworten: „Die größte heilende Kraft besteht darin, in Harmonie mit dem universellen Rhythmus zu sein." Was ist der universelle Rhythmus – der Herzschlag Gottes? Du hörst ihn in den Klängen der Natur, im Wind, der durch die Blätter der Bäume säuselt, im Sturm, der kräftig die Meereswellen gegen den Strand peitscht, im Wasserfall, der in die Tiefen donnert, im Wind, der wie eine Welle über das Getreidefeld streicht und es hin und her wiegt. All das versinnbildlicht Harmonie und den universellen Rhythmus.

Sonne und Mond wechseln sich im regelmäßigen Rhythmus ab. Hätte der Mond einen Verstand, würde er – so wie wir – eines Tages sagen: „Heute gehe ich nicht zur Arbeit. Ich bleib lieber im Bett." Würde das nicht den Rhythmus des Universums stören, die Ordnung gefährden? Genauso gefährden unsere negativen Gedanken und Leidenschaften unsere Balance. Ätherische Öle bringen durch ihre harmonisierende Schwingung Ordnung und Harmonie zurück in unser Leben, in unser Gemüt, in unsere Gedanken. Sie verabreichen uns duftende Schwingungsmedizin.

Während es vielerlei Arten von Schwingungsmedizin im therapeutischen Umfeld gibt – etwa den Schwingungsausgleich durch Klangschalen, rhythmisches Rezitieren, Handauflegen, Resonanzgeräte oder Computer gesteuerte Ausgleichsprogramme – so ist die Anwendung ätherischer Öle ganz besonders vielseitig. Sie unterstützt alle anderen Heilmethoden. Der Duft regt unsere ureigene Schwingungsfrequenz auf Zellebene an und gleicht, wie die Resonanz einer Stimmgabel, die Störfaktoren, Missklänge und Missstimmungen in unserem Leben aus. Das ätherische Öl ist die Stimmgabel, die, von Schöpferhand gestimmt, unsere Organe, die durch allerlei Einflüsse in Disharmonie klingen, in Gleichklang bringt, harmonisiert und ausbalanciert.

Wie es ätherische Öle schaffen, unsere Schwingungen in Balance zu bringen

Jedes Molekül eines ätherischen Öls hat eine elektrische Ladung. Die Verbindung von Kohlenstoff-, Wasserstoff- und Sauerstoffatomen singt in jedem Ölmolekül in vollkommener Harmonie, genauso wie ein Virtuose seine Geige in den lieblichsten Tönen, Rhythmen und Melodien zum Singen und Schwingen bringt. Während musikalische Noten im Hz (Hertz)-Bereich und hörbar sind, singen ätherische Öle im für physische Ohren unhörbaren Bereich; denn die Frequenzen der ätherischen Öle liegen im Bereich zwischen 52-320 mHz (1 Megahertz = 1 Million Hertz). Die Frequenz ätherischer Öle hat die höchste Schwingung von allen uns auf dieser Welt bekannten Substanzen. Sehr hoch schwingt das Rosenöl mit 320 mHz. Neueste Erkenntnisse zeigen, dass die Idaho-Blaufichte mit ihrem erdenden und gleichzeitig anhebenden Nadelwaldduft sogar über 400 mHz schwingt.

Zum Vergleich wurden bei frischen Kräutern 20-27 mHz gemessen, bei getrockneten Kräutern 12-22 mHz und bei frischem Gemüse 5-10 mHz. Messungen von Fertiggerichten und Konservennahrung ergaben Nullwerte.

Ein gesunder Mensch hat eine Frequenz von 62-68 mHz. Wenn die Frequenz einer Person auf 58 mHz absinkt, können Erkältungsprobleme entstehen. Grippe beginnt bei 57 mHz. Candida (Pilzinfektion) bei 55 mHz und das Epstein Barr Syndrom bei 52 mHz. Krebs ergibt sich, wenn die Körperfrequenz unter 42 mHz fällt. Der Prozess des Sterbens beginnt bei einer Frequenz von 25 mHz und fällt beim Tod auf Null.

Schon allein das Halten einer Tasse Kaffee kann die menschliche Frequenz um 8 mHz absinken lassen. Ein Schluck Kaffee kann die Frequenz um 14 mHz abfallen lassen, und es kann drei Tage dauern, bis die Körperfrequenz sich davon wieder erholt. Wenn aber nach dem Kontakt mit Kaffee ätherische Öle, beispielsweise Lavendel, gerochen werden, erforschte der renommierte Aromaexperte Dr. Gary Young, erholt sich die Körperfrequenz innerhalb von nur einer Minute wieder! Dabei genügt es, nur ein Fläschchen Lavendelöl in die Hände zu nehmen.

Was man aber nicht für möglich halten würde, ist die Tatsache, dass ätherische Öle auch – wie die Aura eines Menschen – in leuchtenden Farben strahlen. Diese kräftigen Farbtöne schwingen sich in jede Zelle ein und wecken sie auf, so wie die Sonne am Morgen. Sie bringen mit ihrer Strahlkraft Lebensenergie und Freude in jede Zelle unseres Körpers. Diese Lebensfreude kann man heute sichtbar machen. Betrachte nur, wie Öle einer ätherischen Ölmischung, die ich „Freude" nenne – eine Mischung aus Rose, Geranie und Ylang Ylang – miteinander tanzen. Diese Öle begegnen unseren Zellen und lachen sie an. Wenn unsere griesgrämige Zelle von solch einem strahlenden Ölmolekül angelacht wird, dann muss sie doch zurücklächeln!

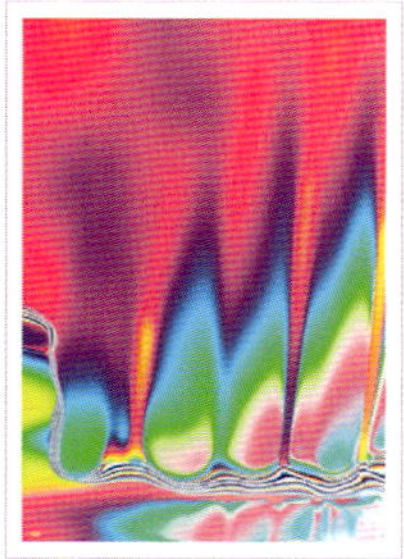

So wird sichtbar, dass ätherische Öle Lebenskraft, Intelligenz und Schwingungsenergie in ihrem innersten Zellkern tragen. Diese farbenfrohen winzigen Moleküle dringen mühelos und ungehindert in jede Zelle ein, wie ein Pfeil, der treffsicher sein Ziel erreicht. Der menschliche Körper erkennt ätherische Öle als sein eigen an, weil sie dem menschlichen Blut sehr ähnlich sind. Der Körper nimmt sie in den Blutkreislauf auf und lässt sie sogar die Blut-Hirn-Schranke passieren. Sie stellen dadurch körperliches, emotionales, mentales und spirituelles Wohlbefinden her und verhelfen zum nötigen Gleichgewicht, um den Körper in Harmonie zu versetzen.

So kann ein trauriges Herz beim Duft einer Rose zu lächeln beginnen; ein griesgrämiger Geselle beim Arbeiten im Tannenwald Ruhe, neuen Mut und Freude finden; oder herumtollende Kinder beim lieblichen Duft einer Mandarine zahm wie Lämmchen werden. Ätherische Öle verströmen mit ihrem Duft eine Schwingungsenergie, die gezielt an dem Punkt im Menschen ansetzt, der außer Kontrolle geraten ist und wieder in Harmonie gebracht werden muss. Das ist die wichtigste Aufgabe der ätherischen Öle!

Die Verwendung ätherischer Öle in der therapeutischen Praxis

In der Therapeutenpraxis riecht es besonders gut. In einer Ecke läuft ein Diffuser, der leise gurgelnd ein duftendes Öl in den Raum vernebelt. „Was riecht denn da so gut", denkt Anna, die zum ersten Mal zur Behandlung kommt. Dieser Duft bringt eine ganz besondere Heilungsqualität in den Warteraum. Schon bevor die Behandlung begonnen hat, schlüpfen ätherische Öle leise und unbemerkt, wie fleißige Bienchen, in die Gefühle und Gedanken der Anwesenden. Anna atmet auf. Dann macht sich sogar ein tiefes Seufzen Luft.

Das angenehme Aroma beruhigt. Der wunderbare Geruch öffnet ihr Herz; und unbemerkt finden die Düfte Zugang zum wahren Kern, zur Ursache ihres Problems. Es ist fast so, als hätten diese Öle einen Geheimschlüssel, mit dem sie die Ursache eines Problems aufsperren und sichtbar machen könnten. „Es kommt nicht selten vor, dass Klienten während einer Behandlung neue Erkenntnisse gewinnen, Mut schöpfen oder sich durch Tränen oder Seufzer von ihrem Lebensdruck Luft verschaffen", hatte die Heilpraktikerin gesagt, als sie Anna ein Papiertaschentuch reichte. Anna war in ihrem Herzen tief traurig.

Um Transformation zu ermutigen, neue Erkenntnisse zu wecken und die seelische Balance wiederzufinden, helfen ätherische Öle bei jeder Art von Behandlung. Eine Massage wird zur Heilmassage durch die gezielte Anwendung organunterstützender Öle. Akupunkturnadeln, die vor dem Applizieren in ein ätherisches Öl getaucht wurden, feuern den elektrischen Nervenimpuls besser an und unterstützen maßgeblich die Öffnung von Blockaden. Sie leiten den freien Energiefluss effektiver. Klangschalen, mit einem Tropfen ätherischen Öls versehen, schwingen sich noch tiefer in die Gefühle hinein; und Akupressurpunkte, die mit ätherischen Ölen und mit Lichtschwingungen massiert werden, lassen die Lebensenergie wieder frei fließen.

Wie unsere Organe uns den Spiegel vor Augen halten

Anna kam in die Praxis, weil sie depressiv war und nicht mehr wusste, wie sie das Leben ertragen sollte. Sie lächelte nie, und nichts schien sie mehr zu interessieren. Teilnahmslos hing sie in ihrem Sessel. Die Therapeutin wollte ihr zeigen, wie ihr Energiefeld – die Aura – auf dem Computerbildschirm aussehen würde. „Das Auramed Biofeedbacksystem wird in unserer Praxis schnell und unkompliziert zur Messung der bioenergetischen Gesamtkonstitution verwendet", erklärte die Heilpraktikerin.

Anna legte ihre Handfläche auf eine elektronische Messschablone aus 24 Karat hartvergoldeten Elektrodenstiften. „Wir messen jetzt den Hautwiderstand der Organreflexzonen der Hand", sagte die Therapeutin. Sie schaute teilnahmslos auf den Bildschirm. Da fluteten farbenfrohe Schattierungen über 'ihren' Körper – über das Bild am Computerbildschirm. Die Messung dauerte gerade einmal eine Minute. Der Bildschirm zeigte die verschiedenen Organe und deren Lebensenergie an. „Oh, die Herzgegend sieht grau aus", bemerkte Anna mit wachsendem Interesse. Anna hatte in einem Prospekt gelesen, dass die Heilpraktikerin die Aura interpretieren und sie auf mögliche Schwachstellen bzw. Blockaden hinweisen würde. „Das Aura-Bild ist wie ein Bewusstseins-Check", stand dort. „Die Farben spiegeln unsere Schwächen und Stärken wider. Diese sind, wie wir wissen, Auswirkungen unserer Gedanken und Gefühle auf unseren Körper." Grau, das konnte jedes Kind sehen, war keine fröhliche Farbe um das Herz herum. „Sind diese Farben Ausdruck meiner Gefühle, meiner Gedanken und meiner Einsamkeit?", dachte Anna, als sie ihr eigenes Aura-Bild genauer betrachtete.

Die Heilpraktikerin begann schonend, dieses Bild zu interpretieren: „Was wir denken und fühlen wirkt sich auf unsere Organe aus. Bei dir, in deinem Fall, sind es die Grautöne um dein Herz herum. Eigentlich sollte dein Herz in freudigen Türkistönen leuchten; denn wenn wir fröhlich sind und lachen, dann sehen wir alles grün und bunt, und das spiegelt sich in unserem Körper wider. Wenn wir traurig sind, sehen wir die Welt grau. Auch das spiegelt sich in unserem Körper. Das Herz ist das Zentrum der dynamischen Lebenskraft und Liebe und die Werkstatt unserer Gefühle. Unsere Zellen sind hoch intelligent. Sie nehmen die Umwelteinflüsse auf – zum Beispiel wenn du traurig bist – und kreieren daraufhin deine Wirklichkeit", erklärte die Therapeutin, während Anna sich verstohlen eine Träne von der Wange wischte.

„Traurigkeit blockiert den Fluss deiner Lebenskraft, die Aktivität der Schwingungen in deinen Zellen. Dadurch wird das betroffene Organ energetisch unterversorgt, so als würde ein munter fließendes Bächlein plötzlich kein Wasser mehr führen und als Rinnsal daherkommen. Natürlich kann das Organ seine Funktionen dann nicht mehr richtig ausführen. Ohne Lebensenergie keine Nahrung. Ohne Nahrung kein Leben – und die Nahrung für dein Leben heißt Liebe, Glück und Fröhlichkeit. Kein Mensch kann ohne Liebe, Glück und Fröhlichkeit leben", sagte die Heilpraktikerin und schaute Anna mitfühlend an.

Sie nahm ein Fläschchen aus ihrem Regal, wo eine Sammlung bunter Ölfläschchen Anna anlachte. Sie mutete wie eine ehrwürdige Bibliothek an, die voller Geheimnisse schien. Die Therapeutin öffnete behutsam das Fläschchen, hielt es Anna zum Riechen hin und sagte: „Probiere einmal einen tiefen Atemzug von diesem Duft." Es war eine Mischung aus allerlei Rosen-, Ylang Ylang-, Mandarinen- und Geraniendüften, die meisterhaft zu dem Zweck komponiert waren, ein trauriges Herz mit Freude und Zuversicht zu erfüllen. Anna musste lächeln.

„Lege deine Hand nochmals auf die Messeelektroden und halte mit der anderen Hand das Fläschchen. Messen wir doch einmal, ob dir dieses Öl guttut." Während der Scan lief, zeigten sich nun ganz andere Farben am Bildschirm. Die Grautöne am Herzen waren verschwunden und leuchteten in viel schöneren Farben. Anna starrte unverwandt auf das Aura-Bild. „Das gibt es doch nicht!" Ungläubig musterte sie das kleine Fläschchen in ihrer Hand und schaute dann fragend zur Therapeutin auf.

„Alles ist Schwingung", erklärte diese. „Wenn du Rap-Musik hörst, dann hämmern die Rhythmen wie Peitschenhiebe auf deinen Energiekörper ein. Musikarten wie Pop oder Techno haben bestimmte Schwingungen, die dich körperlich und geistig in eine bestimmte Stimmung versetzen. Genauso ist es mit anderen Musikarten. Wenn du zum Beispiel klassische Musik hörst oder ein Liebeslied, tun diese Schwingung deinem feinstofflichen Körper gut und versetzen dich in Hochstimmung und Euphorie.

Ätherische Öle haben auch einen starken und sofort wirksamen Rhythmus. Allerdings ist dieser nicht hörbar, sondern tut auf feinstofflicher Ebene deinem Körper gut. Sie zeigte auf das farbenfrohe Bild.

Die Heilpraktikerin tropfte einen Tropfen dieses ätherischen Öls auf die Reflexzone des Herzens in Annas Hand und begann ihn einzumassieren. „Tut es weh?", fragte sie Anna, während sie mit einem Lichtfarbstift das ätherische Öl in den Akupunkturpunkt einmassierte. „Manchmal spürt man nach einiger Zeit einen Schmerz an der behandelten Stelle, der stärker wird", erklärte die Therapeutin. „Wenn der Schmerz für dich zu stark wird, dann höre ich gleich auf. Aber wenn du es aushältst und durch den Schmerz hindurchgehst, löst sich die Blockade auf – und die Lebensenergie kann wieder fließen."

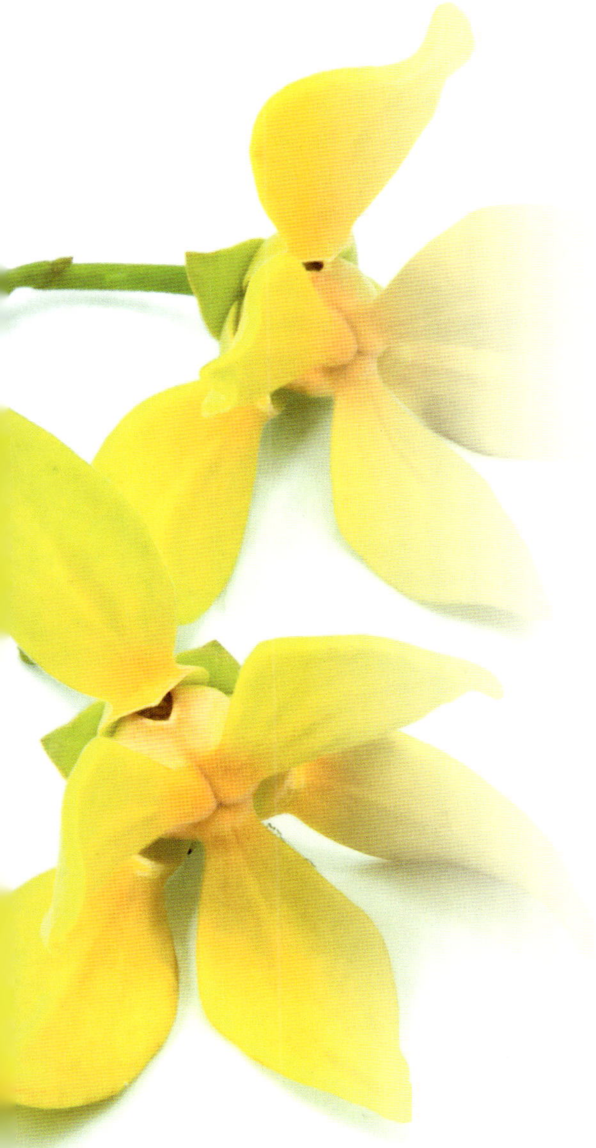

Anna biss die Lippen zusammen. Sie wollte durch den Schmerz hindurchgehen, wenn das bedeuten würde, dass sie sich künftig ermutigt und gestärkt fühlen und bewusst mit ihrer Traurigkeit und Einsamkeit umgehen lernen würde. „Die Traurigkeit wird einer neuen Lebensfreude und einer neuen Haltung weichen, wenn deine Lebensenergie wieder fließt", bestärkte sie die Therapeutin. Während der Behandlung dufteten die ätherischen Öle um die Wette, um Annas trauriges Herz zu erfreuen, das langsam anfing, weicher und offener zu werden.

„Nimm dir zu Hause Zeit, regelmäßig an diesem Fläschchen zu riechen. Verwende es untertags als Parfüm. Du kannst mit diesem duftenden Öl auch ein heißes Bad nehmen oder dir eine duftende Massage gönnen", sagte die Heilpraktikerin. Hatte nicht Hippokrates schon gesagt, schmunzelte sie: „Der Weg zur Gesundheit ist täglich ein aromatisches Bad oder eine duftende Massage."

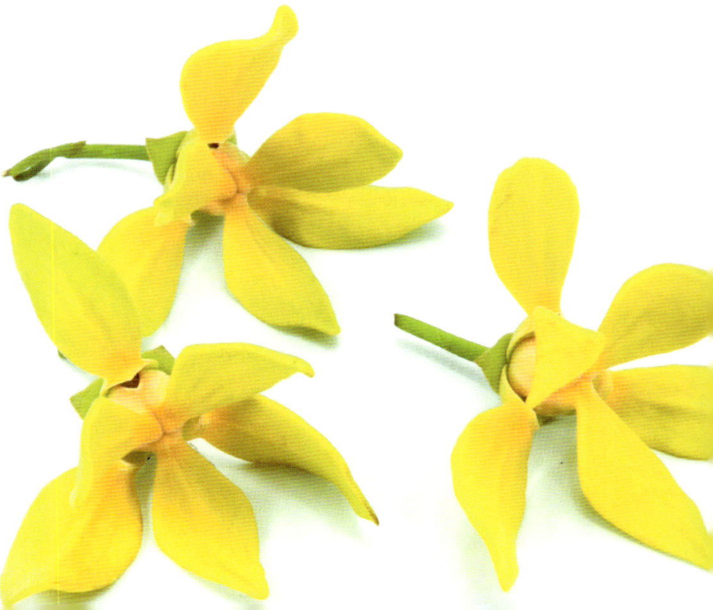

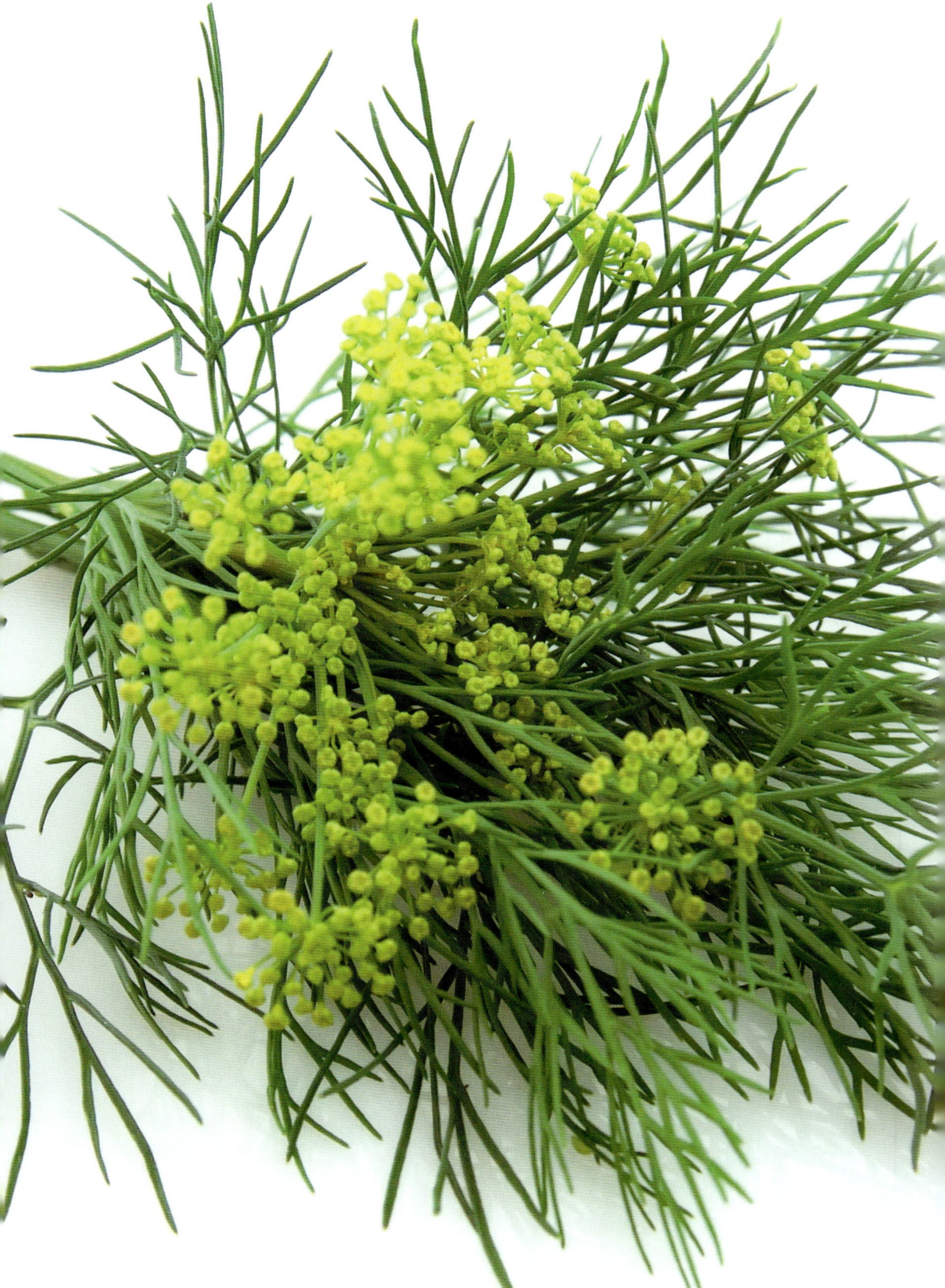

Die Natur hütet das Geheimnis des Lebens

5

Ich zeige dir jetzt, wie du mit ätherischen Ölen, wie zum Beispiel **Salbei, Wacholder, Fenchel** oder **Teebaumöl**, Schmerzen lindern, Akne vertreiben, den Alterungsprozess verlangsamen sowie deine Lebenslust und deine Lebensfreude steigern kannst.

Doch zuerst lasse mich dir erzählen, wie die Natur das Geheimnis des Lebens hütet.

Lange bevor der Mensch die Erde betrat, war in der Natur für sein Ankommen alles vorbereitet. Mit den siebenundzwanzig lebensnotwendigen Elementen war die molekulare Grundlage für das irdische Leben geschaffen. Kohlenstoff, Wasserstoff, Sauerstoff und andere Elemente bildeten im Einklang komplexe Moleküle, aus denen sich die Natur entwickelte und immer höhere Lebensarten hervorbrachte, bis schließlich der Mensch daraus hervorging. Die Natur ermöglichte dem Menschen ein Lebensumfeld, in dem er wachsen und gedeihen konnte. Hier war alles angelegt, was er für sein körperliches Wachstum und seine emotionale und geistige Entwicklung benötigte. Doch dieser Entwicklungsprozess erforderte viel Zeit.

Jahrmillionen lang barg das tiefe Meer den Keim des Lebens in seinem Schoß, bis endlich aus langsam keimenden Algen des Meeres die Vegetation auf die Landmasse übergriff. Elektronen, Protonen und Neutronen vereinigten sich, um Atome zu bilden, die alle, mit Intelligenz ausgestattet, danach strebten, mehr Leben zu manifestieren. Es dauerte wohl weitere Äonen, bis schließlich duftende Wiesen entstanden und saftig grüne Wälder die Hügel bedeckten, um die Ankunft des Menschen einzuläuten.

So kommt es, dass der Mensch in der Natur all die notwendigen Ressourcen vorfindet, die für sein Überleben von Bedeutung sind. Wir sollten nicht vergessen, dass die Natur ihre lebensspendende Essenz immer für uns bereithält, wenn wir sie benötigen. Diese Lebensessenz steckt in jeder Pflanze. Die ätherischen Öle sind das gehütete Konzentrat der Pflanzen, das uns für ein gesundes Leben zur Verfügung steht.

Wie können wir diesen kostbaren Schatz nun einsetzen?

Ätherisch, feinstofflich, flüchtig

Wenn wir den Duft einer Rose einatmen oder ein Salbeiblatt zwischen den Fingern zerreiben, dann riechen wir das ätherische Öl der Pflanze, das unsere Gedanken und Gefühle beflügelt. Das Wort „ätherisch" stammt von Äther, dem Feinstofflichen, und bezeichnet die flüchtigen chemischen Bestandteile einer Pflanze, die wir als Duft wahrnehmen können. Ätherische Öle werden auch freigesetzt, wenn eine Pflanze sich verletzt und eine wässrig-ölige Flüssigkeit austritt. Diese Flüssigkeit ist das Blut der Pflanze, das ihre Lebensessenz enthält.

Die ätherischen Öle sind feinstoffliche Substanzen, die sich verflüchtigen, sobald sie erhitzt werden. Sie verlieren sich in der Atmosphäre wie zarte Seifenblasen, die in den blauen Himmel aufsteigen und zerplatzen. Die Herstellung reiner, für therapeutische Zwecke geeigneter ätherischer Öle ist eine Kunst, die schon vor Tausenden von Jahren perfektioniert wurde. Das Pflanzenmaterial muss sorgfältig mit niedrigen Temperaturen destilliert werden, damit die lebensspendende Kraft der Öle nicht in die Luft verpufft.

Die Lebensessenz der Pflanze setzt sich aus unzähligen, oft Hunderten von chemischen Bestandteilen zusammen, die wie ein Schmetterlingschwarm gemeinsam fliegen und einstimmig zusammenwirken. Ölmischungen von Meisterhand weisen sogar oft Tausende chemischer Wirkstoffe in einem Tropfen Öl auf. Alle spielen miteinander, verstärken sich gegenseitig und erzeugen melodische Klänge, die mit dem Universum um die Wette singen. Sie treten auch mit den Zellen in Resonanz, um Kraft, Lebensmut und Leichtigkeit in den Alltag zu bringen.

Wenn wir mit reinen ätherischen Ölen arbeiten, dann verändern wir uns positiv. Wir scheinen die Eigenschaften der Pflanzenöle in unsere Zellen zu integrieren, so wie wir den warmen Sonnenstrahl in unseren Körper aufnehmen und uns damit wohlfühlen. Nachdem wir eine Zeit lang ätherische Öle angewendet haben, geschieht es nicht selten, dass wir plötzlich ein anderer Mensch geworden sind. Wie ein Blitz aus heiterem Himmel trifft uns eine Erkenntnis, die uns vorher unzugänglich war. „Ich übernehme das Ruder meines Lebens", bricht es aus dem Inneren hervor. Mit klaren Gedanken und frischem Mut beginnt man, die ersten „eigenen" Schritte zu tun, die ein selbstbestimmtes Leben ausmachen. Vorbei ist das Warten und die Unsicherheit, das Mitlaufen im Rudel und das Opferdasein. Das und viele ähnliche Vorteile werden wir erleben, wenn wir ätherische Öle in unser Leben aufnehmen und sie wirken lassen.

Ätherische Öle gehen ungehindert durch unsere Zellwände

Welches Problem man auch wälzen mag, das ätherische Öl gelangt durch die Zellwände direkt an den Ort des Geschehens. Man könnte ein körperliches Problem haben, das man überwinden möchte. Vielleicht ist es Ärger über eine leidige Situation oder man durchlebt gerade ein seelisches Tief. Wenn das Öl durch die Zellwände in den Körper eintritt, geschieht etwas Wunderbares. Wie Dominosteine, einmal angestoßen, eine Kettenreaktion auslösen, so setzen ätherische Öle eine Notfallkette in Gang. Wie sich eine Menschenkette bildet und Wassereimer eilig von einem zum anderen gereicht werden, um einen Brand zu löschen, so stoßen ätherische Öle chemische Reaktionen an, die den „inneren Brand" löschen.

Das ätherische Öl ist dem Blut des Menschen sehr ähnlich. Daher nimmt der Körper ein ätherisches Öl sofort ins Blut auf, weil er es als verwandt erkennt, so wie sich Wasser mit Wasser vermischt. Der Körper nimmt also die Lebensenergie der Pflanzen unverzüglich ins Blut auf und leitet die komplexen, hoch spezifischen Wirkstoffe an die Zellen, Gewebe, Organe und Systeme weiter. Bemerkenswert ist, dass ätherische Öle immer genau zu wissen scheinen, wo sie im Körper gebraucht werden. Auch wenn man einmal nicht weiß, wo ein ätherisches Öl aufgetragen werden soll, reibt man es einfach auf die Fußsohlen – und das Öl tut selbstständig den Rest.

Ätherische Öle bestehen aus winzigen Molekülen mit einem geringen Molekulargewicht, weshalb sie ungehindert in das Gewebe eindringen können. Sie passieren die Zellwände mühelos und erreichen innerhalb von wenigen Minuten jeden Teil des Körpers, von der Fußsohle bis zu den Haarspitzen. Das bringt im Notfall rasche Erleichterung. Sie gelangen auch direkt in das Gehirn, indem sie die Blut-Hirn-Schranke überschreiten. So bringen ätherische Öle Sauerstoff, Nahrung und Informationen zu den Zellen, transportieren Abfallprodukte ab und entfalten in uns auf Zellebene ihre intelligente Schwingungsenergie. Im Gegensatz dazu haben fette Öle, wie etwa Olivenöl, zu große Moleküle, die nicht in die Zelle eindringen können.

Die *American Medical Association* stellte fest, dass man mit einem Wirkstoff, der die Blut-Hirn-Schranke passieren kann, dazu in der Lage wäre, Heilung für Leiden wie Multiple Sklerose, Alzheimer und Lou Gehrig's zu finden. Während die Wissenschaft noch danach sucht und forscht, hat die Natur solche Wirkstoffe schon von jeher im Einsatz.

Ich wiederhole hier noch einmal: Um die wirksamen Kräfte ätherischer Öle in den Körper zu bekommen, kann man sie entweder direkt einatmen, mittels eines Diffusers in die Luft vernebeln, in die Haut einreiben, als Nahrungsergänzung einnehmen oder als therapeutische Anwendungen nutzen, wie beispielsweise in der Akupunktur oder Akupressur, in der Lichttherapie, im Dampfbad oder als Kompresse.

Ätherische Öle besitzen eine äußerst kleine Molekularstruktur. Aber kannst du dir vorstellen, dass ein Meerestropfen Billionen von Wasserbläschen enthält? Schwer vorstellbar. „Doch ein einziger Tropfen ätherisches Öl enthält ca. 40 Millionen-Billionen Moleküle! Numerisch gesehen ist das eine 4 mit 19 angehängten Nullen", sagt Dr. David Stewart. „Wir haben etwa 100 Billionen Zellen in unserem Körper. Nur ein einziger Tropfen ätherisches Öl enthält daher genügend Moleküle, um jede einzelne der 100 Billionen Zellen in unserem Körper mit 40.000 Molekülen zu bedecken." Das ist eine unglaublich hohe Schwingung, die den Körper mit nur einem Tropfen eines ätherischen Öls anhebt, belebt und bereichert.

Ätherische Öle – die Apotheke der Natur

Über die Jahrtausende haben Menschen sich bemüht, das Geheimnis um die Heilkraft der Natur zu erforschen und damit Leiden zu lindern und Heilung zu bewirken. Die Bibel lobt wiederholt die Kraft der Natur. Man liest in der Bibel über 1.000 Referenzen und Hinweise zu Pflanzen und zu ätherischen Ölen. Daraus ersieht man, wie sehr die Menschen in früheren Zeiten mit ätherischen Ölen gearbeitet haben und wie hoch sie die Heilkraft der Natur schätzten. Sie waren damals dem uralten Wissen verpflichtet: *„Und die Blätter des Baumes dienen zur Heilung der Völker."* Ofbg., 22:2

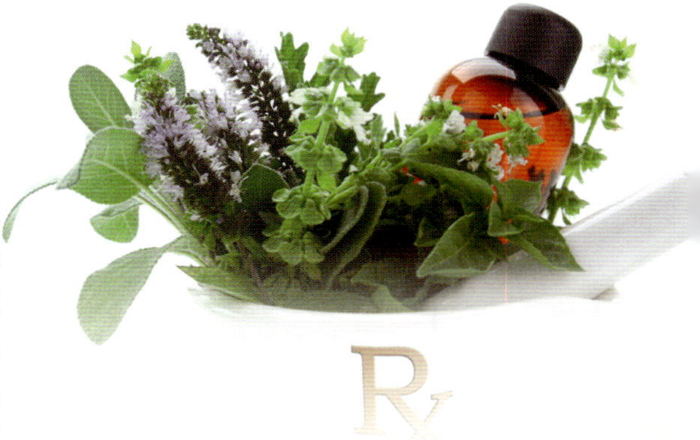

Damit kann man in etwa verstehen, wie konzentriert und hochwirksam ein therapeutisches Öl sein muss. Schon die Inhalation oder das Auftragen einer kleinen Menge ätherischen Öls hat eine tiefgreifende Wirkung auf Körper, Emotionen und Verstand. Oft genügt nur ein Atemzug oder ein Tropfen eines ätherischen Öls, um uns weitreichend zu unterstützen und zurück in die Balance zu bringen. Die Verwendung ätherischer Öle für jeden Lebensbereich ist also sehr nachhaltig und überdies auch noch überaus kostengünstig.

Ätherische Öle sind lebensnotwendig

Wie man mit der Heilkraft von Pflanzen sein Immunsystem stärkt

Die Hauptursache aller Krankheiten ist Stress. Nicht nur körperlicher Stress, der die überforderten Zellen schädigen kann, sondern auch mentaler und emotionaler Stress rauben uns Energie und machen uns krank. Chronischer Stress schwächt das Immunsystem und macht uns anfällig für Infektionen. Eine Studie der *Stanford University* bestätigte, dass 95% aller Krankheiten stressbedingt sind. Wie können wir also mit Stress in unserem Leben besser umgehen? Oder können wir Stress gar in positive Energie umwandeln?

Wie hilft uns die Natur, mit der Heilkraft ihrer Pflanzen gesund, fit und stark zu bleiben?

Das **Nelkenöl** ist der stärkste Radikalenfänger unter den antioxidativen ätherischen Ölen. Nur 1 g Gewürznelkenöl hat die gleiche antioxidative Kraft wie 51 kg Karotten, 13 l rote Beete Saft oder 14 kg Orangen. Antioxidantien schützen vor vorzeitigem Altern und werden als Anti-Aging Prävention und zur Vorbeugung von Krankheiten eingesetzt. Sie bauen im Organismus oxidativen Stress ab, der zur Entstehung einer Reihe von Krankheiten, u.a. Herz-Kreislauf-Erkrankungen, führen kann.

Ätherische Öle sind also kräftige Antioxidationsmittel, die freie Radikale in unserem Körper neutralisieren und zu nützlichen Substanzen umwandeln können. Wissenschaftler der *Tufts University* in Ogden, Utah, USA, haben den sogenannten *ORAC-Test* entwickelt. (ORAC = Oxygen Radical Absorption Capacity) Je höher der ORAC-Wert eines bestimmten Öls oder Nahrungsmittels ist, desto fähiger ist es, freie Radikale zu eliminieren und damit den Alterungsprozess zu verlangsamen sowie Krankheiten zu verhindern. Mit einem ORAC-Wert von 10.786.875 (das sind 10 Millionen!) hat das Nelkenöl den höchsten antioxidativen Wert aller bisher bekannten natürlich vorkommenden Substanzen dieser Welt!

So wie ätherische Öle unser Immunsystem unterstützen, liefern sie auch die Basis für das Immunsystem der Pflanzen. Sie wehren unerwünschte Viren, Bakterien, Pilze, Parasiten und Insekten ab, während sie nützliche Insekten, z.B. zur

Bestäubung, anlocken. Wenn Pflanzen verletzt werden, leiten ihre ätherischen Öle sofort den Heilungsprozess ein, indem sie die Wunde reinigen und verschließen. So stärken sie aus eigener Kraft ihr Immunsystem.

Wie unsere Hormone unsere Stimmung regulieren

Wer lustlos und unerfüllt durch das Leben geht, der lässt das Leben ungelebt an sich vorüberziehen. Ätherische Öle helfen uns, die Lust am Leben wiederzugewinnen und den Alltag in vollen Zügen zu genießen. Wir können einen Sonnenaufgang mit allen Sinnen erfassen oder verschlafen und missmutig den Vorhang zuziehen.

Wenn man sich wohl fühlen und glücklich sein möchte, braucht man zur Unterstützung einen ausgeglichenen Hormonhaushalt. Ätherische Öle können biochemische, organische Botenstoffe entsenden, unsere körpereigene Hormontätigkeit anregen oder drosseln und damit ausgleichen. Sie sind intelligent und unterstützen unseren Körper, so wie er es gerade braucht, während von Menschenhand gemachte Heilmittel nur bewirken können, wofür sie gemacht sind. Sie regen die Hormonproduktion entweder an oder hemmen sie. Das ist der Unterschied zwischen der intelligenten Lebenskraft der Natur und im Labor hergestellten Substanzen mit ihren Nebenwirkungen.

Ätherische Öle haben die Fähigkeit, unsere Drüsen- und Fortpflanzungssysteme, unsere Kreislauf-, Verdauungs-, Atmungs- und Nervensysteme zu regulieren.

Wenn unsere Hormone im Ungleichgewicht sind, kann es unter anderem zu Gereiztheit, Depressionen, Schlafstörungen, Verdauungsstörungen und Unfruchtbarkeit kommen. Ein aus der Harmonie geratenes Hormonsystem kann zu vielen Fehlfunktionen führen, wie beispielsweise zu Unterzuckerung, Diabetes und Fettleibigkeit.

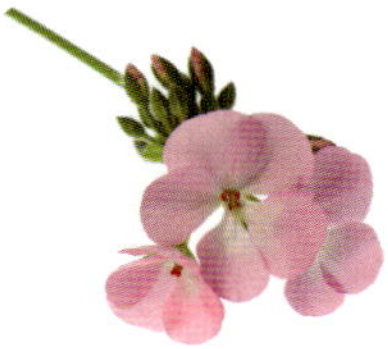

Ätherische Öle aus Salbei, Muskatellersalbei, Ylang Ylang, Fenchel oder Geranie verhelfen uns mit ihren hormonausgleichenden Wirkungen zu innerer Ausgewogenheit.

Wie ätherische Öle die Verdauung unterstützen: Enzyme, die Biokatalysatoren der Natur

Wir kennen das alle: Man ist eingeladen, erfreut sich an einem üppigen Büffet und isst viel mehr als normalerweise üblich. Doch nun müssen Magen und Darm das alles verdauen! Jetzt kommen Enzyme ins Spiel. Da Enzyme in unserer Nahrung beim Kochen verloren gehen, ist ein Enzymmangel oft die Folge, was Verdauungsprobleme, Gasbildung und Bauchschmerzen verursachen kann.

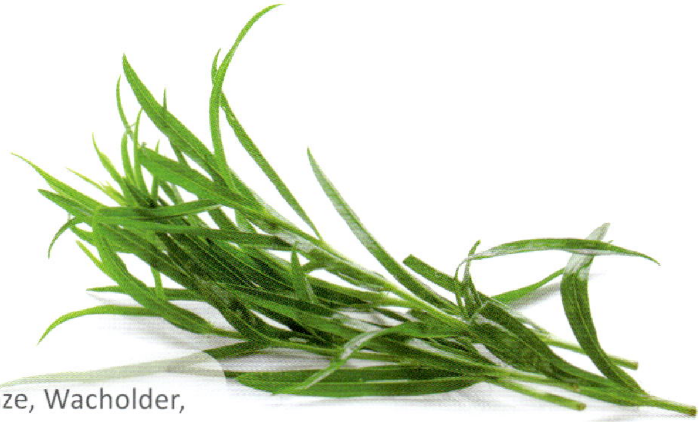

Ätherische Öle aus Estragon, Ingwer, Pfefferminze, Wacholder, Fenchel, Zitronengras oder Anis unterstützen die lebenswichtigen enzymatischen Prozesse im Körper.

Man verwendet dazu eines dieser Verdauungsöle oder eine Mischung daraus. Es genügt, einen Tropfen unter die Zunge zu nehmen oder den Magen mit dem Öl oder der Ölmischung äußerlich einzureiben, um den Körper bei Völlegefühl, Blähungen oder anderen unliebsamen Magen-Darm-Problemen auf natürliche Weise – ganz ohne Nebenwirkungen – zu unterstützen.

Enzyme bestehen aus Aminosäuren und sind in jeder Zelle des Körpers zu finden. Sie wirken als Biokatalysatoren, um die Verdauung anzuregen. Sie beschleunigen chemische Reaktionen während der Verdauung und bauen Proteine, Fette und Kohlenhydrate ab, um eine Gärung im Darm zu vermeiden. Je älter wir werden, desto weniger Enzyme produziert unser Körper.

Nun stellt sich die Frage: Wo kommen diese Enzyme her? Bei der Geburt haben wir einen Grundstock an Enzymen mitbekommen. Wenn wir rohes Obst und Gemüse essen, führen wir uns Enzyme zu, die man für die Verdauung benötigt. Enzyme werden auch von Bakterien im Darm gebildet. Wir haben zudem die Möglichkeit, Enzympräparate einzunehmen. Bestimmte ätherische Öle haben auch eine enzymaktivierende Wirkung.

Doch nicht nur die Verdauung, sondern auch Wachstum, Energiegewinnung und Aufrechterhaltung der Körperfunktionen sind alle von Enzymen abhängig. Sie sind essenziell, denn ohne Enzyme könnten wir nicht einmal atmen. „In einer gesunden menschlichen Zelle warten etwa 20.000 verschiedene Enzyme, um uns beim Sehen, Hören, Denken und Fühlen zu unterstützen sowie unseren Bewegungsapparat in Gang zu halten", sagt Debra Raybern, N.D, in ihrem Buch *Nutrition 101: Choose Life!*

Ätherische Öle erfüllen also eine Reihe von „essenziellen" Aufgaben, nicht nur in der Pflanze selbst. Sie können auch uns mit ihren Eigenschaften tatkräftig unterstützen. Alle chemischen Bestandteile in einem ätherischen Öl wirken in Einklang miteinander, um das Überleben eines gesunden Organismus zu sichern und den Körper, der durch viele äußere Einflüsse geschwächt und kompromittiert sein kann, wieder in die Balance zurück zu bringen. Die biochemischen Bestandteile eines ätherischen Öls arbeiten wie ein präzises Uhrwerk, das seine kunstvollen Zahnräder exakt ineinander verzahnt, um das Uhrwerk punktgenau am Laufen zu halten.

Eine tägliche Anwendung ätherischer Öle durch Einatmen, Einnehmen oder Einreiben kann alle unsere Körpersysteme unterstützen und effektiv zu einem langen, gesunden Leben beitragen!

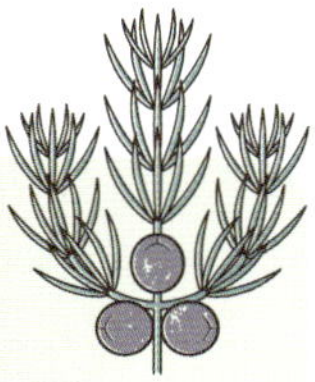

Immunstärkung:
Gewürznelke, Zitrone, Oregano, Teebaumöl, Zitronengras und Lavendel

Hormonhaushalt:
Salbei, Muskatellersalbei, Ylang Ylang, Fenchel oder Geranie

Verdauung:
Estragon, Ingwer, Pfefferminze, Wacholder, Fenchel, Zitronengras oder Anis

Akne und das Teebaumöl

„Mein Sohn Peter ist gestresst", klagt eine Patientin der Heilpraktikerin ihr Leid. „Sein Gesicht ist von Mitessern übersät. Sie sind entzündet und lassen sich nicht verbergen." Aus dem Regal mit vielen Ölfläschchen nimmt die Therapeutin das Teebaumöl, auch Melaleuca genannt, und erklärt der Mutter: „Wir haben gute Erfolge mit dem Teebaumöl bei jungen Leuten mit Pickeln. Ein Tropfen, auf die entzündeten Stellen aufgetragen, hilft oft schnell und gründlich, die bakterielle Infektion zu klären und die Entzündungen abklingen zu lassen. Auch die Überproduktion der Talgdrüsen geht mit der Anwendung des Öls zurück, wenn ein hormonelles Gleichgewicht gefunden ist."

Peters Mitschüler bemerkten bald den Unterschied und wollten wissen, wie auch sie ihr Akneproblem lösen könnten. Man konnte gleichsam zusehen, wie Peters Hautbild immer schöner wurde.

Wissenschaftler der *Boston University School of Medicine* untersuchten die Effektivität des Teebaumöls (*Melaleuca alternifolia*) bei jugendlicher Akne und stellten wesentliche antibakterielle Eigenschaften im Öl fest. Auch verglichen sie das natürliche Teebaumöl mit dem rezeptpflichtigen Aknemittel Benzoylperoxid und stellten fest, „dass beide Verbindungen eine ähnliche Wirkung aufweisen".*

* Bassett IB, et al., A comparative study of tea-tree oil versus benzoylperoxide in the treatment of acne. *Med J Aust. 1990 Oct 15; 153(8):455-8.*

Die Öle im Überblick

Hier stelle ich die ätherischen Öle von **Salbei, Wacholder, Fenchel** und **Teebaum** vor, die Schmerzen lindern, Akne vertreiben, den Alterungsprozess verlangsamen und Lebenslust und Lebensfreude steigern können.

Salbei: Das heilige Kraut, das die Hormone kräftig unterstützt

Der würzige, krautartige Duft von Salbei (*Salvia officinalis*) wurde schon bei den alten Römern geschätzt und ist damals wie heute bei Hautproblemen, zur Regulierung des Kreislaufs, bei Asthma und Bronchitis, für die Verdauung, bei oralen Infektionen sowie zur Hormonregulierung in Verwendung. Salbei ist schleimlösend und antiinfektiös. Sein Duft regt den Geist an und unterstützt uns bei geistiger Müdigkeit, Erschöpfung und Verzweiflung, erfrischt Körper und Geist, beruhigt die Nerven und reinigt und klärt die Gedanken. Man vernebelt Salbei, mischt das Öl mit Pflanzenöl zur Verwendung bei Massagen und fügt Salbei Speisen und Getränken als Nahrungsergänzung und als feines Geschmacksaroma bei. Salbei wird im Diffuser vernebelt oder äußerlich angewendet.

Wacholder: Das kraftvolle Öl, das entschlackt und entgiftet

Wacholder (*Juniperus communis*) ist ein würzig-waldiges Zypressengewächs, das über die Nieren die Durchblutung steigert und Gifte ausscheidet. Über die Jahrhunderte wurde es als harntreibendes Mittel eingesetzt, und noch bis vor kurzem verbrannte man Wacholder- und Rosmarinzweige in französischen Spitälern, um vor Infektionen zu schützen. Wacholder ist antiseptisch, reinigend und entgiftend, außerdem regt er die Verdauung an. Er unterstützt bei Akne und Dermatitis, Depression, Müdigkeit, Leberproblemen, Muskelproblemen sowie Rheumatismus.

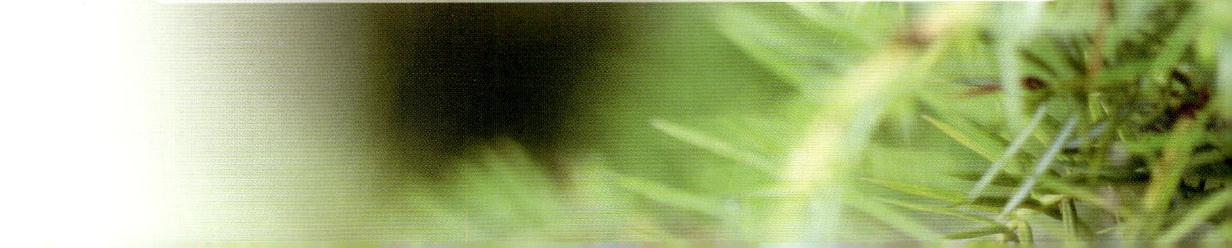

Fenchel: Das Öl, das die Verdauung fördert und fröhlich macht

Fenchelöl (*Foeniculum vulgare*) wird aus den Fenchelsamen dampfdestilliert. Schon 3.000 v. Chr. wurde der Fenchel medizinisch verwendet und über die Jahrhunderte als verdauungsförderndes Mittel sowie als ausgleichende Unterstützung für den Menstruationszyklus verwendet. Fenchelöl ist hilfreich, um die Östrogen-Produktion anzuregen, den Geburtsvorgang zu erleichtern und die Milchproduktion zu fördern. Es unterstützt die Verdauung, das Herz, die Durchblutung und das Atmungssystem. Fenchelöl wird verdünnt zur Massage verwendet, bei Verdauungsstörungen auf den Bauch gerieben und in der Aromaküche eingesetzt.

Teebaum: Das frisch duftende, uralte antimikrobielle Hausmittel

Melaleuca alternifolia oder Teebaumöl ist den australischen Ureinwohnern heilig, denn dieser Myrtenbaum wehrt Krankheiten entschieden ab und trotzt widrigen Wetterbedingungen. Sein herb frischer Duft wirkt reinigend und ist auch für Kinder und Haustiere geeignet. Teebaumöl ist antimikrobiell, antibakteriell, antiviral, antiseptisch, antimykotisch und entzündungshemmend. Es findet bei Pilzinfektkionen, Infektion der Atemwege, Halsschmerzen, Akne sowie bei Warzen Anwendung.

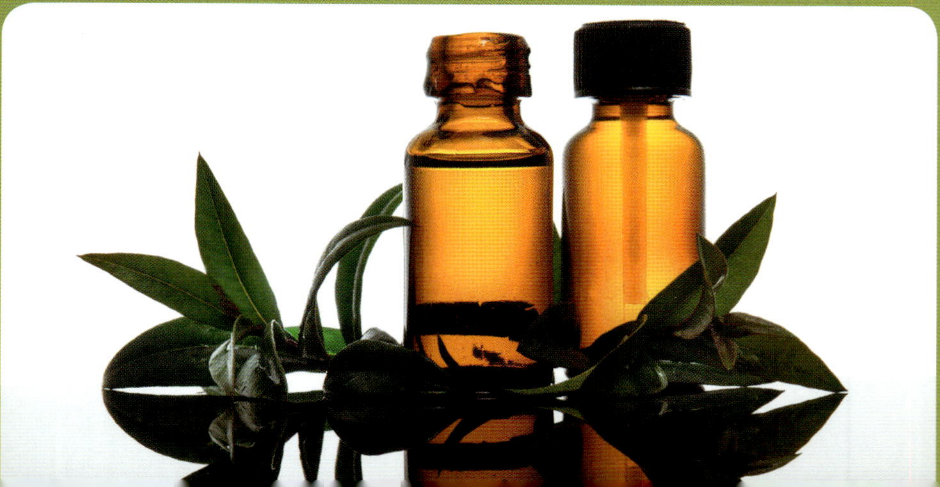

6 Biochemie – Wunder der Natur

Damit unser Leben planmäßig verläuft und unser Körper wie eine geölte Maschine alle Lebensvorgänge wie Atmung, Herzschlag, Verdauung und vieles mehr ausführen kann, laufen im Körper unbemerkt chemische Prozesse ab. Die Biochemie – auch die „Chemie des Lebens" genannt – erforscht diese chemischen Vorgänge in unserem Körper. Doch ebenso weisen auch Pflanzen und ihre ätherischen Öle unterschiedliche chemische Verbindungen und Reaktionen auf, die unseren Körper tatkräftig unterstützen können.

Man kann sich seinen Körper wie eine Firma vorstellen, die viele Abteilungen hat. Diese müssen untereinander in direkter Kommunikation stehen, um effektiv arbeiten zu können. Es bedarf einer einwandfreien „interzellulären Kommunikation". Um das zu gewährleisten, bekommt jede Abteilung verantwortliche Abteilungsleiter, die wiederum viele Angestellte in ihrer Abteilung beaufsichtigen. Jeder Angestellte hat spezifische Funktionen auszuführen, um den geregelten Ablauf in der Firma zu garantieren.

Genauso verhält es sich mit den ätherischen Ölen, die man zur Unterstützung für seine Billionen Zellen anwendet. Sie sind wie ein Business Coach, den sich der Firmenchef zur Verstärkung holt und dessen Aufgabe es ist, die Arbeitsabläufe zu analysieren, zu optimieren und zu überwachen. Bei einem so großen Mitarbeiterstab von 100 Billionen Zellen könnten leicht Fehlkommunikationen auftreten.

Der Dreifacheingriff auf kranke Zellen: Reinigung – Korrektur – Neuprogrammierung

Wäre es nicht schön, seine verbrauchten, oft kranken Zellen gegen junge, vor Leben sprühende Zellen auszutauschen? Das würde uns im Alter eine strahlende, glatte Haut bescheren! Unsere abgenützten Kniegelenke würden uns nicht mehr schmerzen, und kranke Zellen wären gegen gesunde Zellen austauschbar.

Es gibt drei spezielle chemische Wirkstoffe in ätherischen Ölen, die dem Körper diese besonderen Dienste erweisen: Monoterpene, Sesquiterpene und Phenole.

Phenole* braucht man, um bakterielle Infektionen zu überwinden, denn sie wirken wie ein „natürliches Antibiotikum". Sie können Zellen reinigen.

Sesquiterpene wirken entzündungshemmend, um Krankheitserreger oder Giftstoffe aus den Gewebezellen zu entfernen. Sie löschen Fehlinformationen.

Monoterpene werden „das natürliche Kortison" genannt, weil sie schmerzlindernd und keimtötend wirken. Sie können Zellen umprogrammieren.

Diese drei Wirkstoffe – Phenole, Monoterpene und Sesquiterpene, kurz PMS genannt – schließen sich zusammen, um die ganze Firma – den Körper – immer, wenn es nötig ist, einer Generalsanierung zu unterziehen.

Die Natur unterstützt unsere Zellerneuerung

Die Natur mit ihren ätherischen Ölen unterstützt unsere Zellerneuerung indem sie:

1. Zellen reinigt: Reinigung (Phenole)
2. Mögliche Fehlprogrammierungen löscht: Korrektur (Sesquiterpene)
3. Fehlerhafte Zellinformationen neu programmiert: Neuprogrammierung (Monoterpene)

Was bedeutet das für unseren Körper? Ätherische Öle können tatsächlich unsere DNS reparieren und eine strahlende, glatte Haut, leitungsfähige Kniegelenke und neue Zellen produzieren! Wie sie das machen, das erkläre jetzt anhand der Erkenntnisse von Dr. David Stewart, die er in seinem Buch *The Chemistry of Essential Oils Made Simple* niedergelegt hat.

* Zur PMS-Gruppe der Phenole zählen Phenole, Ketone und Aldehyde

1. Reinigung: Ordnung ist das halbe Leben

Zellrezeptoren werden durch chemische Verunreinigung in der Luft und in der Nahrung blockiert. Lebenswichtige Abläufe in der Zelle können dadurch nicht richtig ausgeführt werden. Es ist so, als wäre ein Plastiksack über die Zelle gestülpt. Sie kann nicht mehr atmen. Sie kann ihre Aufgabe nicht mehr richtig ausführen. Irgendwann bricht die Zelle zusammen. Dann haben wir ein Problem. Fällt eine Zelle aus, dann fällt bald auch ein Zellverband und ein Organ aus. Ein ganzes System bricht schließlich zusammen. Um das zu verhindern, brauchen unsere Zellen einen Reinigungstrupp, der regelmäßig für Ordnung sorgt. Diese Aufgabe übernehmen die **Phenole** im ätherischen Öl.

Wie man sein Auto warten lässt und mit Benzin und Öl versorgt, damit es reibungslos läuft und einem jederzeit zu Diensten steht, so will auch der Körper bis hin zu jeder einzelnen Zelle gereinigt und gewartet sein, um optimal funktionieren zu können. Verstopfte Rohre, gerissene Kabel, verlegte Schlüssel, verlorene Datenbanken – all das muss geputzt, erneuert und auf den letzten Stand gebracht werden, wenn man gesund und fröhlich durch den Tag gehen will.

Die Phenole – ein chemischer Bestandteil der ätherischen Öle – helfen uns bei diesem Reinigungsprozess, ohne dass wir viel dazu beitragen müssen.

Die Billionen Zellen unseres Körpers wirken durch interzelluläre Kommunikation vollkommen harmonisch miteinander – so wie das interne Botensystem einer Firma. Jede der Zellen hat zehntausende Rezeptoren, welche die Eingänge oder Portale der Zellen darstellen. Die Boten haben den Schlüssel, um die Zelle aufzusperren und die Botschaft zu übermitteln.

Man stelle sich nur die Aufregung vor, wenn ein oder mehrere Schlüssel zu lebenswichtigen Ressorts nicht mehr schließen würden. Das kann passieren, wenn Zellrezeptoren verstopft sind. Der Bote steht vor der Tür, aber er kann seine lebenswichtige Botschaft nicht übermitteln. Zellrezeptoren sind oft durch synthetische Stoffe verstopft, die wir etwa durch die Nahrung, z.B. durch chemische Geschmacksverstärker, oder über die Haut durch gesundheitsschädigende Zusatzstoffe in Pflegeprodukten, in den Körper aufnehmen. Auch Arzneimittel können Zellrezeptoren blockieren.

Verstopfte Zellrezeptoren leiten dann verheerende Fehlimpulse an das Gehirn weiter, z.B. den Befehl, mehr Hormone auszuschütten, wenn in Wirklichkeit eine geringere Hormonausschüttung nötig wäre. Das bringt den Körper gehörig

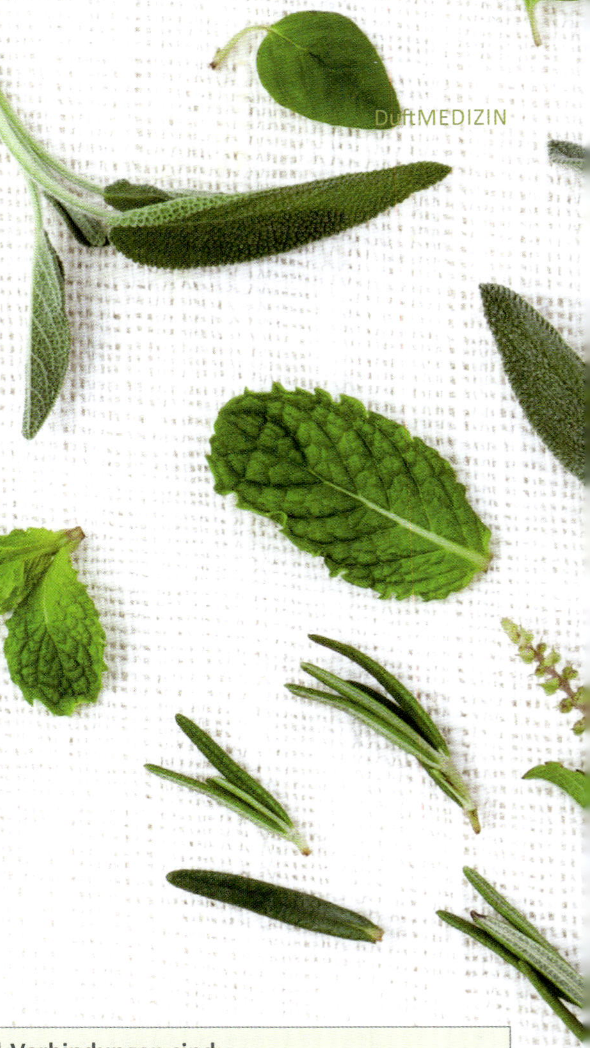

durcheinander. Die Reinigung der Zellrezeptoren ist daher besonders mit zunehmender chemischer Verschmutzung der Luft, des Wassers und der Nahrung von größter Bedeutung.

Phenole sind für die Reinigung der Zellrezeptoren zuständig, um eine fehlerfreie Zellkommunikation zu garantieren. Phenole und Phenylpropane im ätherischen Öl wirken als Reiniger der Zellrezeptoren und erlauben den richtigen Transfer von Hormonen, Neurotransmittern, Peptiden, Steroiden und anderen interzellulären Boten.

Ätherische Öle reich an chemischen Phenol-Verbindungen sind:		
Wintergrün (97%)	Anis (90%)	Birke (90%)
Gewürznelke (77%)	Basilikum (76%)	Estragon (75%)
Fenchel (72%)	Oregano (70%)	Thymian (50%)
Bergbohnenkraut (49%)	Pfefferminze (39%)	Teebaum (33%)

Eigenschaften der ätherischen Öle reich an Phenolen:		
sehr stark antiseptisch	bakterizid	fungizid
krampflösend	durchblutungsfördernd	schmerzstillend
immunstimulierend	blutdrucksenkend	stark hautreizend

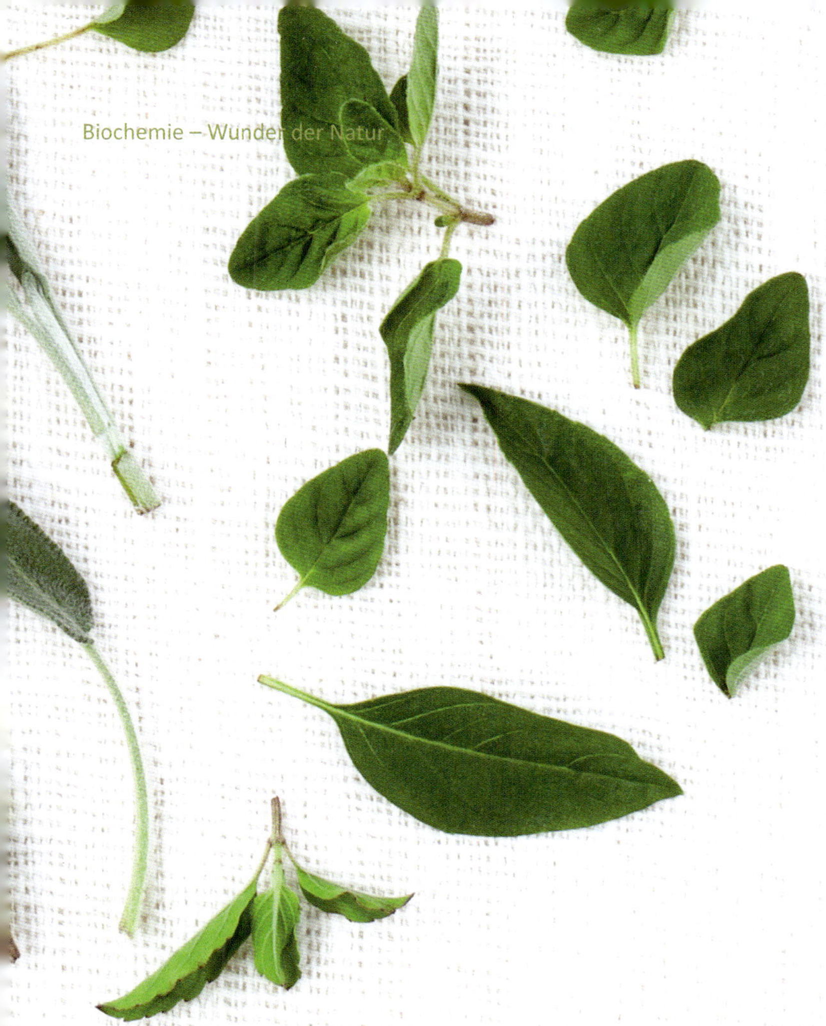

2. Löschen: Wenn Viren die Festplatte unseres Lebens infizieren

Viren machen krank. Das gilt sowohl für unser biologisches System als auch für ein Computersystem. Sollten wir nicht unseren Körper ebenso schützen wie wir unseren Computer sichern?

Der Virenscanner schützt den Computer vor Schadprogrammen und Viren. Ohne diesen Schutz könnte er infiziert werden – und die Folgen wären verheerend. Der Zugang zu unseren wichtigen Daten wäre gesperrt. Man müsste den Experten kommen lassen, der unter erheblichem Aufwand die Dateien zu retten versuchen würde. Das wäre zeit- und kostenaufwändig.

Dasselbe gilt für unsere Gesundheit. Ohne den „Virenschutz" könnten unsere Zellen mit einem Schadprogramm infiziert werden, das sie falsch programmiert und Schaden verursachen würde. Wenn Zellen falsch programmiert sind, reproduzieren sie fehlerhaftes Zellmaterial. Der medizinische Experte muss dann unter erheblichem Aufwand die normalen Lebensabläufe zu retten versuchen.

Falschen Essgewohnheiten zu frönen, mit seinem Körper Raubbau zu betreiben und im Meer von Stress und Sorgen zu versinken, sind solche Schadprogramme. Wie angenehm wäre es, Fehler einfach mit einem nassen Schwamm von der Tafel des Lebens wegzuwischen. Ätherische Öle sind so ein nasser Schwamm, der Fehlprogramme löschen kann.

Die gute Nachricht ist: Ätherische Öle mit gewissen chemischen Verbindungen, den sogenannten **Sesquiterpenen**, sind ein perfektes Antivirenprogramm für unsere Zellen. Sie übernehmen die Löschung und Umprogrammierung falscher Zellinformationen und unterstützen den Sauerstofftransfer. Außerdem beeinflussen sie die Membranflüssigkeit und den Transport von Material innerhalb der Zelle, was ihnen den Zugang zur DNS und RNS erlaubt.

Wie machen sich Fehlprogrammierungen in den Zellen bemerkbar?

Nikotin, Alkohol, Drogen oder Fastfood beeinflussen den Körper auf Zellebene. Es können aber auch traumatische Erinnerungen sein, die in die Zellerinnerung eingebrannt sind und ihre Fehlinformationen von Zelle zu Zelle weitergeben. Sesquiterpene löschen falsche Zellinformationen. Es ist nur erforderlich, am Öl zu riechen, es einzureiben oder einzunehmen.

Sesquiterpene übernehmen also die Löschung und Umprogrammierung negativer Zellinformationen in der DNS.

Ätherische Öle reich an Sesquiterpenen sind:		
Zedernholz (95%)	Patschuli (85%)	Sandelholz (83%)
Ingwer (77%)	Blaue Zypresse (73%)	Myrrhe (65%)
Vetiver (59%)	Deutsche Kamille (54%)	Pfeffer, schwarz (53%)
Narde (52%)	Ylang Ylang (48%)	Melisse (27%)

Eigenschaften der ätherischen Öle reich an Sesquiterpenen:		
beruhigend	krampflösend	desinfizierend
entzündungshemmend	immunstimulierend	antiallergisch
juckreizstillend	transportieren Sauerstoff	durchschreiten die Blut-Hirnschranke

3. Neustart in ein gesundes Leben

Wäre es nicht schön, seine Computerprogramme immer automatisch aktualisiert und auf dem neuesten Stand zu wissen? Solche neuen Programme laufen schneller, weil alte, unbrauchbare Dateien von der Festplatte entfernt worden sind. Auch unser Körper würde von so einer Neu- und Umprogrammierung profitieren und mit viel mehr Vitalität und Lebensfreude reagieren.

Monoterpene, eine andere Gruppe von chemischen Stoffen in ätherischen Ölen, sind dazu in der Lage, eine Zelle neu zu programmieren. Nachdem die Fehlinformation durch die Sesquiterpene einmal aus den Zellen gelöscht wurde, sorgen Monoterpene für die Programmierung korrekter Informationen. Sie produzieren in den Zellen richtig programmierte RNS- und DNS-Stränge und bieten Schutz vor Schäden durch freie Radikale.

Monoterpene sichern also die ordnungsgemäße Kommunikation von Zelle zu Zelle und erhalten dadurch die gesunden Körperfunktionen aufrecht. Sie übernehmen die Neuprogrammierung korrekter Informationen und stellen die ursprüngliche Zellinformation wieder her. Es ist so, als hätte der Computer-Experte unseren alten Computer neu aufgesetzt und mit den neuesten Programmen ausgestattet.

Ätherische Öle reich an Monoterpenen sind:		
Grapefruit (93%)	Mandarine (90%)	Orange (90%)
Balsamtanne (83%)	Angelika (80%)	Zitrone (80%)
Weihrauch (78%)	Zypresse (76%)	Elemi (72%)
Muskatnuss (68%)	Bergamotte (55%)	Wacholder (54%)

Eigenschaften der ätherischen Öle reich an Monoterpenen:		
antiseptisch (Raumdesinfektion)	antimikrobiell	antiviral
beruhigend	zum Teil schmerzstillend	antirheumatisch

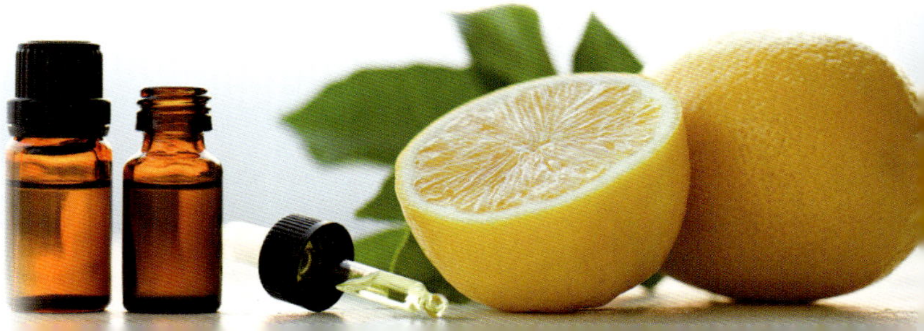

Die drei chemischen Bestandteile in den ätherischen Ölen, die diesen dreifachen Angriff auf kranke Zellen ausführen (Reinigung – Korrektur – Neuprogrammierung) sind die in den Pflanzen natürlich vorkommenden chemischen Bestandteile Phenole, Monoterpene und Sesquiterpene (PMS). Im Zusammenwirken dieser drei Komponenten kann die Wurzel einer Krankheit oder eines Zustandes auf Zellebene beseitigt werden, was zu einer Heilung und manchmal sogar zu einer Spontanheilung führen kann.

Warum Öle eine Spontanheilung bewirken können

Dr. David Stewart weiß um die Macht der PMS-Öle. Hier ist seine unglaubliche Geschichte:

„Ich erinnere mich noch ganz genau – es war im Herbst 1999 – als mein Rücken wieder einmal furchtbar schmerzte", erzählte er. „Meine Frau bot sich an, mir den Rücken einzureiben. Sie tropfte einige ätherische Öle hintereinander auf meinen Rücken und strich die Öle sanft ein. Ich hatte dreiundvierzig Jahre lang täglich an Rückenschmerzen gelitten, die manchmal unerträglich waren.

Doch nach jener Massage war ich nach all den Jahren das erste Mal komplett schmerzfrei. Es war eine Spontanheilung, und meine Schmerzen kehrten nie mehr zurück, dank einer einzigen Behandlung mit dieser Mischung von Ölen. Wie ich später erfahren habe, waren es Öle von Oregano, Thymian, Basilikum Wintergrün, Majoran, Zypresse und Pfefferminze, die in ihrem Zusammenwirken eine perfekte PMS-Chemie ergaben."

Wie man sieht, sind solche Spontanheilungen möglich, wenngleich nicht alltäglich. Eine nachhaltige Heilung hängt von vielen verschiedenen Faktoren ab und kann nur geschehen, wenn wir den Grund unseres Problems erkennen und beheben. Probleme sitzen oft in den Gedanken und Gefühlen fest. Um dafür eine Lösung zu finden, muss manchmal zusätzlich zu den PMS-Ölen ein Öl verwendet werden, das uns hilft, ein Gefühl loszulassen und Gedanken von Ballast zu befreien. Jeder Mensch ist anders, und jede Heilung verläuft individuell.

Die Sonderstellung von Teebaumöl

Melaleuca alternifolia, auch **Teebaumöl** genannt, ist zum Beispiel ein **100%iges PMS-Öl**. Es enthält alle für ein PMS-Öl notwendigen chemischen Bestandteile in der vorgesehenen Bandbreite: 10-50% Phenole, 10-60% Monoterpene und 3-20% Sesquiterpene. Ihm folgen *Eucalyptus dives* (92%), Majoran (85%), Ysop (85%), Blauer Rainfarn (73%), Lavendel (68%), Römische Kamille (65%) und Immortelle (53%).

PMS-ÖLE	%
Melaleuca oder Teebaumöl	100%
Eucalyptus dives	92%
Majoran	85%
Ysop	85%
Blauer Rainfarn	73%
Lavendel	68%
Römische Kamille	65%
Immortelle	53%

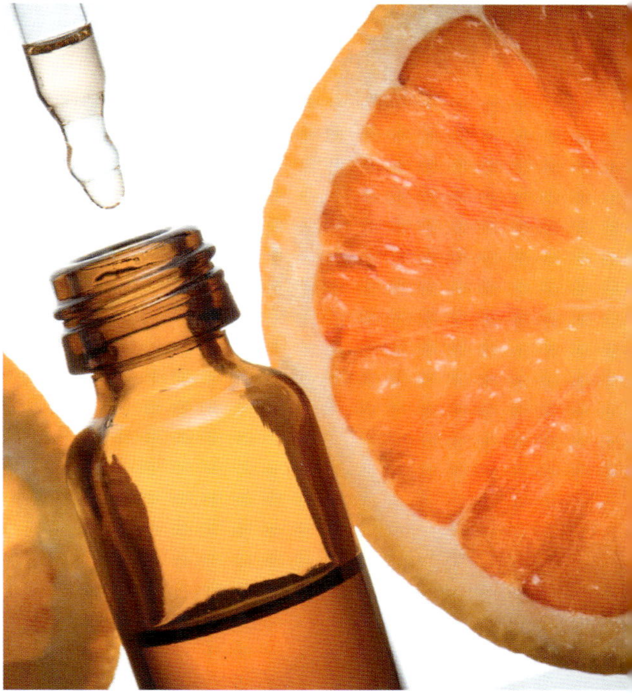

Hier ist im Überblick die Liste mit ätherischen Ölen, die besonders reich an chemischen PMS-Bestandteilen sind. Die angeführte Liste ist allerdings nur ein kleiner Auszug. K steht für Kopfnote; H für Herznote; und B für Basisnote.

PHENOLE „Reinigung"* 10-50%	SESQUITERPENE „Löschung" 3-20%	MONOTERPENE „Neuprogrammierung" 10-60%
Wintergrün (K)	Zedernholz (B)	Grapefruit (K)
Anis (B)	Patschuli (B&H)	Silbertanne (K&H)
Gewürznelke (H)	Sandelholz (B&H)	Orange (K)
Basilikum (K)	Ingwer (B)	Bitterorange (H)
Estragon (B)	Blaue Zypresse (K)	Mandarine (K)
Fenchel (B)	Myrrhe (B)	Balsamtanne (K&H)
Oregano (K)	Vetiver (B)	Zitrone (K)
Teebaum (K&H)	Deutsche Kamille (H)	Weihrauch (B)
Thymian (H&K)	Immortelle (K)	Zypresse (B&H)

* Zur PMS-Gruppe der Phenole zählen Phenole, Ketone und Aldehyde

Idealerweise mischt man mehrere Öle, um eine bessere PMS-Ausgewogenheit zu erhalten. Dazu benötigt man drei Öle, ein Öl aus jeder PMS-Kategorie. Die synergistische Wirkung von Ölmischungen ist der Grund dafür, warum ich hier immer wieder von Ölmischungen erzähle, dazu rate, mehrere Öle zu mischen oder sie nacheinander aufzutragen. Man erzielt damit die beste Wirkung. Öle, pur aufgetragen, wirken auch stärker als verdünnte Öle. (Man sollte aber die Richtlinien zur Anwendung ätherischer Öle für empfindliche Haut beachten.)

Anhand dieser Liste kann man sich also selbst ein PMS-Öl zusammenmischen. Die großen Parfümeure wissen um die feinen Nuancen und die Kompositionen der Kopf-, Herz- und Basisnoten, die ein Parfüm oder eine Ölmischung haben sollten, um ausgewogen zu duften. Das sollte man beim Mischen auch beherzigen, daher sind in der Tabelle die Kopf-, Herz- und Basisnoten angemerkt.

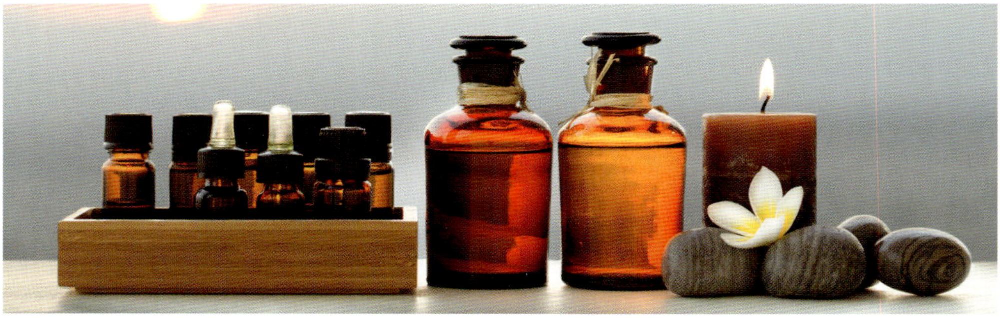

Ölmischungen zum Verwöhnen

Hier habe ich ein paar Ölmischungen zusammengestellt, die man vielleicht ausprobieren möchte. Man kann Ölmischungen auch fertig kaufen. Diese und ähnliche Ölmischungen können im Buch *Essential Oils Integrative Medical Guide* von D. Gary Young, N.D. nachgelesen werden.

Anti-Aging Ölmischung

- 20 Tr. Thymian
- 10 Tr. Mandarine
- 10 Tr. Orange
- 7 Tr. Gewürznelke

Diese Anti-Aging Ölmischung enthält Öle, die zu den kräftigsten Antioxidantien zählen, um vorzeitigem Altern vorzubeugen und Langlebigkeit zu fördern.

Ölmischung für die Frau

- 30 Tr. Muskatellersalbei
- 20 Tr. Fenchel
- 20 Tr. Majoran
- 8 Tr. Salbei

Diese Ölmischung kombiniert die wohltuende Wirkung von Majoran mit der ausgleichenden Kraft von Fenchel und Muskatellersalbei sowie dem sanften, beruhigenden Einfluss von spanischem Salbei.

Ölmischung für den Mann

- 30 Tr. Muskatellersalbei
- 30 Tr. Fenchel
- 20 Tr. Salbei
- 5 Tr. Pfefferminze

Für Lebenslust und Lebensfreude sind Hormone wichtig. Ätherische Öle haben hormonunterstützende Eigenschaften, um die innere Balance zu fördern. Sie werden besonders in Stresssituationen als lindernd empfunden.

Ölmischung gegen Kopfschmerz

- 10 Tr. Pfefferminze
- 10 Tr. Basilikum
- 8 Tr. Majoran
- 3 Tr. Immortelle

Die Ölmischung für einen klaren Kopf enthält Öle, die zur Entlastung von Stress beitragen. Besonders im Kopf- und Nackenbereich aufgetragen, wirken diese Öle wohltuend.

Muskelentspannende Ölmischung

- 25 Tr. Balsamtanne
- 15 Tr. Basilikum
- 10 Tr. Majoran
- 8 Tr. Zedernholz
- 4 Tr. Wintergrün

Nach einem anstrengenden Workout, zur Linderung von überstrapazierter Muskulatur, bei Muskelkater oder Schmerzen nach einer Sportverletzung und bei Müdigkeit oder Stress greift man zu einer muskelentspannenden Ölmischung, die den Körper beruhigt und pflegt.

Schmerzstillende Ölmischung

- 30 Tr. Balsamtanne
- 10 Tr. Immortelle
- 5 Tr. Pfefferminze
- 5 Tr. Weihrauch
- 1 Tr. Oregano

Bei blauen Flecken oder Schmerzen in Knochen und Gelenken wirkt diese schmerzstillende Ölmischung wohltuend. Sie ist aus fünf Einzelölen meisterhaft komponiert, um die chemischen Bestandteile von Phenolen, Monoterpenen und Sesquiterpenen (PMS) zum Einsatz zu bringen.

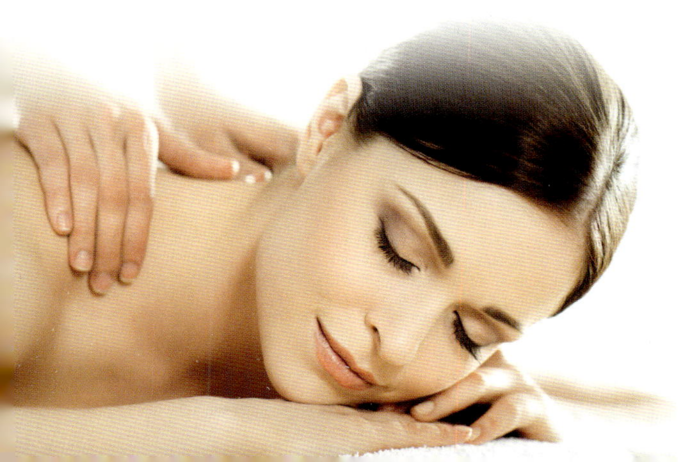

Die Öle im Überblick

Hier ist ein schneller Überblick über die Wirkungen der einzelnen oben angeführten ätherischen Öle.

Balsamtanne: Ein beruhigender Nadelwaldduft liegt in der Luft
Dieses Nadelbaumöl (*Abies balsamea*) mit seinem erfrischenden und belebenden Duft wird gerne bei Massagen verwendet und hat eine beruhigende Wirkung bei Muskelverspannungen sowie nach körperlicher Anstrengung. Es enthält d-Limonen, ein starkes Antioxidans.

Basilikum: Das „königliche" Heilmittel
Basilikum (*Ocimum basilicum*) hat ein kräftiges, würziges Aroma, das Körper und Geist belebt. Das griechische Wort *basilicon* steht für „königliche" Salbe oder Heilmittel. Bei äußerlicher Anwendung erfrischt und weckt es den Geist. Bei Massagen hilft es, Muskeln zu entspannen.

Fenchel: Das Öl, das die Hormone glücklich macht
Fenchel (*Foeniculum vulgare*) besitzt ein süßes, erdiges Aroma mit belebender, vitalisierender und harmonisierender Wirkung. Das Öl wirkt anregend auf die Kreislauf-, Drüsen-, Atem- und Verdauungssysteme und ist mit seiner hormonähnlichen Wirkung auch bei Menstruationsproblemen wohltuend.

Gewürznelke: Das stärkste Antioxidans
Nelke (*Zyzygium aromaticum*) hat einen süßlich würzigen Charakter, der belebend wirkt. Gemäß der ORAC-Skala hat Nelke die höchste Antioxidationsleistung aller einzelnen Substanzen, die je getestet wurden. Sie ist stark antiviral und antibakteriell, belebt und wirkt anregend bei Antriebslosigkeit.

Immortelle: Ausgleichend und regenerierend
Die Immortelle (*Helichrysum italicum*) hat einen frischen, erdigen, krautartigen Duft, der den Geist belebt. Sie wurde auf ihre Eigenschaften hin erforscht, Gewebe und Nerven zu regenerieren und den Kreislauf anzuregen. Die Immortelle, die unter der brennenden Sonne Korsikas, „der Insel der Schönheit", ihre goldgelben Blüten zum Himmel streckt, wird „die Unsterbliche" genannt, weil sie nach dem Pflücken nicht verwelkt, sondern sich verewigt.

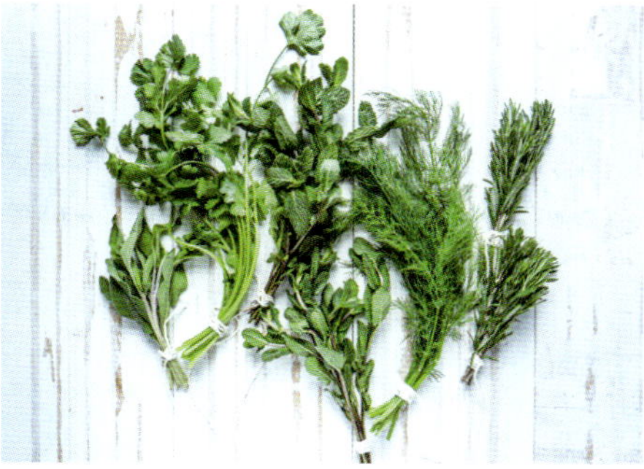

Majoran: Entkrampfend und beruhigend

Majoran (*Origanum majorana*) ist würzig und hat ein holziges Aroma. Das Öl hat einen beruhigenden Charakter. Es regeneriert die glatte Muskulatur, hilft bei Krämpfen und Kopfschmerzen und beruhigt die Nerven. Zudem unterstützt Majoran die Frau während der Periode und in den Wechseljahren, lindert auch überstrapazierte Muskeln nach sportlicher Betätigung und kann bei Überanstrengung wohltuend wirken.

Mandarine: Süß und freundlich, aber stark

Mandarine (*Citrus reticulata*) ist ein beruhigendes Öl mit einem süßen Aroma. Es hilft bei vorübergehenden Irritationen, ist ein ausgezeichnetes Öl zur Gemütsaufhellung und vermittelt ein Gefühl der Sicherheit. Mandarine enthält 90% des wirksamen Antioxidans d-Limonen und wird, wie die Orange, eingehend in der Krebsforschung getestet.

Muskatellersalbei: Das natürliche Phytoöstrogen

Muskatellersalbei (*Salvia sclarea*) enthält das natürlich vorkommende Sclareol, ein Phytoöstrogen, das östrogenähnliche Aufgaben im Körper übernimmt und den Hormonspiegel ausgleicht. Mit seinem milden, warmen und kräuterartigen Duft wirkt das Öl anregend und entspannend. Es unterstützt die Monatsregel der Frau und ist auch in den Wechseljahren sehr hilfreich.

Orange: Bringt Frieden und Glück in den Alltag

Das Orangenöl (*Citrus auratium*) hat einen lebendigen Zitrusduft, der den Geist belebt und zugleich beruhigt. Der Duft von Orangenöl erweckt ein Gefühl von Frieden und Glück. Es weist einen hohen Anteil an antioxidativ wirksamen d-Limonen auf.

Oregano: Die Waffe gegen schädliche Mikroben

Oregano (*Origanum compactum*) ist eines der kräftigsten antimikrobiellen ätherischen Öle, laut Studien der *Weber State University* in Ogden, Utah, USA. Mit seinem schweren, würzigen, scharfen Duft vermittelt Oregano-Öl Gefühle der Geborgenheit und der inneren Sicherheit.

Pfefferminze: Der frische Wind aus dem Fläschchen

Pfefferminze (*Mentha piperita*) hat ein starkes, reines, frisches und minziges Aroma und zählt zu den ältesten und meistgeschätzten Kräutern. Mit ihrer anregenden Frische hilft Pfefferminze, die Körpertemperatur zu senken, was bei fiebrigen Zuständen und sommerlicher Hitze wohltuend ist. Auch schmerzende Gelenke profitieren vom Pfefferminzöl. Dr. med. Jean Valnet dokumentierte die Wirkung der Pfefferminze speziell bei Problemen der Leber und Atmungsorgane.

Salbei: Gleicht den Östrogenspiegel aus

Salbei (*Salvia officinalis*) hat einen würzigen Kräuterduft. Er besitzt die Fähigkeit, die Sinne und die lebenswichtigen Zentren im Körper zu stärken sowie den Stoffwechsel zu fördern. Das Öl wirkt unterstützend auf Atmungs-, Fortpflanzungs-, Nerven- und andere Körpersysteme. Salbei wirkt östrogenähnlich und gleicht durch seinen Kampfergehalt den Östrogenspiegel aus.

Thymian: Das Altern kann warten

Thymian vom Chemotyp Thymol (*Thymus vulgaris CT thymol*) hat ein würziges, warmes, krautartiges Aroma, das kräftig wirkt. Studien zeigen, dass dieses Öl den Glutathionwert in Herz, Leber und Gehirn dramatisch anheben kann. Je mehr Glutathion in der Zelle vorhanden ist, desto länger leben wir und desto gesünder sind wir. Thymian verhindert auch Lipidperoxidation, das ist die oxidative Degeneration von Lipiden in unseren Organen, die zu vorzeitigem Altern führen.*

Weihrauch: Erhebt den Geist und heilt den Körper

Weihrauch (*Boswellia carterii*) hat einen süßlichen, warmen, balsamischen Duft, der sich sowohl anregend als auch beruhigend auf das Gemüt auswirkt, besonders in Stresssituationen und bei Hoffnungslosigkeit. Seit Tausenden von Jahren wird Weihrauch in den verschiedenen Kulturen des Nahen Ostens geschätzt. In jüngerer Zeit ist Weihrauch Gegenstand umfangreicher wissenschaftlicher Studien und Forschungsarbeiten auf dem Gebiet der Krebsforschung.

Wintergrün: Das wärmende Feuer

Wintergrün (*Gaultheria procumbens*) enthält 95% oder mehr Methylsalicylat als aktiven chemischen Bestandteil, das dem Cortison ähnlich ist. Es wärmt und ist wohltuend bei Knochen-, Muskel- und Gelenksbeschwerden.

---

* Youdim KA, et al., Dietary supplementation of thyme (*Thymus vulgaris L.*) essential oil during the lifetime of the rat: its effects on the antioxidant status in liver, kidney and heart tissues. Mech Aging Dev. 1999 Sep 8;109(3(:163-75.

Zedernholz:
Der schützende Riese

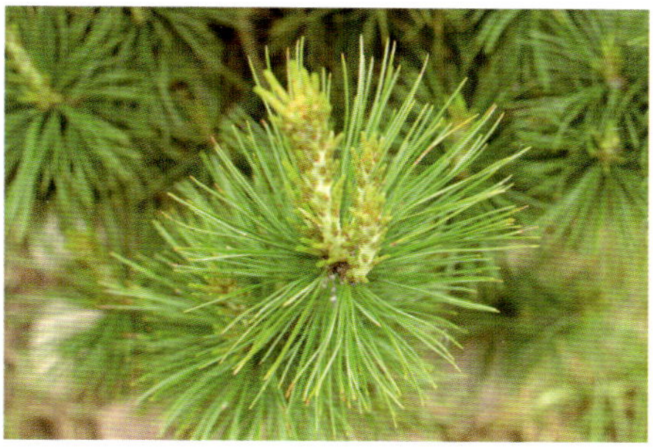

Zedernholz (*Cedrus atlanticus*) verströmt ein warmes, edles Aroma und wirkt entspannend. Es regt die Zirbeldrüse an und setzt Melatonin frei, ein Hormon, das den Tiefschlaf fördert. Zedernholz wird auch als Bestandteil von Schönheitsmitteln verwendet.

Hunderte chemische Bestandteile in einem Tropfen Öl

In diesem Kapitel sind wir bisher hauptsächlich auf die zellregenerierende Wirkung der PMS-Öle eingegangen. Doch unser Alltag ruft oft auch nach Hilfsmitteln, die anregen oder beruhigen, Schmerz lindern, Entzündungen hemmen, Hormone ausgleichen oder Parasiten beseitigen, um nur einige zu nennen.

Deshalb produzieren und mischen Pflanzen hunderte chemische Bestandteile, um ätherische Öle mit vielfältigen Heilungsfacetten auszustatten. Alkohole, Ether, Aldehyde, Ketone, Ester, Oxide, Cumarine und Laktone bringen alle ihre eigenen Heilwirkungen mit.

So tragen **Alkohole** wie Linalool und andere in Lavendel, Rosenholz, Rose oder Geranie zu einem milden, blumigen Duft mit anregenden, reinigenden, antiviralen und bakteriziden Eigenschaften bei.

Ether, z.B. in Fenchel, Anis, Estragon und Basilikum, wirkt beruhigend, ausgleichend und betäubend. Diese Eigenschaften sind auch geschätzt als Verdauungshilfen.

Aldehyde, z.B. in der Geranie, verleihen dem Öl einen kräftigen Duft und haben starke antimikrobielle, antivirale und entzündungshemmende Eigenschaften. Sie finden sich auch in Zitronengras, Melisse, Kümmel und Zimt wieder.

Ketone, die in Zedernholz, grüner Minze, Ysop und Salbei vorkommen, verleihen den Ölen einen starken Geruch. Sie wirken abschwellend, schmerzlindernd, beruhigend, und fördern die Heilung.

Ester zeichnet sich durch seine beruhigenden, ausgleichenden, hormonähnlichen Eigenschaften aus und findet sich in Wintergrün, Römischer Kamille, Muskatellersalbei und Immortelle.

Oxide, z.B. in Eukalyptus, haben antibakterielle Eigenschaften und können die Einnahme von Antibiotika oder Kortison reduzieren.

Cumarine kommen konzentriert in der Bitterorange, Zitrone, Bergamotte und im Lavendel vor und zeigen eine starke therapeutische Wirkung, selbst wenn sie nur in geringen Mengen vorhanden sind. Sie wirken krampflösend, antiviral, antibakteriell und fungizid.

Lactone sind chemische Wirkstoffe, die nach Dr. Pénoël antiseptische, antiparasitäre, antitumorale, krampflösende und entzündungshemmende Eigenschaften besitzen und die Leber und das Immunsystem unterstützen können.

Da die einzelnen ätherischen Öle oft eine größere Menge von nur einer dieser chemischen Verbindung aufweisen, sorgt die Natur vor, indem sie viele verschiedene Pflanzen in die Welt setzt, die alle gemeinsam mit ihren einzigartigen chemischen Verbindungen zum Erfolg beitragen. Daher verwenden wir auch mehrere ätherische Öle in einer Ölmischung oder tragen verschiedene Öle nacheinander auf, um alle Vorteile zu nutzen.

Überlege dir, wie du nun ätherische Öle einsetzen willst, welche Wohltat du genießen oder welches Problem du aktuell angehen möchtest. Was plagt dich? Suche dir anhand der oben angeführten Öle ein ätherisches Öl oder eine Ölmischung aus, die dir helfen könnte. Sind es Kopfschmerzen, probiere Pfefferminze. Stehst du unter Stress, schaue dir noch einmal Orangenöl an; oder probiere Majoran, um deine Muskeln zu entspannen. Besorge dir ein oder zwei Fläschchen, trage sie bei dir, rieche immer wieder daran – und du wirst sehen, was nach einer Weile geschieht.

Im nächsten Kapitel zeige ich dir, worauf du beim Kauf eines ätherischen Öls achten musst, um Öle zu erhalten, die genau das können, was wir in diesem Kapitel besprochen haben.

7 Therapeutische Öle auf dem Prüfstand gegen Duftöle

Die Kunst der Destillation eines hochwirksamen Öls liegt darin, den höchsten Anteil der lebenden Essenz der Pflanze mit ihren heilbringenden Bestandteilen ins Fläschchen zu bringen.

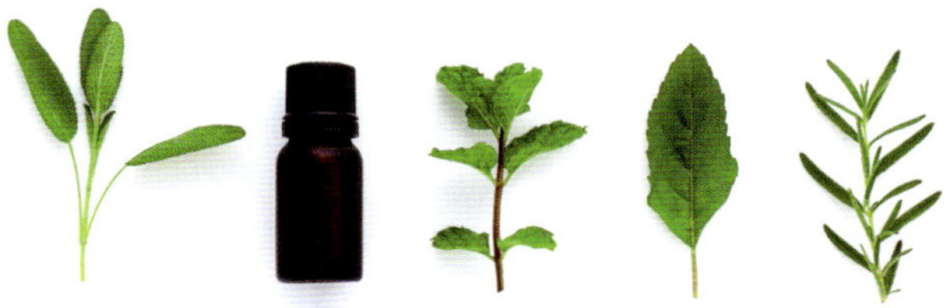

Mit der Qualität des Öls steht und fällt die erfolgreiche Anwendung ätherischer Öle und die damit verbundene Heilwirkung in der Aromatherapie-Praxis. Daher ist dieses Kapitel eines der wichtigsten.

Nur 2% aller ätherischen Öle weltweit sind von therapeutischer Qualität, und nur sie zeitigen die Wirkungen und Veränderungen, die wir von einem ätherischen Öl erwarten.

98% der nicht-therapeutischen Öle, die es landläufig zu kaufen gibt, sind unsachgemäß destillierte, mit Pestiziden beladene, geschönte und verfälschte, falsch gekennzeichnete oder gar synthetisch im Labor hergestellte, geklonte Öle, die eine Gefahr in sich bergen.

Um solche und ähnliche Fallbeispiele, wie sie in diesem Buch beschrieben sind, im eigenen Leben zu erfahren, bedarf es Öle von therapeutischer Qualität.

Um den Unterschied zwischen einem therapeutischen Öl und den 98% der nicht-therapeutischen Öle, die im Handel erhältlich sind, aufzuzeigen, habe ich dieses Kapitel geschrieben.

Das Lavendelöl, das keines war ...

Nach einem Vortrag über ätherische Öle ging Betty in einen Gesundheitsladen und kaufte sich ein Lavendelöl. Auf dem Etikett stand „100% reines Lavendelöl". „Das nehme ich", freute sie sich, denn sie hatte auf dem Vortrag gehört, dass Lavendelöl eine Wunde heilt, ohne eine Narbe zu hinterlassen. Sie hatte eine Verletzung auf der Hand, die nicht heilen wollte.

Den Warnhinweis, nur reines Lavendelöl, *Lavandula angustifolia*, für eine Wunde zu nehmen, hatte sie im Vortrag verstanden und ernst genommen und vertraute nun dem Etikett auf dem Fläschchen „100% reines Lavendelöl". Sie schaute nicht, ob da stand, *Lavandula angustifolia*. „100% reines Lavendelöl" genügte ihr.

Beim Vortrag erfuhr sie auch, dass der Vater der Aromatherapie, René-Maurice Gattefossé, diese wunderbare hautregenerierende Eigenschaft des Lavendelöls entdeckte, als er sich selbst bei einer Explosion in seinem Labor stark verbrannte. Also kaufte Betty vertrauensvoll das Lavendelöl.

Zu Hause angekommen, öffnete sie begierig das Fläschchen und tropfte das 'Lavendelöl' erwartungsvoll in die Wunde. Was sie erwartet hatte, war die bekannt wohltuende Wirkung des Lavendelöls. Was sie aber erlebte, war die Hölle. Die Wunde fing zu brennen an und wurde immer schmerzhafter. Was vorher schon eine große Wunde war, war jetzt richtig verbrannt, verätzt und tat furchtbar weh. Sie war wütend.

Ganz außer sich, suchte Betty den Vortragenden, der ihr dieses Öl empfohlen hatte, auf und sagte aufgebracht: „Sie sind ein Scharlatan. Ich werde Sie anzeigen. Das Lavendelöl hat gar nicht diese Eigenschaft, von der Sie erzählt haben. Schauen Sie, was Sie mit mir gemacht haben. Mir geht es weitaus schlimmer als vorher." Der Arzt antwortete: „Zeigen Sie mir bitte, was Sie genommen haben." Sie reichte ihm das Fläschchen. Er nickte: „Tut mir leid, da steht zwar „100% reines Lavendelöl" auf dem Etikett. Ich habe Ihnen aber gesagt, unbedingt darauf zu achten, dass die Bezeichnung *Lavandula angustifolia* auf dem Etikett steht.

Viele Firmen lassen ihr 'Lavendelöl' aus dem günstigeren Lavendel-Hybrid Lavandin (*Lavandula x intermedia*) herstellen und verkaufen es als „100% reines Lavendelöl", fuhr er fort. „Lavandin ist zum Beispiel für eine gute Raumluft geeignet, denn es hat den erfrischenden Kampfergeruch. Doch auf einer Wunde führt der scharfe Kampfer zu Verbrennungen. Leider ist es gesetzlich erlaubt, '100% reines Lavendelöl' auf das Etikett zu schreiben, wenn auch nur 10% des Inhalts ein echtes Lavendelöl ist und der Rest mit billigeren, oft synthetischen Füllstoffen aufgefüllt wurde."

Als der Arzt ihr das erklärte, war die Frau entsetzt. Doch er beruhigte Betty und verarztete ihre Wunde mit reinem *Lavandula angustifolia*. Dann gab er ihr ein Fläschchen mit der Aufschrift „100% reines Lavendelöl – *Lavandula angustifolia*".

Also Vorsicht beim Kauf eines ätherischen Öls! Damit nicht so ein Missgeschick passiert, wie es Betty mit dem 'Lavendelöl' aus dem Laden um die Ecke widerfuhr, rate ich ganz eindringlich, die Firma, deren ätherische Öle man verwenden will, genau zu prüfen und herauszufinden, ob man ihr vertrauen kann. Woher soll denn ein Laie wissen, ob ein Öl echt ist oder nicht?

Achtung vor diesem Duftöl!

Beim Kauf eines Öls besteht die Gefahr, ein ätherisches Öl zu erwerben und anzuwenden, das eine minderwertige Qualität aufweist, mit gefährlichen Chemikalien beladen ist und teilweise oder zur Gänze im Labor synthetisch hergestellt wurde, ohne je eine Pflanze gesehen zu haben.

Wenn man im Geschäft zwei Fläschchen eines ätherischen Öls auf dem Regal stehen sieht, kann weder der Kunde noch der Fachmann beim Hinsehen erkennen, welches der beiden ein synthetisches, verfälschtes, geschöntes, unsachgemäß destilliertes oder ein therapeutisches Öl ist. Auf jedem Fläschchen steht – gesetzlich erlaubt – 100% Natur – 100% Naturrein – 100% Naturident – 100% Biologisch – 100% reines ätherisches Öl. Das Gesetz, das noch aus den frühen Jahren der Kosmetikindustrie stammt, erlaubt nämlich die Aufschrift „100% Biologisch", wenn auch nur ein paar Tropfen eines ätherischen Öls darin enthalten sind.

Der Kunde hat keine Möglichkeit, den Inhalt des Fläschchens zu überprüfen – das würde viele und kostspielige Laboruntersuchungen benötigen, was nicht einmal Firmen ausreichend machen, die diese Öle verkaufen. Sie verlassen sich meist auf die Aussagen ihrer Zulieferer.

Das aufwendige Verfahren, reine therapeutische Öle herzustellen

Das Geheimnis eines für therapeutische Zwecke geeigneten ätherischen Öls liegt im Herstellungsprozess. Es benötigt völlige Hingabe, die klare Absicht, ein „Heilöl" herzustellen, und die harte Arbeit des Herstellers, vom Ziehen des Samens bis zur Abfüllung ins Fläschchen, um die beste Qualität zu erzeugen. Es bedarf unzähliger Labortests und Analysen, um sicherzustellen, dass das Ergebnis ein echtes therapeutisches Öl mit all den erwünschten chemischen Zusammensetzungen ergibt, die ein Heilöl ausmachen. Therapeutische Öle sind dem höchsten Standard der Ölproduktion verpflichtet.

Die Kunst der Destillation eines hochwirksamen Öls liegt darin, den höchsten Anteil der lebenden Essenz der Pflanze mit ihren heilbringenden Bestandteilen ins Fläschchen zu bringen.

Unten erzähle ich dir ausführlich, wie ein therapeutisches Öl produziert wird. Weil aber 98% aller Öle diesem Standard nicht entsprechen, möchte ich dich zuerst vor den Gefahren sogenannter „ätherischer Öle" warnen.

Tausend Jahre in die Zukunft

Im „Labor der Natur" wurden die Pflanzen mit unzähligen chemischen Bestandteilen ausgestattet, um uns eine ganze Bandbreite von positiven Wirkungen in einem Tropfen Öl zu schenken. So wurden beispielsweise allein im Orangen-Öl über hundert verschiedene chemische Verbindungen identifiziert und noch mehr nachgewiesen, die bisher nicht identifiziert werden konnten. Wissenschaftler schätzen, dass ein Team von Chemikern wohl mehr als tausend Jahre der ständigen chemischen Analyse benötigen würde, um die kompletten Kompositionen aller uns heute bekannten ätherischen Öle zu bestimmen.

Ätherische Öle und ihre chemischen Verbindungen sind komplex. Es ist eine lang gehütete Kunst, alle die lebendigen Wirkstoffe einer Pflanze in ein Fläschchen zu bekommen.

Düfte aus dem Labor: Was geschieht, wenn wir die Natur klonen?

Im wissenschaftlichen Labor hingegen kann die Fülle der Natur nicht einfach dupliziert werden. Es ist unmöglich, diese Fülle von chemischen Bestandteilen zusammenzumischen. Also nimmt man einige wenige chemische Verbindungen, die von der Wissenschaft bislang identifiziert und nach Duft- und Wirkstoffen katalogisiert wurden, und vermischt sie zu synthetischen Ölen.

Diese der Natur nachempfundenen Düfte können jedoch keineswegs die Wirkung

Orangen-Öl enthält:		
34 verschiedene Alkane	30 verschiedene Ester	20 verschiedene Aldehyde
14 verschiedene Ketone	10 Karbonsäuren	36 verschiedene Terpene
Das ist keine vollständige Analyse, denn es gibt bis heute keine komplette Analyse eines ätherischen Öls.		

und Kraft eines natürlichen ätherischen Öls besitzen. Aus willkürlich zusammengemischten chemischen Stoffen hergestellte Öle bergen Gesundheitsrisiken, die nicht absehbar sind.

Der Grund, warum es weltweit nur 2% therapeutische ätherische Öle und 98% verfälschte, im Schnellverfahren unsachgemäß destillierte oder gar 100% synthetisch hergestellte Öle gibt, liegt auf der Hand: Gewinnoptimierung. Wer macht sich noch die Mühe, eine Pflanze vom Samen bis zur Gewinnung des Öls zu begleiten, wenn es auch anders geht?

Duftöle, die unsere Gesundheit schädigen

In der Toilette riecht es nach Maiglöckchen. Das Auto „duftet" nach Tannenwald. Kerzen sind aromatisiert. Künstlich hergestellte Düfte gefährden jedoch unsere Gesundheit. Der Körper ist in Alarmbereitschaft, wenn er von synthetischen Stoffen bombardiert wird. Er kennt synthetische Verbindungen nicht. Für die Natur sind chemische Duftöle etwa so, als würde man einem Hund, der Fleisch zum Fressen erwartet, ein Plüschtier zur Mahlzeit servieren. Der Hund wäre davon nicht begeistert!

„Synthetisch" kommt in der Natur nicht vor. Folglich hat der Körper für diese Fremdstoffe keine „Zellerinnerung" und daher auch keine Verwendung. Der Körper versucht nun, diese Fremdstoffe schnellstmöglich loszuwerden. Doch bei der Vielzahl von Chemikalien, die ständig neu auf den Markt kommen, wird unser Organismus förmlich überrannt.

Gifte aus der Chemie
Weltweit werden jede SEKUNDE 310 kg giftige Chemikalien durch Industriebetriebe in Luft, Land und Wasser freigesetzt.
Das sind etwa 10 Millionen Tonnen giftige Chemikalien jährlich.
Davon sind 2 Millionen Tonnen pro Jahr anerkannte Krebserreger.
Das sind jede Sekunde 65 kg anerkannte Krebserreger.
Zwischen 1930 und 2000 nahmen künstlich hergestellte Chemikalien von 1 Million auf 400 Millionen Tonnen pro Jahr zu.
Bei Tests fanden sich rund 100-300 künstlich hergestellte Substanzen im menschlichen Organismus. Immer wieder werden gefährliche Chemikalien in der Muttermilch entdeckt.
Etwa 40% Kinder im Alter bis 4 Jahre lösen bei einer versehentlichen Einnahme von Haushaltsmitteln (Kosmetika, Wasch- und Reinigungsmittel) einen Giftnotruf aus.

Chemische Stoffe können auf den lebenden Organismus nachweislich giftig sowie krebserregend wirken. Sie können das Erbgut schädigen, hormonähnliche Wirkungen nachahmen und die Fortpflanzung gefährden. Sie können auch Allergien hervorrufen. Chemische Stoffe haben auch einen akkumulativen Effekt, der schwere Krankheiten sowie Vergiftungen und Geburtsfehler verursachen und sogar zum Tod führen kann.

Synthetische Duftstoffe
in ätherischen Ölen sind solche Gifte!

Der Körper versucht, diese Fremdstoffe über Haut, Lungen, Nieren und den Darm auszuscheiden. Stoffe, die der Körper nicht sofort zuordnen kann, werden wie auf einer Müllhalde deponiert und dort in Taschen abgelagert, um später damit fertigzuwerden. Überlastet von der Überflutung chemischer Reizstoffe bricht der Körper früher oder später zusammen. Der Arzt stellt dann beispielsweise „Allergie" fest.

Gibt es allergische Reaktionen auf ein ätherisches Öl?

Allergien können zwar nicht von ätherischen Ölen, die dampf-destilliert sind, ausgelöst werden, aber sehr wohl von den chemischen Giftstoffen, die unseren Körper über Jahrzehnte hin belasten. Wir kommen tagtäglich damit in Berührung, und diese Schadstoffe können jahrelang in unserem Körper gespeichert sein.

Hilda öffnete ihr reines Lavendelöl. Sie lachte, während sie sich einen Tropfen auf ihr Dekolleté rieb, und dachte. „Welch ein herrlicher Duft!" Dann lief sie ins Büro. Als sie abends zu Bett gehen wollte und im Badezimmer vor dem Spiegel stand, schrie sie auf: „Um Gottes Willen, was ist denn das?" Sie schaute ungläubig auf ihr feuerrotes, von Pickeln übersätes Dekolleté. Jetzt erinnerte sie sich, dass sie sich während des Tages manchmal kratzen musste, weil es gejuckt hatte. Aber sie hatte keine Zeit, weiter darüber nachzudenken. Der Tag war mit Arbeit ausgelastet.

Der Heilpraktiker beruhigte sie, als sie ihn am nächsten Tag aufsuchte. „Ätherische Öle, die dampf-destilliert sind, wie das Lavendelöl, enthalten keine Allergene und können keine allergische Reaktion auslösen. Aber oft ist unser Körper von petrochemischen Stoffen, die wir jahrelang durch unsere Pflegeprodukte über die Haut in den Körper aufgenommen haben und die oft im Fett gespeichert sind, so belastet, dass das ätherische Öl sofort mit der Reinigung beginnt. Es bringt die Gifte im Körper zur Oberfläche und eliminiert sie ein für alle Mal. In kurzer Zeit ist der Ausschlag abgeklungen und die Gifte ausgeschieden. Die Haut verträgt das Öl dann ohne Probleme."

Der Heilpraktiker fügte beruhigend hinzu: „Wer sich solche augenscheinlichen Reinigungsphasen ersparen will, der beginnt mit einem ätherischen Öl erst einmal langsam und trägt das Öl auf die Fußsohlen auf, die nicht so empfindlich sind. So bereitet man den Körper behutsam auf die Wirkungen der ätherischen Öle vor und entgiftet langsam. Das ist auch der Grund", ergänzte er, „dass ich ein ätherisches Öl erst immer in der Armbeuge austeste, um zu sehen, ob der Körper eines Patienten darauf reagiert."

Wie erwartet, war die Entzündung bald abgeklungen. Hilda verträgt das Lavendelöl seither bestens und ist sogar dankbar, dass das ätherische Öl so wirkungsvoll Gifte aus ihrem Körper herausgezogen hat.

Die Herstellung ätherischer Öle von therapeutischer Qualität

Die meisten ätherischen Öle therapeutischer Qualität werden durch die von alters her überlieferte Methode der Dampfdestillation gewonnen. Zitrusöle werden durch Kaltpressung der Schale erzeugt, und einige wenige Öle, wie z.B. Jasmin, werden als Absolues mit chemischen Lösungsmitteln extrahiert und danach gewonnen.

Die uralte Kunst der Destillation neu entdeckt

Dampfdestillation war in der Antike die beliebteste Methode zur Herstellung eines reinen ätherischen Öls. Das ist bis heute so geblieben. Destillation mittels Dampf ist ein Prozess, der von Babyloniern, Chinesen, Indern, Ägyptern und Sumerern nachweislich seit 3.500 v. Chr. angewendet wurde. Eines der ältesten von Ägyptern und Sumerern destillierten Öle war Zedernholz. Auch Weihrauch wurde schon sehr früh destilliert.

Über die Jahrhunderte ging das Wissen über die Heilkraft ätherischer Öle allmählich verloren und mit ihr die Technologie der Destillation. Nach dem Fall Roms, um 500 n. Chr., war das Destillieren von Pflanzen komplett in Vergessenheit geraten. Schließlich wurde sie von Avicenna (980-1037 n. Chr.), einem persischen Arzt und Wissenschaftler, wiederentdeckt, dessen Rosenöl den persischen und arabischen Parfümhandel bis heute beflügelt.

Bei der Destillation des Öls einer Pflanze wird das Öl normalerweise 50- bis 100-

Drei Gewinnungsmethoden ätherischer Öle:		
Dampfdestilliert	Kaltgepresst	Absolues
Alle ätherischen Öle außer den rechts angeführten Ölen	Zitrusöle	Jasmin Neroli Onycha

fach konzentriert. Bei Melisse und Rosenblättern steigt die Konzentration sogar bis auf das 5.000-fache. Das heißt, bei der Dampfdestillation ergibt sich ein 1-2%iger Ertrag. Von 100 kg Pflanzenmaterial werden also 1-2 kg Öl gewonnen. Bei Rosenblättern oder Melissenkraut – wo der Ölanteil nur 0,02 bis 0,04% beträgt, bedarf es sogar 3.000–5.000 kg Pflanzenmaterial, um 1 kg Öl zu erzeugen. Das macht das Rosen- und Melissenöl so kostbar.

Ätherische Öle sind weitaus kostbarer und aufwendiger in der Herstellung als fette Öle, wie etwa Olivenöl. Für die Destillation von ½ Liter Rosenöl bedarf es ca. 2.500 kg Rosenblätter. Zur Kaltpressung von ½ Liter Olivenöl bedarf es hingegen nur 2-4 kg oder ca. 500 bis 1.000 frische Oliven.

Anbau – Ernte – Lagerung – Destillation

Das Pflanzenmaterial für hochwertige ätherische Öle kommt entweder aus biologischem Anbau oder von wild gewachsenen Pflanzen. Weihrauchbäume aus Wüstengebieten wachsen auf jeden Fall auf Jahrhunderte alten Wüstenböden, die noch nie von Menschenhand chemisch verunreinigt wurden.

Das Ernten der Pflanzen geschieht zu den jeweils besten Erntezeiten und Bedingungen. Diese sind für jede Pflanzenart verschieden und können von frischem Morgentau bis zu größter Mittagshitze oder kühlen Abendstunden variieren. Sie können von Knospen oder voll erblühten Pflanzen stammen. Es ist eine Wissenschaft für sich, die in jahrelanger mühevoller Kleinarbeit erarbeitet werden muss. Nach der Ernte wird das Pflanzenmaterial entweder sofort und ohne Verzug zur Destillation gebracht, wie z.B. Pfefferminze. Andere Pflanzen müssen ein paar Stunden, Tage oder sogar Jahre nach der Ernte gelagert werden, um den besten Ölgehalt in der Pflanze abzuwarten.

Palo Santo, das „Heilige Holz", muss sogar nach dem Baumfällen bis zu fünf Jahre lang am Waldboden liegen bleiben, bevor sich in den dürren Baumstämmen und Ästen, die wie Knochen aussehen, ein ätherisches Öl bildet, das – die Natur zeigt es uns klar – besonders die Knochenheilung unterstützt.

Bei niederem Druck und niederer Temperatur wird das Pflanzenmaterial mit Dampf in eigens dafür konstruierten Edelstahlbehältern destilliert. Es müssen nicht-reagierende Edelstahlbehälter sein, sonst wäre die Gefahr der Schwermetallverunreinigung gegeben.

Die Kunst der Destillation eines hochwirksamen Öls liegt darin, den höchsten Anteil der lebenden Essenz der Pflanze mit ihren heilbringenden Bestandteilen ins Fläschchen zu bringen.

Wie man hochwertige therapeutische Öle herstellt

Das Salböl war früher in der Antike bei den Israeliten ein heiliges Öl, das auch heute noch verwendet wird. Es bestand zu gleichen Teilen aus süßen Gewürzen, Myrrhe, Onycha, Galbanum und Weihrauch. Man hat damit unter Gebeten die Kranken gesalbt und sie geheilt. Der Aufwand, den man betrieben hat, um ein Heilöl herzustellen, war damals wie heute derselbe.

Die Kunst, ein für therapeutische Zwecke nutzbares Öl zu erzeugen, liegt in der strikten Einhaltung vieler sorgfältig gehüteter Schritte:

- Das Ziehen der Samen und das Pflanzen der Setzlinge in einen Boden, der noch niemals urbar gemacht wurde und daher keine Umweltgifte enthält.
- Von Hand Unkraut jäten. Es werden keine herkömmlichen chemischen Herbizide und Pestizide verwendet.
- Das Wasser von den Bergen auf die Felder leiten, um mögliche Zusätze, wie etwa Chlor im Wasserleitungssystem, zu vermeiden – alle Chemikalien würden sich ja im ätherischen Öl wiederfinden.
- Ernten zum jeweils richtigen Zeitpunkt, der von Pflanzenmaterial zu Pflanzenmaterial verschieden sein kann. Auch die Lagerung nach der Ernte, um die beste Ölqualität zu erzielen, ist von Pflanze zu Pflanze verschieden.
- Dann kommt das sachgemäße Destillieren nach jahrtausendealtem Vorbild – jede Pflanzenart hat ihre eigene perfekte Destillationszeit, die von einer Stunde bis zu fünfundzwanzig Stunden dauern kann.

Das heilige Salböl aus der Bibel

Zur Zeitenwende, vor 2.000 Jahren, wurden ätherische Öle zur Salbung von Kranken sowie im täglichen Leben als Hausapotheke und als Nahrung verwendet. Ätherische Öle waren so alltäglich, dass man keine Angaben über ihre Anwendungen in der Bibel findet, wohl aber mehr als tausend Referenzen zu Pflanzen, aus denen ätherische Öle gemacht wurden, etwa Balsam, Weihrauch und Myrrhe, Galbanum, Narde, Sandelholz und Zedernholz.

Aber schon im 10. Jahrhundert v. Chr., als König Salomon Herrscher des vereinigten Königreichs Israel war, verstand man sich auf die Herstellung kostbarer Essenzen. Die Kunst der Destillation der Lebensessenz der Pflanzen war ein streng gehütetes Geheimnis. Ätherische Öle wurden damals als erlesene Kostbarkeit geschätzt. Sie waren wertvoller als Gold und nur den Königshäusern zugänglich.

Die Gaben der Weisen aus dem Morgenland: Gold, Weihrauch und Myrrhe

Aus der Familie der *Burseraceae*, der Weihrauch-Myrrhe Familie, wird das Myrrheöl vom Harz destilliert, wie auch Weihrauch aus dem Harz eines Wüstenbaumes gewonnen wird. Auch der Balsam von Gilead, das „flüssige Gold", wie man es damals nannte, wurde aus Harz gewonnen. Diese drei kostbaren Öle waren die königlichen Geschenke der Weisen aus dem Morgenland an das Jesuskind: Gold, Weihrauch und Myrrhe, wobei mit „Gold" der Balsam von Gilead gemeint war. Dieses ätherische Öl wurde zu jener Zeit landläufig als *Gold* bezeichnet, entdeckte Gary Young auf seinen ausgedehnten Forschungsreisen.

Von minderwertigen Ölen kann man keinen therapeutischen Erfolg erwarten. Es sollte daher unbedingt auf die Reinheit und Güte des ätherischen Öls geachtet werden, denn es geht um unsere Gesundheit.

Deine Entscheidung, ein therapeutisches Öl zu verwenden, ist wichtig, denn in einem nächsten Kapitel kommen wir zur Anwendung ätherischer Öle, die dich in deinen Bemühungen, gesund und glücklich zu sein, unterstützen sollen.

8

Ätherische Öle von A bis Z

Anwendung der Öle: **Ä= Äußerlich, A=Aromatisch, I=Innerlich**

Ä: Normale Verdünnung: 50:50, starke Verdünnung: 10:90;
2-4 Tr. auf die Stelle, Reflexzonen, Chakras auftragen;

A: Inhalieren, Vernebeln

I: Nahrungsergänzung

NAME	NUTZEN	ANWENDUNG
Baldrian Valeriana officinalis Familie: Valerianaceae (Baldrian) Dampfdestilliert von Wurzeln	Beruhigend auf das Zentralnervensystem.	Beruhigung, Schlaflosigkeit, Angstzustände. Ä, A, I
Balsamtanne Abies balsamea Familie: Pinaceae (Kiefer) Dampfdestilliert von Nadeln und Geäst	Antitumoral, antifungal, gerinnungshemmend, entzündungshemmend, antioxidativ.	Infektionen der Atemwege, Erschöpfung, Arthritis, Rheumatismus, Knochen, Harnwegsinfektionen, Skoliosis, Hexenschuss, Ischias, Entspannung. Ä, A, I
Basilikum Ocimum basilicum Familie: Lamiaceae (Minze) Dampfdestilliert von Blättern, Blüten, Stängel	Kraftvoll antispasmodisch, antiviral, antibakteriell, entzündungshemmend, entspannend für Muskeln.	Epileptiker sollten dieses Öl vermeiden. Migräne, Rachen/Lungeninfektionen, mentale Erschöpfung, Insektenstiche. Ä, A, I

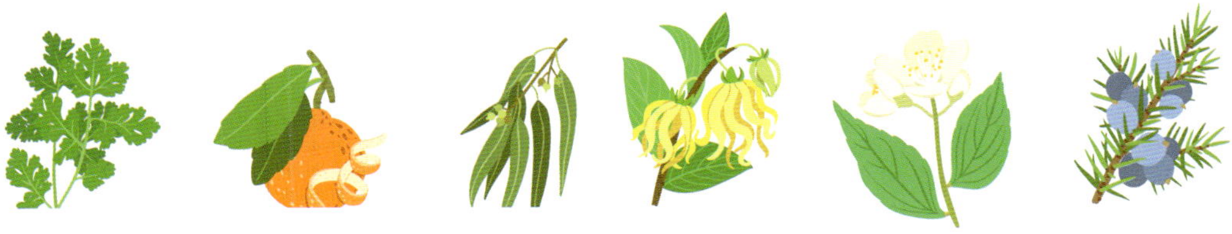

NAME	NUTZEN	ANWENDUNG
Bergamotte Citrus bergamia Familie: Rutaceae (Citrus) Kaltgepresst von der Schale	Beruhigend, antibakteriell, entzündungshemmend, antidepressiv, anhebend, hormonunterstützend.	Photosensitiv: Direktes Sonnenlicht, UV für 72 Stunden vermeiden Aufregung, Depression, Angstzustand, Stress, Darmparasiten, Schlaflosigkeit, virale Infektionen. Ä, A, I
Copaiba Copaifera reticulata Familie: Copaifera (Hülsenfrucht) Dampfdestilliert vom Fettharz	Stark entzündungshemmend, immunstimulierend, nervenunterstützend, wundheilend, schmerzstillend, antibakteriell, antiseptisch, stimulierend auf Kreislauf- und Lungensysteme.	Entzündungen, Nerven, Immunsystem, Blutung stoppen, Kreislauf, Lungen, Atemwege, Schmerzen, Hauterkrankungen, Nierenprobleme, Muskelschmerzen. Ä, A, I
Dill Anethum graveolens Familie: Apiaceae (Petersil) Dampfdestilliert von der Pflanze	Antispasmodisch, antibakteriell, antidiabetisch, schleimlösend, insulinregulierend, pankreasstimulierend.	Diabetes, Verdauungsprobleme, Leberprobleme. Ä, A, I
Dorado Azul Guayofolis officinalis Familie: Lamiaceae (Minze) Dampfdestilliert von der Pflanze	Entzündungshemmend, verdauungsfördernd, hormonregulierend, reinigend, stimmungsanhebend.	Atemprobleme, Asthma, Atemwegsallergien, Verdauung, Emotionen. Ä, A, I
Elemi Canarium luzonicum Familie: Burseraceae (Weihrauch) Dampfdestilliert vom Harz	Antiseptisch, antimikrobiell, antispasmodisch, entzündungshemmend.	Muskel-, Nervenschmerz, Hautprobleme (Narben, Akne, Falten). Ä, A
Eucalyptus globulus Familie: Myrtaceae (Myrte) Dampfdestilliert von Blättern	Schleimlösend, antimikrobiell, antibakteriell, antifungal, antiviral, antiaging.	Asthma, Candida, Herpes, Infektionen der Atemwege, Rheumatismus, Arthritis. Ä, A, I

NAME	NUTZEN	ANWENDUNG
Eucalyptus radiata Familie: Myrtaceae (Myrte) Dampfdestilliert von Blättern	Antibakteriell, antiviral, entzündungshemmend, schleimlösend.	Infektionen der Atemwege, Nebenhöhleninfektionen, virale Infektionen, Akne. Ä, A
Fenchel Foeniculum vulgare Familie: Apiaceae (Petersil) Dampfdestilliert aus Samen	Entzündungshemmend, antitumoral, östrogenähnlich, antiparasitär, antiseptisch, antispasmodisch, analgetisch.	**Epileptiker sollten dieses Öl nicht verwenden.** Verdauungshilfe, Fettleibigkeit, Arthritis, Rheumatismus, Harnwegsinfektionen, Ödem, Darmparasiten, Menstruationsbeschwerden. Ä, A, I
Fichte Picea mariana Familie: Pinaceae (Kiefer) Dampfdestilliert von Nadeln und Geäst	Antispasmodisch, antiparasitär, antioxidativ, entzündungshemmend, hormonähnlich, kortisonähnlich; immunstimulierend.	Arthritis, Rheumatismus, Pilzinfektionen, Atemwegsinfektionen, Emotionen. Ä, A, I
Geranie Pelargonium graveolens Familie: Geraniaceae (Storchschnabel) Dampfdestilliert von Blättern	Antispasmodisch, antifungal, antioxidativ, antitumoral, entzündungshemmend, blutstillend, antibakteriell.	Hepatitis, Fettleber, Hautprobleme (Dermatitis, Ekzeme, Schuppenflechten, Akne, Vitiligo), fungale Infektionen, virale Infektionen (Herpes, Gürtelrose), Hormonbalance, Kreislaufprobleme, Menstruationsbeschwerden. Ä, A, I
Gewürznelke Syzygium aromaticum Familie: Myrtaceae (Myrte) Dampfdestilliert vom Knospenstengel	Antimikrobiell, antitumoral, antifungal, antiviral, antibakteriell, anästhetisch, gerinnungshemmend, entzündungshemmend, magenschützend, antioxidativ, antiparasitär, krampflösend, verjüngend.	Infektionskrankheiten, Darmparasiten, Schmerzen, Herzkranzgefäßerkrankung, Zahnschmerzen, Arthritis, Rheuma, Hepatitis, Geschwüre, Akne, Verjüngung. Ä, A, I Starke Verdünnung

NAME	NUTZEN	ANWENDUNG
Grapefruit Citrus paradisi Familie: Rutaceae (Citrus) Kaltgepresst von der Schale	Antitumoral, entgiftend, kreislaufstimulierend, antiseptisch, harntreibend, fettlösend, reinigend, antidepressiv.	Photosensitiv! Akne, Ödeme, Depression, Fettleibigkeit, Verdauung, Leberbeschwerden, Angst, Cellulite. Ä, A, I
Immortelle Helichrysum italicum Familie: Asteraceae (Korbblütler) Dampfdestilliert von den Blüten	Gerinnungshemmend, anästhetisch, antispasmodisch, antiviral, leberstimulierend, nervenregenerierend, Chemikalien und Gifte bindend.	Blutungen, Herpesviren, Arteriosklerose, Leberbeschwerden, Zirkulationsbeschwerden, Hautprobleme (Ekzeme, Schuppenflechten, Krampfadern). Ä, A, I
Ingwer Zingiber officinale Familie: Zingiberaceae (Ingwer) Dampfdestilliert von Wurzeln	Entzündungshemmend, gerinnungshemmend, verdauungsfördernd, schleimlösend.	Gerinnungshemmende Eigenschaft! Arthritis, Rheumatismus, Verdauungsbeschwerden, Atemwegsinfektionen, muskuläre Schmerzen, Übelkeit, Reisekrankheit. Ä, A, I
Jasmin Absolue Jasminum officinale Familie: Oleacea (Olive) Extraktion von den Blüten	Aufrichtend, antidepressiv, stimulierend, antibakteriell, nervenberuhigend.	Angstzustände, Depression, Menstruationsbeschwerden, Hautprobleme (Ekzeme, Falten, fette Haut), Fettleibigkeit, mentale Konzentration. Ä, A, I
Kamille, echte, deutsche Matricaria recutita Familie: Asteraceae (Korbblütler) Dampfdestilliert von Blüten	Beruhigend, entzündungshemmend, antispasmodisch, hautregenerierend.	Schlaflosigkeit, Nerven, Stress, Hautprobleme, Entzündungen. Ä, A, I
Kamille, römische Chamaemelum nobile Familie: Asteraceae (Korbblütler) Dampfdestilliert von Blüten	Entspannend, antispasmodisch, entzündungshemmend, antiparasitär, anästhetisch, nervenregenerierend.	Ruhelosigkeit, Angstzustände, ADHD (Hyperaktivität), Depression, Schlaflosigkeit, Hautprobleme (Akne, Dermatitis, Ekzeme). Ä, A, I

NAME	NUTZEN	ANWENDUNG
Kiefer Pinus sylvestris Familie: Pinaceae (Kiefer) Dampfdestilliert von Nadeln	Hormonähnlich, antidiabetisch, kortisonähnlich, Bluthochdruck ausgleichend, antiinfektiös, antifungal, antiseptisch.	Asthma, Lungeninfektion, Bronchitis, Diabetes, Infektionen, rheumatisches Arthritis, Nebenhöhlenentzündung. Ä, A
Lavendel Lavandula angustifolia Familie: Lamiaceae (Minze) Dampfdestilliert von den Blüten	Antiseptisch, antifungal, schmerzstillend, antitumoral, krampflösend, entspannend, entzündungshemmend, Cholesterin reduzierend, gefäßerweiternd, hautregenerierend.	Haut, Verbrennungen, Akne, Atemwegserkrankungen, Allergien, hoher Blutdruck, Arteriosklerose, Haarausfall, Schlaflosigkeit, nervöse Spannungen. Ä, A, I
Ledum Ledum groenlandicum Familie: Ericaceae (Heidekraut) Dampfdestilliert vom Kraut	Entzündungshemmend, antitumoral, antibakteriell, entwässernd, leberschützend.	Leberprobleme, Fettleibigkeit, Ödem, Allergie, Schilddrüse. Ä, A, I
Majoran Origanum majorana Familie: Lamiaceae (Minze) Dampfdestilliert von den Blättern	Antibakteriell, antifungal, gefäßerweiternd, blutdrucksenkend, schleimlösend.	Arthritis, Rheumatismus, Muskel-, Nervenschmerz, Kopfschmerzen, Kreislaufprobleme, Atemwegsinfektionen, Menstruationsbeschwerden, fungale Infektionen, Gürtelrose, Krämpfe, Ödeme, beruhigt die Nerven. Ä, A, I
Mandarine Citrus reticulata Familie: Rutaceae (Citrus) Kaltgepresst von der Schale	Antitumoral, entspannend, antispasmodisch, antioxidativ, verdauungsanregend, kreislaufanregend.	Stimmungsaufheller, Angst, Schlaflosigkeit, Irritabilität, Leberprobleme, Fettleibigkeit, Verdauung, Parasiten. Ä, A, I
Melisse Melissa officinalis Familie: Lamiaceae (Minze) Dampfdestilliert von Blüten und Blättern	Entzündungshemmend, antiviral, entspannend, hypotonisch.	Virale Infektionen (Herpes), Depressionen, Ängste, Schlaflosigkeit, Emotionen. Ä, A, I

NAME	NUTZEN	ANWENDUNG
Minze, grüne Mentha spicata Familie: Lamiaceae (Minze) Dampfdestilliert von Blättern	Stoffwechselanregend, entzündungshemmend, antiseptisch, schleimlösend, gallenblasenstimulierend, verdauungsanregend.	Atmungs- und Nervensystem, Fettleibigkeit, Darm-, Verdauungsprobleme, Hepatitis. Ä, A, I
Muskatellersalbei Salvia sclarea Familie: Lamiaceae (Minze) Dampfdestilliert von blühender Pflanze	Gerinnungshemmend, antioxidativ, antidiabetisch, östrogenähnlich, antifungal, antispasmodisch, entspannend, cholesterinreduzierend.	Diabetes, hoher Cholesterinspiegel, Menstruationsbeschwerden, hormonelle Dysbalance, Schlaflosigkeit, Kreislaufprobleme. Ä, A, I
Myrrhe Commiphora myrrha Familie: Burseraceae (Weihrauch) Dampfdestilliert vom Harz	Kraftvoll antioxidativ, antiviral, antiparasitär, entzündungshemmend, anästhetisch, schmerzlindernd.	Bronchitis, Durchfall, virale Hepatitis, Pilzinfektionen, Hautprobleme, spirituelle Anhebung. Ä, A, I
Ocotea Ocotea quixos Familie: Lauraceae (Lorber) Dampfdestilliert von Stamm und Blättern	Entzündungshemmend, hautregenerierend, desinfizierend, anästhetisch, antioxidativ, antibakteriell, antimykotisch, antiparasitär, verdauungsfördernd, blutzuckersenkend.	Hautprobleme, Desinfizieren, Candida, Verdauung, Sättigungsgefühl, Gewichtsabnahme, Fußpilz. Ä, A
Orange Citrus sinensis Familie: Rutaceae (Citrus) Kaltgepresst von der Schale	Entspannend, beruhigend, gerinnungshemmend, zirkulationstimulierend, antitumoral.	Photosensitiv! Arteriosklerose, Depression, Bluthochdruck, Krebs, Schlaflosigkeit, Ödem, Falten. Ä, A, I
Oregano Origanum vulgare Familie: Lamiaceae (Minze) Dampfdestilliert von Blüten und Blättern	Kraftvoll antiviral, antibakteriell, antifungal, antiparasitär, entzündungshemmend, immunstimulierend, antiaging.	Kann Schleimhäute irritieren. Arthritis, Rheumatismus, Atemwegserkrankungen, Infektionen. Ä, A, I

NAME	NUTZEN	ANWENDUNG
Palo Santo Bursera graveolens Familie: Burseraceae (Balsam) Dampfdestilliert vom Holz	Stimmungsaufhellend, konzentrationsfördernd, hautregenerierend, knochenregenerierend, immunstimulierend.	Knochenbruch, Hautregeneration, Atemwege, Immunsystem. Ä, A
Patschuli Pogostemon cablin Familie: Lamiaceae (Minze) Dampfdestilliert von Blüten	Entspannend, verdauungsanregend, entzündungshemmend, antimikrobiell, zellregenerierend.	Allergie, Hautprobleme (Ekzeme, Akne, nässende Wunden), Cellulite, Ödeme, Entspannung. Ä, A, I
Pfefferminze Mentha piperita Familie: Lamiaceae (Minze) Dampfdestilliert von Pflanze	Entzündungshemmend, antitumoral, antiparasitär, antibakteriell, antiviral, antifungal, schmerzlösend, verdauungsunterstützend, schleimlösend, appetitanregend.	**Nicht bei Kindern unter zehn Monaten anwenden.** Asthma, Bronchitis, Candida, Durchfall, Fieber, Wallungen, Kopfschmerzen, Tumorwachstum, Arthritis, Rheumatismus, Übelkeit, Verdauungsprobleme, Hautprobleme, Rückenschmerz. Ä, A, I
Rose Rosa damascena Familie: Rosaceae (Rosen) Dampfdestilliert von Blüten	Entzündungshemmend, entspannend, hautregenerierend, ausgleichend, harmonisierend.	Entspannung, Angstzustände, virale Infektionen (Herpes), Narbenbildung, Falten, Geschwüre. Ä, A, I
Rosmarin Rosmarinus officinalis Familie: Labiatae (Lippenblütler) Dampfdestilliert aus Blättern	Leberschützend, antifungal, antibakteriell, antiparasitär, konzentrationsfördernd.	Infektionskrankheiten, Leberprobleme, Hepatitis, Rachen-, Lungeninfektionen, Haarausfall, Erschöpfung, Gedächtnissteigerung, Alzheimer. Ä, A, I

NAME	NUTZEN	ANWENDUNG
Salbei Salvia officinalis Familie: Lamiaceae (Minze) Dampfdestilliert aus Blüten und Blättern	Schleimlösend, antitumoral, hormonregulierend, antifungal, antiviral, Kreislauf stimulierend, Gallenblase stimulierend.	**Epileptiker sollten dieses Öl meiden.** Asthma, Bronchitis, Verdauung, Menstruationsbeschwerden, Östrogen-, Progesteron- und Testosterondefizite, Leberprobleme, Nerven. Ä, A, I
Sandelholz Santalum album Familie: Santalaceae (Sandelholz) Dampfdestilliert vom Holz	Antiviral, antitumoral, immunstimulierend, kreislaufunterstützend, hautrevitalisierend.	Virusinfektionen, Herpes, Hautbeschwerden (Akne, Falten, Narben), Krebs, Tiefschlaf, Meditation. Ä, A, I
Teebaumöl Melaleuca alternifolia Familie: Myrtaceae (Myrte) Dampfdestilliert von den Blättern	Kraftvoll antibakteriell, antifungal, antiviral, antiparasitär, entzündungshemmend.	Pilzinfektion, Infektion der Atemwege, Entzündungen, Hautprobleme (Akne, Warzen, Verbrennung). Ä, A, I
Thymian Thymus vulgaris Familie: Lamiaceae (Minze) Dampfdestilliert von der Pflanze	Höchst antimikrobiell, antifungal, antiviral, antiparasitär, anti-aging.	Infektionskrankheiten, vaginal Candida, Asthma, Herzkreislauferkrankungen, Verdauungs-, Nervensysteme, Depression, Kopfschmerzen. Ä, A, I
Vetiver Vetiveria zizanioides Familie: Poaceae (Gräser) Dampfdestilliert von Wurzeln	Antiseptisch, entzündungshemmend, antispasmodisch, entspannend, erdend, kreislaufstimulierend.	ADHD, Angstzustände, Arthritis, Rheumatismus, Depressionen, Hautpflege, Schlaflosigkeit, Beruhigung, Stress. Ä, A, I
Wacholder Juniperus osteosperma Familie: Cupressaceae (Zypresse) Dampfdestilliert von Beeren und Geäst	Antiseptisch, reinigend und stimulierend auf Leber und Nieren, nervenregenerierend, spirituell anhebend.	Hautprobleme (Akne, Ekzeme), Leberprobleme, Blasenentzündungen, Ödem. Ä, A, I

NAME	NUTZEN	ANWENDUNG
Weihrauch Boswellia carteri Familie: Burseraceae (Weihrauch) Dampfdestilliert vom Harz	Antitumoral, antidepressiv, immunstimulierend, muskelentspannend.	Depression, Krebs, Atmungsinfektion, Entzündung, Immunsystem, Bewusstseinserweiterung. Ä, A, I
Weihrauch, heiliger Boswellia sacra Familie: Burseraceae (Weihrauch) Dampfdestilliert vom Harz	Antitumoral, antidepressiv, muskelentspannend, entzündungshemmend, zellregenerierend, hormonunterstützend, immunstimulierend.	Entzündungen, Autoimmunkrankheiten, degenerative Erkrankungen, Alzheimer, Demenz, Haut, Falten, Regeneration der Organe, Gelenke und Nervensystem, Depressionen, Krebs, Atmungsinfektionen, Immunsystem. Ä, A, I
Wintergrün Gaultheria procumbens Familie: Ericaceae (Heidekraut) Dampfdestilliert von Blättern	Gerinnungshemmend, antispasmodisch, entzündungshemmend, gefäßerweiternd, analgetisch, anästhetisch, blutdrucksenkend.	Arthritis, Rheumatismus, Muskel-, Nervenschmerz, Verspannung im Kopfbereich, Arteriosklerose, Hepatitis, Fettleber. Ä, A
Ylang Ylang Cananga odorata Familie: Annonaceae (Annonen) Dampfdestilliert von Blüten	Antispasmodisch, gefäßerweiternd, entzündungshemmend, antiparasitär, herzschlagregulierend.	Herzrhythmusstörungen, Herzprobleme, Angst, Spannungen, Depression, Darmprobleme, Diabetes, Haarausfall, Reizbarkeit, Entspannung, gleicht männliche und weibliche Energien aus. Ä, A, I
Zedernholz Cedrus atlantica Familie: Pinaceae (Kiefer) Dampfdestilliert aus Rinde	Antibakteriell, die Lymphe und Zirbeldrüse stimulierend.	Bronchitis, Haarausfall, Arteriosklerose, ADHD, Hautprobleme (Akne, Ekzeme). Ä, A, I

NAME	NUTZEN	ANWENDUNG
Zimtrinde Cinnamomum verum Familie: Lauraceae (Lorber) Dampfdestillation von der Rinde	Entzündungshemmend, kraftvoll antibakteriell, antiviral, antifungal, gerinnungshemmend, Kreislauf stimulierend, Magen schützend, antiparasitär.	**Kann Schleimhäute reizen.** Herzkreislauferkrankungen, Infektionskrankheiten, Virusinfektionen (Herpes), Verdauungsbeschwerden, Geschwüre und Warzen. Ä, A, I Starke Verdünnung
Zistrose Cistus ladanifer Familie: Cistaceae (Zistrosen) Dampfdestilliert von Zweigen	Antiviral, antibakteriell, stark blutstillend, entzündungshemmend, das sympathische Nervensystem unterstützend, immun-stimulierend.	Bronchitis, Zellregeneration, schwere Blutungen, Arthritis, das Gemüt erhellend, Nerven beruhigend. Ä, A, I
Zitrone Citrus limon Familie: Rutaceae (Citrus) Kaltgepresst von der Schale	Antiseptisch, antitumoral, fördert die Mikrozirkulation und stimuliert das Immunsystem (erhöht die weißen Blutkörperchen), gedächtnisanregend, entspannend.	**Photosensitiv!** Kreislaufprobleme, Arteriosklerose, Herpes, Fettleibigkeit, Parasiten, Harnwegserkrankungen, Krampfadern, Ängste, Spannungen, Verdauungsprobleme, Akne. Ä, A, I
Zitronengras Cymbopogon flexuosus Familie: Poaceae (Gräser) Dampfdestilliert von Blättern	Antifungal, antibakteriell, antiparasiär, verdauungsfördernd, entzündungshemmend, regeneriert Bindegewebe und Bänder, löst Blutgerinnsel, verbessert den Kreislauf, unterstützt den Lymphfluss.	Blaseninfektion, Atemwegsinfektionen, Verdauungsprobleme, Ödeme, Krampfadern, Bänder, Sehnen, Muskeln. Ä, A, I
Zypresse Cupressus sempervirens Familie: Cupressaceae (Zypresse) Dampfdestilliert von Ästen	Verbessert den Kreislauf und stärkt die Blutkapillaren; antiinfektiös, antispasmodisch.	Arthritis, Diabetes, Kreislaufprobleme, Krebs, Sicherheit, Erdung. Ä, A, I

Quelle: *Essential Oils Integrative Medical Guide,* Wissenschaftliche Datenbank: www.pubmed.gov

Praktische Anwendung der ätherischen Öle

9

Bevor wir zum praktischen Teil übergehen, stelle ich zuerst die Richtlinien zur **sicheren Anwendung** ätherischer Öle vor. So wie wir mit anderen Heilmitteln behutsam und bewusst umgehen, so müssen auch ätherische Öle verantwortungsvoll behandelt und angewandt werden.

Es gibt eigentlich nur zwei grundsätzliche Vorsichtsmaßnahmen, die jeder Anwender ätherischer Öle unbedingt beachten muss:

1. Falls ein Öl brennt, wird es sofort mit einem Pflanzenöl (z.B. Speiseöl) verdünnt. Ein Öl brennt, wenn es zu stark ist; wenn das Öl entgiftet und man mit Rötung reagiert; wenn es auf eine empfindliche Hautstelle (Schleimhäute) gelangt; oder wenn es versehentlich in die Augen gerät.

2. Man verwendet Öle sehr sparsam, weil sie hochkonzentriert sind. Oft genügt ein einziger Tropfen.

Richtlinien zur sicheren Anwendung der ätherischen Öle:

Ätherische Öle und die Haut: Bei der Verwendung ätherischer Öle ist immer eine Flasche reines Pflanzenöl griffbereit. Bei Hautirritationen können somit sofort die ätherischen Öle mit Pflanzenöl verdünnt und gemildert werden. Im Notfall verwendet man das Speiseöl aus der Küche. Es genügen 1-2 Tropfen eines ätherischen Öls für eine Anwendung. Je mehr es verdünnt wird, desto milder und für die empfindliche Haut verträglicher ist es. Man vermeidet das direkte Auftragen sogenannter 'heißer' Öle wie Oregano,

Zimt und Nelke auf die Haut oder verdünnt diese Öle stark.

Richtlinien zur Verdünnung:

Sehr starke Öle wie Oregano, Thymian, Wintergrün, Zimt und Nelke:
Mischverhältnis: 25:75 - 25% ätherisches Öl zu 75% Trägeröl

Besonders milde Öle wie Lavendel, Römische Kamille:
Mischverhältnis: 75:25 - 75% ätherisches Öl zu 25% Trägeröl

Alle anderen Öle:
Mischverhältnis 50:50 - 50% ätherisches Öl zu 50% Trägeröl

Augen und Ohren: Man sollte vorsichtig sein, damit ätherische Öle nicht in die Augen gelangen. Dabei vermeidet man, Kontaktlinsen zu berühren, Augen zu reiben oder empfindliche Hautstellen mit ätherischen Ölen an den Fingern zu berühren. Ätherische Öle mit einem hohen Phenolgehalt – Oregano, Immortelle, Zimt, Thymian, Nelke, Zitronengras, Bergamotte – können Kontaktlinsen angreifen und Augen irritieren. Wenn ein ätherisches Öl in die Augen gelangt, sollte es nicht mit Wasser, sondern mit reinem Pflanzenöl ausgewischt werden. Ätherische Öle können außen auf die Ohren und rundherum aufgetragen, aber nicht direkt in den Ohrkanal gegeben werden.

Allergieanfälligkeit: Bei Neigung zu allergischen Reaktionen sollte man immer zuerst eine geringe Menge eines ätherischen Öls an der Innenseite des Unterarmes oder in der Armbeuge austesten, bevor die Öle auf andere Körperstellen großflächig aufgetragen werden.

Die sicherste Anwendung: Die Fußsohlen sind eine der sichersten und effektivsten Stellen, an denen Öle aufgetragen werden können. Wenn man nicht weiß, wo ein ätherisches Öl angewandt werden soll, dann bieten sich immer die Fußsohlen an. Das Öl, auf die Fußsohlen aufgetragen, geht direkt über die Blutbahn zu der Stelle im Körper, wo es gebraucht wird.

Direkte Sonnenbestrahlung und Zitrusöle: Zitrone, Bergamotte, Limette und andere Zitrusöle können eine Hautreaktion oder Pigmentierung hervorrufen, wenn die Haut nach dem Auftragen dieser ätherischen Öle dem Sonnenlicht oder UV-Bestrahlung ausgesetzt wird. Daher sollte man die Haut mindestens 24 Stunden lang nach dem Auftragen eines Zitrusöls vor direkter Bestrahlung schützen. Um Zitrusöle trotz Sonnenschein zu nützen, könnte man sie auf die Fußsohlen auftragen.

Photosensitive ätherische Öle:		
Angelika	Bergamotte	Bitterorange
Grapefruit	Limette	Zitrone
Petitgrain	Raute	

Kinder und ätherische Öle: Man bewahrt ätherische Öle außerhalb der Reichweite von Kindern auf. Obwohl und weil Kinder ätherische Öle lieben, sollten wir bei der Anwendung besondere Aufmerksamkeit walten lassen. Für Kinder unter sieben Jahren sollten ätherische Öle immer mit reinem Pflanzenöl stark verdünnt werden. Öle, die einen hohen Mentholgehalt aufweisen, wie etwa Pfefferminze, dürfen bei Kindern unter sieben Jahren nicht im Halsbereich angewendet werden, damit es nicht zu Atemnot kommt. Besonders milde Öle für Kinder sind Teebaum und Elemi. Mandarine ist ein Öl, das Kinder besonders lieben.

In der Schwangerschaft: Frauen die ätherische Öle gerade erst kennenlernen, sollten während der Schwangerschaft **keine** Experimente mit ätherischen Öle machen.

Ätherische Öle wirken mitunter reinigend, eine Eigenschaft, die man während der Schwangerschaft nicht unbedingt wünscht.

Außerdem besitzen sie eine hormonähnliche Wirkung, wie u.a. Muskatellersalbei, Salbei, Rainfarn, Wacholder und Fenchel. **In der Schwangerschaft sollte man prinzipiell immer vor der Anwendung ätherischer Öle mit dem behandelnden Arzt sprechen.**

Für erfahrene Öle-Anwenderinnen stehen natürlich ätherische Öle zum Vermeiden von Schwangerschaftsstreifen, zur Unterstützung während Schwangerschaft und Geburt und für die Pflege von Mutter und Kind nach der Entbindung zur Verfügung.

Körperliche Beschwerden: Bei Krampfanfällen, Epilepsie und hohem Blutdruck sollte man vor der Anwendung ätherischer Öle immer mit dem behandelnden Arzt sprechen. **Ysop**, **Fenchel** oder **Rainfarn** sollten **nicht** verwendet werden.

Ein Emulgator für ätherische Öle: Ätherische Öle sollten nicht unverdünnt direkt ins Badewasser gegeben werden, sondern immer vorher mit einem natürlichen Badegel, mit Salz, Honig oder Sahne zum Emulgieren vermischt und so verwendet werden. Dabei setzt man das ätherische Öl erst kurz vor Gebrauch zu, damit durch die Wärme das Öl seine volle Wirkung entfalten kann und nicht vorher verdampft.

Ätherische Öle und unsere Haustiere: Mensch, Tier und Pflanze haben denselben Ursprung. Daher profitieren auch Haustiere von ätherischen Ölen. Weil Tiere einen viel ausgeprägteren Geruchssinn haben, müssen ätherische Öle verdünnt werden. Teebaumöl kann für Katzen tödlich sein.

Aufbewahrung ätherischer Öle: Die Öle sollten immer fest verschlossen und lichtgeschützt in dunklen Glasfläschchen bei Zimmertemperatur aufbewahrt werden. So können ätherische Öle ihre Kraft über viele Jahre bewahren. Während dampf-destillierte Öle nahezu unbegrenzt halten, haben Ölmischungen mit einem Trägeröl eine kürzere Lebensdauer. Kaltgepresste Zitrusöle sind nach dem Öffnen des Fläschchens etwa ein Jahr haltbar und werden dann ranzig.

Nachdem wir die Anleitung zur sicheren Anwendung ätherischer Öle nun kennen, können wir mit deren Anwendungen beginnen. Hier zeige ich dir einige Anwendungsbereiche auf, die unser Leben mit ätherischen Ölen schöner und glücklicher manchen können.

Anwendungsmöglichkeiten für zu Hause und unterwegs

Direkte Inhalation – Duftnuancen, die zum Träumen verführen

Man öffnet das Fläschchen und riecht daran. Dadurch werden im Gehirn Botenstoffe ausgeschüttet, die glücklich machen.

Dabei schließt man die Augen, um sie bei starken Ölen vor zu intensivem Duft zu schützen. Man erlaubt dem Aroma, die Funktionen des Gehirns auszulösen, wie emotionale Reaktionen (wir lächeln und fühlen uns gut); gesteigerte Motivation (unsere Antriebskraft steigt, und wir sind zu neuen Taten bereit); regere Gedächtnisleistung (wir erinnern uns und merken uns Dinge besser). Hinzu kommen die vielen anderen Botenstoffe, die durch den Duft im Gehirn ausgeschüttet werden, um unseren Körper zu unterstützen.

Oder man tropft ein Öl in die Handfläche (ein Tropfen genügt), verreibt es und hält die Hände über die Nase. Man atmet tief ein – noch tiefer und tiefer. Das Öl entfaltet eine unglaubliche Fülle von Duftnuancen, die man nur erfährt, wenn man ganz tief und lange einatmet. Man kann ein Öl auch auf ein Taschentuch geben und daran riechen, was z.B. im Flugzeug sehr dienlich ist.

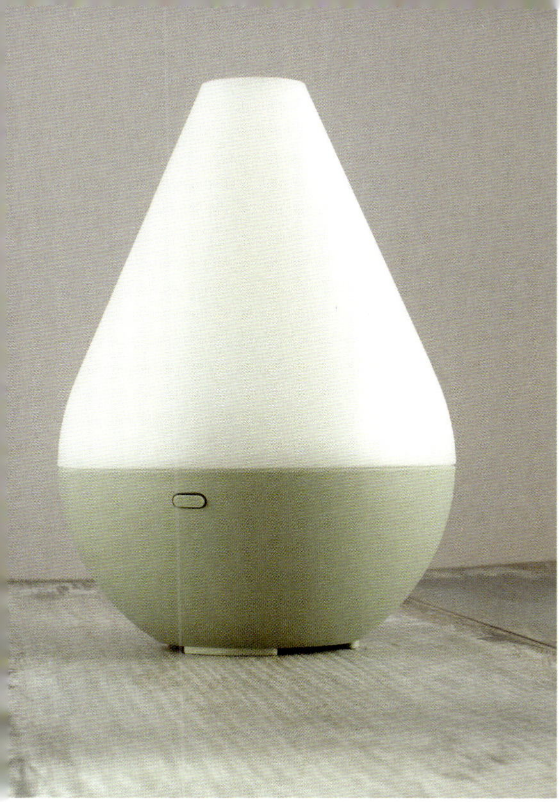

Einen Tropfen ätherisches Öl auf einen Wattebausch oder ein Papiertuch getropft und in die Lüftung eines Air Conditioners plaziert, zaubert selbst in einem Hotelzimmer eine köstliche Frischluft. Ein Tropfen, etwa auf das Kissen, kann zu wunderbaren Träumen anregen.

Gerne wird ein Tropfen ätherisches Öl auch auf einen Anhänger aus Ton gegeben und um den Hals getragen, um den ganzen Tag hindurch seinen Lieblingsduft zu genießen.

Man kann einen Anhänger aus Ton auch vor die Lüftung im Auto hängen und die Luft mit ätherischen Ölen ungemein aufwerten.

Beliebt ist auch das beduftete Briefpapier, das dem nichtsahnenden Empfänger ein Lächeln auf die Lippen zaubern wird.

Bei Nichtgebrauch kann man duftende Wattebäusche, Papiertücher, duftende Anhänger oder Briefpapier in einem Plastiksack lagern, damit sich das Öl nicht zu schnell verflüchtigt.

Ätherische Öle in Haus und Büro zu vernebeln, ist eine wunderbare Art, uns zu helfen, Spannung abzubauen, Gerüche zu neutralisieren und eine Atmosphäre des Friedens und der Harmonie zu schaffen. Das ätherische Öl wird mittels eines Verneblers in den Raum gesprüht. Dabei unterscheidet man den Vernebler, der das Öl direkt und unverdünnt in die Luft vernebelt, und einen Ultraschall-Diffuser, der Öl und Wasser mittels Ultraschall in feinsten Mikropartikeln in die Luft zerstäubt.

Das ätherische Öl entfernt Viren und Bakterien in der Luft und verströmt negative Ionen in den Raum, so dass wir uns in einer Atmosphäre wie an einem Wasserfall, am Meeresstrand oder in den Bergen fühlen. Man atmet eine reine, aufgewertete Luft ein, die zusätzlich mit den Wirkungen des gewählten ätherischen Öls angereichert ist. Vernebeln wir Mandarinen-Öl, geht unser Herz vor Freude auf. Atmen wir Pfefferminze ein, so hilft das Öl beim Lernen, weil es die Konzentration steigert. Sind wir gestresst, dann wird Lavendel uns Ruhe und Entspannung schenken.

Luftbefeuchter für ein Raumklima wie am Mount Everest

Einige ätherische Öle wie Pfefferminze, Zitrone oder Weihrauch sind ideale Zugaben zu einem Verdunster. In ein wenig Wasser mit Meersalz oder Badesalz wird das ätherische Öl emulgiert. Ätherische Öle sollten nicht direkt auf Plastik getropft werden, denn sie greifen synthetische Stoffe an.

Man kann auch Schalen mit Wasser und einem Tropfen Öl auf den Heizkörper stellen, um ein gesundes Raumklima zu schaffen.

Die wichtigste Aufgabe der ätherischen Öle ist das sofortige Unschädlichmachen der Krankheitserreger in der Atemluft, damit es zu keiner Tröpfcheninfektion kommt.

„Zur Grippezeit stelle ich im Klassenzimmer eine Schale Wasser mit Thymianöl auf den Heizkörper", erzählte Edith, eine Lehrerin. „In meiner Klasse waren zur Grippezeit maximal zwei oder drei Kinder krank, während in anderen Klassen die Hälfte der Kinder gefehlt hat."

Das Raumspray, ein kühlender Sprühregen an heißen Sommertagen

Um lästige Insekten in Schach zu halten, eine angenehme Raumluft zu schaffen oder an heißen Sommertagen sich selbst einmal einen Spritzer kühles Nass auf Dekolleté und Arme zu gönnen, nimmt man eine Sprühflasche mit Wasser und einigen Tropfen eines erfrischenden Öls, wie **Geranie**, **Pfefferminze** oder **Grapefruit**. Man schüttelt die Sprühflasche vor Gebrauch jedes Mal gut. Eine Freundin erzählte mir einmal:

„Wenn man am Bauernhof lebt, kommt es schon öfters vor, dass lästige Fliegen im Sommer in der Küche ihr Unwesen treiben. Dann sprühe ich immer Geranien- oder Pfefferminzwasser auf meine Arbeitsflächen und kann jedesmal mit Belustigung sehen, dass meine Arbeitsflächen frei von Insekten sind, die Fliegen aber alle an der Decke sitzen. Dort stören sie mich nicht."

Bad oder Dusche, ein nachhaltiges Dufterlebnis

Man gibt ein paar Tropfen eines ätherischen Öles ins Duschgel oder in eine Duschgelbasis und schüttelt vor Gebrauch gründlich. Für eine Flasche Flüssigseife, Shampoo, Conditioner oder Rasier-Gel fügt man etwa 10-20 Tropfen eines ätherischen Öls hinzu, je nachdem ob man einen milden oder starken Duft bevorzugt. Man kann den Schaum mehrere Minuten auf der Haut oder Kopfhaut einwirken lassen, um noch mehr Vorteile aus den ätherischen Ölen zu gewinnen.

Man kann auch einen Tropfen seines Lieblingsöls auf das Dekolleté einreiben, bevor man unter die Dusche steigt. Der

Dampf des warmen Wassers trägt den Duft dann direkt in die Nase. Das macht das Duscherlebnis unvergesslich und zugleich unglaublich gesund. Der aromatische Dampf, der aufsteigt, unterstützt unsere Atmung auf einzigartige Weise.

Die Lieblingsöl-Mischung kann auch nach der Dusche in die nasse Haut einmassiert werden, besonders auf die Stellen der Lymphknoten an Hals, unter den Armen und in der Leistengegend. Man lässt das Öl vor dem Abtrocknen ein wenig einwirken. Das heiße Wasser öffnet die Poren der Haut und lässt das Öl tief eindringen. „So kann jeder Quadratzentimeter unserer Haut als absorbierende Oberfläche verwendet werden", schreibt Kurt Schnaubelt in seinem Buch *The Healing Intelligence of Essential Oils*.

Eine aromatische Dusche ist ideal für eine natürliche Reinigung ohne chemische Zusätze sowie als angenehme und wirkungsvolle Prävention. Wie immer beginnt man langsam mit einem milden Öl, wie z.B. Lavendel, das beruhigend und reinigend wirkt.

Für ein Teilbad oder Vollbad emulgiert man die ätherischen Öle in neutraler Flüssigseife, Salz, Sahne oder Honig und setzt das ätherische Öl erst kurz vor dem Baden zu. Man verwendet zum Beispiel zwei Esslöffel bis eine halbe Tasse Salz pro Bad.

Eine erfrischende Bademischung, die den Kopf klärt:

- 3 Tr. Lavendel
- 2 Tr. Rosmarin
- 1 Tr. Bergamotte
- 1 Tr. Pfefferminze

Eine beruhigende Bademischung, die den Schlaf fördert:

- 3 Tr. Lavendel
- 2 Tr. Geranie
- 2 Tr. Kamille
- 1 Tr. Ylang Ylang

Die Dosierung ätherischer Öle	
Vollbad	Kinder: 3-5 Tropfen Erwachsene: 5-10 Tropfen
Massageöl	Kinder: 5-7 Tropfen in 50 ml Pflanzenöl Erwachsene: 10-15 Tropfen in 50 ml Öl
Wickel	Kinder: 1-2 Tropfen Erwachsene: 3-7 Tropfen
Masken	1-2 Tropfen in Quark oder Heilerde einarbeiten
Gesichtsdampfbad	1-3 Tropfen auf 2 l Wasser

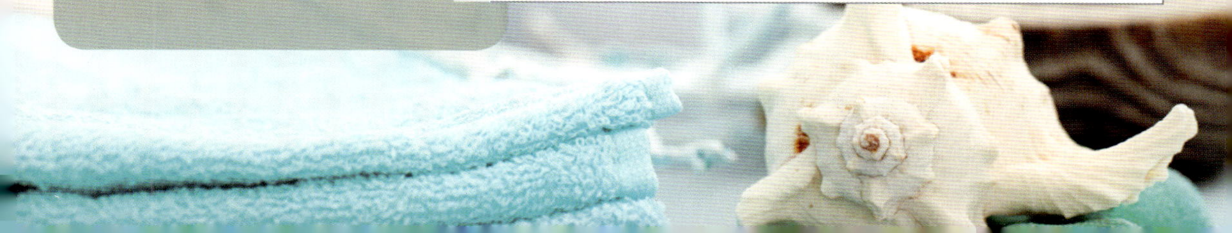

Direkte Anwendung auf der Haut – ein Dufterlebnis der besonderen Art

Ätherische Öle zeitigen wunderbare Ergebnisse, wenn sie direkt auf die Haut aufgetragen werden. Nachdem man den Hauttest mit dem ätherischen Öl gemacht hat und keine allergischen Reaktionen festgestellt werden konnten, kann man mit dem Öl großflächig arbeiten. Dabei werden die ätherischen Öle mit einem reinen Pflanzenöl wie Mandelöl, Olivenöl oder Kokosnussöl 50:50 gemischt. Ich möchte nochmals darauf hinweisen, dass starke Öle wie Oregano und Nelke zu 25% aus ätherischem Öl und zu 75% aus Pflanzenöl, also stark verdünnt, verwendet werden sollten. Ätherische Öle können auch nacheinander aufgetragen werden, um die gewünschte Wirkung zu potenzieren.

Lavendel oder Römische Kamille sind besonders sanfte Öle, die sich ausgezeichnet als **Deodorant** oder als Grundlage für das tägliche Deodorant eignen, denn sie bieten Unterstützung für unser Immunsystem. Unter dem Arm befinden sich viele Lymphknoten, und die Haut ist dort sehr dünn, weshalb ätherische Öle hier sehr wirksam sind. Man verdünnt einen Tropfen ätherisches Öl mit Wasser oder Öl und reibt es ein. Danach kann man zusätzlich sein gewohntes Deodorant auftragen oder einfach die Öle wirken lassen. Auch ein **Blütenwassser** oder **Hydrosol**, das ein natürliches Beiprodukt der Destillation ist, kann man sich selbst herstellen. Dazu gibt man in eine dunkle Glasflasche 100 ml reines Wasser und etwa 20-30 Tropfen eines ätherischen Öls und lässt es einige Tage im Dunkeln stehen. Dann filtert man das Wasser durch einen Kaffeefilter aus Papier. Ätherische Öle lösen sich zwar im Wasser nicht auf, aber sie verleihen dem Wasser ihren Duft und ihre besonderen Kräfte. Das Blütenwasser kann in eine Sprühflasche gefüllt werden und auf Gesicht und sensible Hautpartien gesprüht werden. Besonders an heißen Sommertagen kann ein kühles Pfefferminz-Hydrosol sehr angenehm sein. Der getrocknete Kaffeefilter bringt einen angenehmen Duft in Schubladen und Schränke.

Ein kostbares Parfüm betört die Sinne

Eine bewährte Alternative zu synthetischen Parfüms, Colognes und Aftershaves sind hochwirksame ätherische Öle. Sie sind natürlich und können wunderbare, lang anhaltende Aromen entfalten.

Parfüm: Man kann die gesundheitlichen Vorteile der natürlichen Düfte als Parfüm entweder pur oder mit ein wenig Pflanzenöl gemischt genießen oder sich nach einem Rezept ein Naturparfüm herstellen. Dabei nimmt man 10 ml Jojobawachs oder Jojobaöl mit etwa 15-20 Tropfen eines ätherischen Öls wie Grapefruit, Ylang Ylang, Geranie oder Sandelholz.

Cologne: Für ein Cologne nimmt man 10 ml Weingeist und fügt 15-20 Tropfen ätherisches Öl hinzu.

Aftershave: Für ein natürliches Aftershave macht man seine Hände nass, tropft einen Tropfen ätherisches Öl in die Hand, verreibt kräftig und trägt es auf Gesicht und Hals auf. Beliebte maskuline Duftnoten sind Tanne, Fichte und Zedernholz. Man kann auch einen Tropfen ätherisches Öl in ein wenig Kokosnuss- oder Olivenöl geben und das Gesicht damit nach der Rasur pflegen oder vor dem Zubettgehen auftragen, um die Haut über Nacht zu beruhigen.

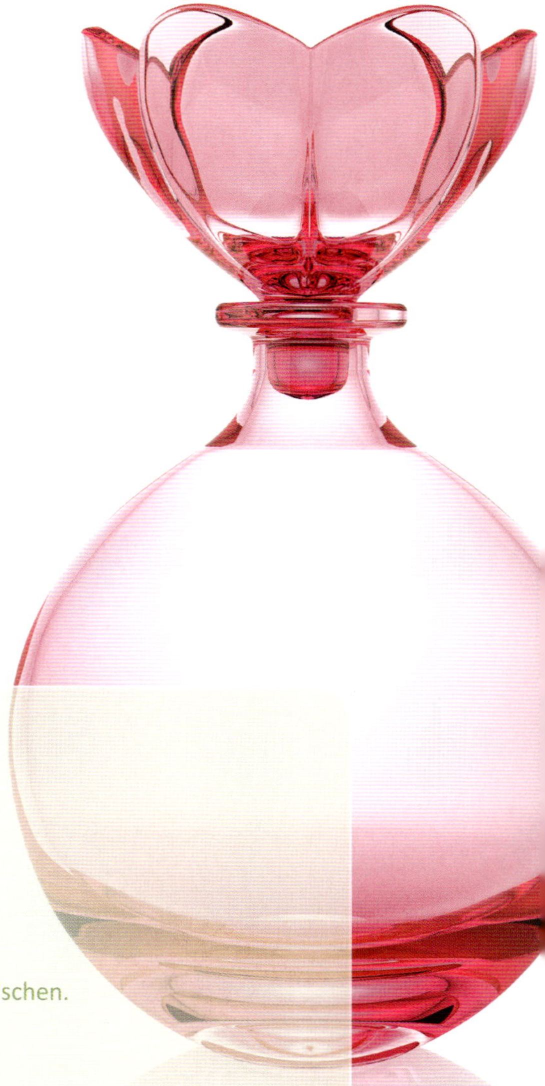

Naturparfüm selbst gemacht

- 5 Tr. Zitronengras
- 5 Tr. Lavendel
- 3 Tr. Rosmarin
- 3 Tr. Muskatellersalbei
- 10 ml Jojobawachs oder -öl

Die ätherischen Öle mit Jojobawachs oder -öl mischen.

Aftershave

- 6 Tr. Sandelholz
- 4 Tr. Myrrhe
- 10 Tr. Pflanzenöl

Ätherische Öle mit dem Pflanzenöl mischen und auf Gesicht und Hals auftragen.

Zahnpflege mit ätherischen Ölen für nachhaltige Frische

Ätherische Öle wie Pfefferminze wurden jahrelang in Zahnpasten und Mundwässern verwendet, bevor man zu synthetischen Alternativen wechselte. Nelkenöl ist wohl das älteste Anästhetikum in der Zahnheilkunde.

Der bakterienreichste Teil unseres Körpers ist der Bereich unter der Zunge. Im Mund leben Mikroben, Viren und Pilze in großer Zahl. Sie gelangen durch die Mundschleimhäute, die laut einem 1998 erschienenen Artikel im *Journal of Pharmacy and Pharmaceutical Sciences* bis zu 4.000 Mal durchlässiger als normale Haut sein sollen, in den Blutkreislauf und können Infektionen begünstigen. Ätherische Öle eliminieren nachweislich Mikroben, die Mundgeruch verursachen.

Ein Weg, unseren Mund sauber zu halten, wäre, Mundwasser mit ätherischen Ölen zu verwenden oder Wasser mit einem ätherischen Öl zu trinken. Sehr wirksam und direkt wirkt ein Öl, wenn man einen Tropfen eines milden ätherischen Öls, wie Weihrauch, Copaiba oder Teebaumöl, unter die Zunge nimmt oder auf die Wangeninnenseite reibt.

Man kann sich auch ein **aromatisches Zahnpulver** selbst herstellen, das aus zwei Teilen Kaiser Natron, einem Teil Natursalz und einigen Tropfen Pfefferminzöl oder Nelkenöl, je nach Geschmack, besteht. Davon gibt man etwas auf die nasse Zahnbürste.

Auch ein **natürliches Mundwasser**, das keinen Alkohol enthält, ist leicht selbst herzustellen. Dazu mischt man ein paar Tropfen einer antimikrobiellen Ölmischung in Wasser und spült den Mund gründlich aus.

Ölziehen für gesunde Zähne

Die ayurvedische Praxis des Ölziehens ist nicht nur für Zahnfleischentzündung, lockere Zähne und schlechten Atem beliebt. Sie unterstützt auch bei vielen andere Problemen wie Kopfschmerz, Migräne, Diabetes und Asthma und sorgt sogar für weißere Zähne. Für das Ölziehen gibt man einen Tropfen ätherisches Öl auf einen Löffel und fügt so viel Olivenöl hinzu, wie es seinem eigenen Empfinden und Geschmack entspricht. Beliebt sind Zitrusöle, Pfefferminze, Grüne Minze und Basilikum.

Nahrungsergänzung – Vitalstoffe direkt zur Zelle

Zum Verzehr zugelassene ätherische Öle sollten vor dem Einnehmen 50:50 mit reinem Pflanzenöl verdünnt werden. Man kann einen Tropfen Öl auch mit einem Teelöffel Honig oder Obers zu sich nehmen. Ölliebhaber nehmen in jedem Glas

Wasser oder Tee, das sie trinken, ätherische Öle zu sich.

Dr. Pénoël benutzt immer ätherische Öle in seinem Trinkwasser, und zwar 1-2 Tropfen von Pfefferminze, Zitrone oder Orange, selbst im Restaurant. „Ich habe bemerkt, dass ich mehr Wasser trinke, weil es besser schmeckt. Ich werde selten krank, solange ich diese Gewohnheit beibehalte."

Die Aromaküche – duftend wie zu Omas Zeiten

Viele ätherische Öle verfeinern mit ihren ausgezeichneten Aromen unsere Speisen. Sie sind im Geschmack viel intensiver als getrocknete Kräuter.

Ein Tropfen Pfefferminzöl entspricht etwa einundzwanzig Pfefferminz-Teebeuteln.

Manchmal verlangt ein Rezept nach einem Aroma, doch ein Tropfen wäre zu intensiv. Daher kann man einen Zahnstocher in ein ätherisches Öl tauchen und damit die Speise umrühren. Dadurch verleiht das Öl genügend Geschmack, ohne hervorzuschmecken. Nachdem ätherische Öle nicht erhitzt werden sollten, um ihre innewohnenden Wirkstoffe nicht zu verlieren, werden sie erst nach dem Kochen hinzugefügt.

In der Aromaküche wird jedes Gericht, das auf den Tisch kommt, mit ätheri-

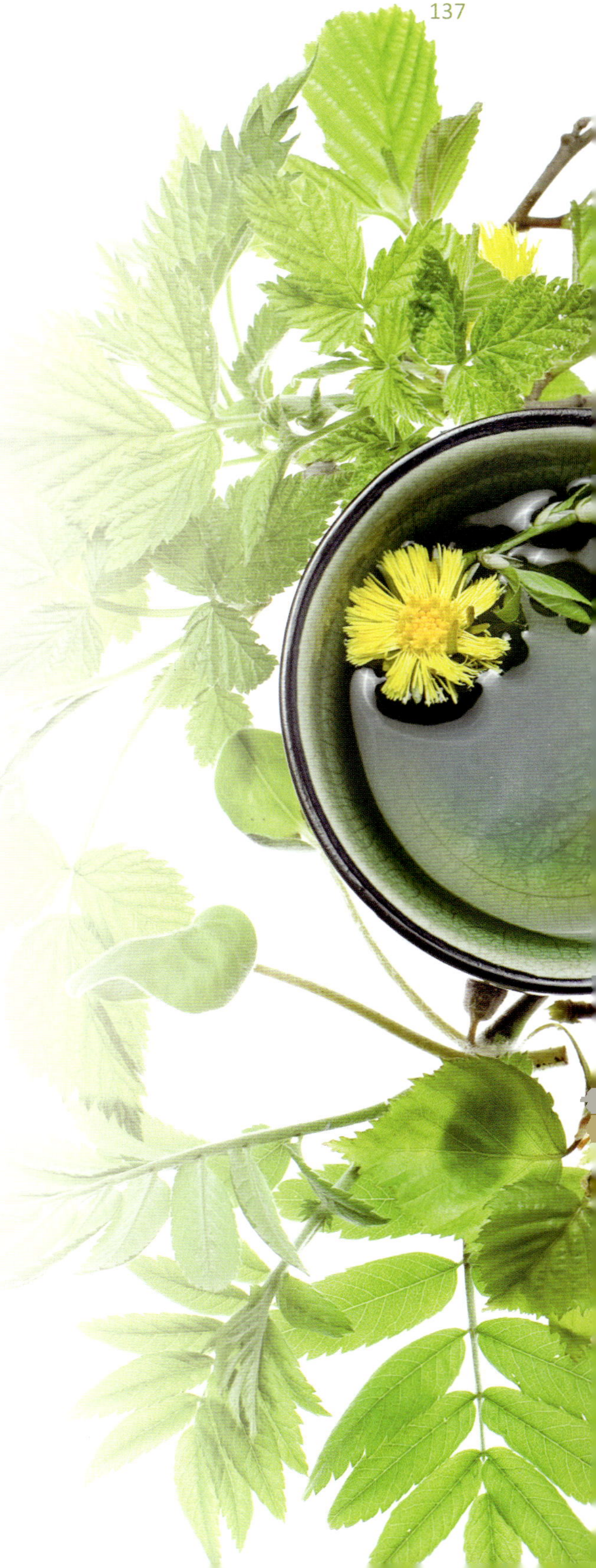

schen Ölen verfeinert, die eine einfache Speise zu einem Gaumenvergnügen machen. Beliebte Öle sind Zitrone, Limette, Mandarine, Orange, Pfefferminze, Grüne Minze und Basilikum. Mit der Zahnstocher-Methode wird ein ätherisches Öl zu Salatsoßen, Gemüsedips und Brotaufstrichen als ein extra kulinarisches Highlight beigefügt.

Von der Hand in den Mund

Zur Einnahme eines therapeutischen Öls gibt man einen Tropfen auf die Hand, in die Mulde zwischen Daumen und Zeigefinger, und schleckt das Öl ab. Dr. Daniel Pénoël erzählt, wie er mit diesem „Lick-Trick" innerhalb einer Stunde Halsschmerzen kurierte.

Er holte seinen Sohn vom Flughafen ab, der eine Stunde Fahrzeit von zu Hause entfernt lag. Weil der Sohn über Halsschmerzen klagte, gab er ihm seine Flasche Teebaumöl, die er immer bei sich trägt. „Schlecke alle paar Minuten eine Spur des Öls von der Rückseite deiner Hand ab", sagte er ihm. „Nimm nur ein wenig davon, denn ein ganzer Tropfen würde nicht gut schmecken." Als sie zu Hause ankamen, waren die Halsschmerzen völlig verschwunden, und sie kamen auch nicht wieder zurück.

Hausputz macht Freude

Für duftende Wäsche gibt man auf ein Tuch oder ein Stück Wäsche 1-2 Tropfen eines ätherischen Öls in die Waschmaschine. Man kann ein ätherisches Öl auch dem Geschirrspülmittel hinzufügen, um ein frisch duftendes Geschirr zu erhalten, das zugleich auch gründlich sauber ist. Man gibt etwa zehn Tropfen in den Eimer zum Bodenwischen; 1-2 Tropfen in die Sprühflasche mit Glasreiniger; und für einen effektiven Allzweckreiniger setzt man einer Haushaltsflasche etwa 10-20 Tropfen zu. Für ein natürliches Pflanzenschutzmittel gibt man in eine Sprühflasche einen halben Teelöffel Spülmittel, Pfefferminze, Zitrone, Zypresse oder Eukalyptus und füllt mit Wasser auf. Vor Gebrauch gut schütteln.

Die Lieblingsöle, die man bei der Hausarbeit einatmet, arbeiten auf allen Ebenen. So wird das Putzen für uns zur Therapie, die Spaß und Freude bereitet.

Unsere Haustiere werden es uns danken

Pflanze, Tier und Mensch sind eine Einheit, die von ätherischen Ölen in gleicher Weise unterstützt werden. Ob man für seine Vierbeiner Zedernholz für eine gesunde Flohkontrolle einsetzt oder Gerüche von seinem nassen Hund mit Rosmarin neutralisieren will, ätherische Öle sind ein Segen in der heutigen chemiebeladenen Zeit. Für Tiere genügt eine geringe Menge an ätherischem Öl, das stark verdünnt wird, denn sie haben eine viel größere Kapazität, Gerüche wahrzunehmen. Außerdem ist es wichtig zu wissen, dass das Teebaumöl für Katzen tödlich sein kann. Doch unsere Haustiere profitieren von ätherischen Ölen, und die meisten Katzen, Hunde und Pferde lieben die Wohltat der Öle.

Geschichten zur täglichen Anwendung von Ölen

Katzen lieben Baldrian

Eine Dame ging vom Heilpraktiker nach Hause. Er hatte ihr den Nacken mit dem beruhigenden Baldrianöl eingerieben. Als sie nach Hause kam – sie trug einen schönen neuen Schal – hatte sie ein Erlebnis der besonderen Art. Ihre Katze war ganz verrückt nach ihrem Schal, verkrallte sich in den duftenden Stoff und rieb begeistert das Köpfchen daran, als wollte es auch etwas von dem Duft auf sein Fell abbekommen. Die Katze wollte den Schal nicht mehr loslassen.

Katzen lieben den Duft von Baldrian, der wohl deshalb auch Katzenkraut heißt. Doch manche Menschen finden den charakteristischen süßlichen bis ranzigen Geruch eher abstoßend. Besonders Leute, die unter Stress stehen, lehnen Baldrian oft ab, obwohl seine Kräfte Ruhe in ein hektisches Leben bringen und die Ursache von Stress abbauen könnten.

Interessanterweise mögen manche Menschen den Duft eines ganz bestimmten Öls nicht, obwohl gerade dieses Öl ihnen zur Auflösung bestimmter Traumata und Probleme helfen könnte. Sobald sie aber mit diesem Duft standhaft weiterarbeiten, werden sie bemerken, dass das Öl bald zu ihrem Lieblingsduft wird und die Blockaden erfolgreich transformiert.

Wie kann man Baldrian nun für Katzen am besten verwenden? Am liebsten haben Katzen einen alten Socken, in den man einen Knoten macht und ihn ein wenig mit Baldrian einreibt. Das wird ganz bestimmt ein Lieblingsspielzeug.

Cellulite und Grapefruitöl: Ein rüdes Erwachen

Der Umgang mit ätherischen Ölen will gelernt sein.

Ein aufgebrachter Anrufer beklagte sich: „Ich wollte mit Grapefruitöl die Cellulite meiner Freundin behandeln und hatte gehört, dass man das Grapefruitöl 50:50 verdünnt. Das habe ich gemacht. Ich habe ein 15 ml Grapefruitöl mit ebenso viel Pflanzenöl gemischt und damit meiner Freundin die Beine kräftig eingerieben. Danach habe ich die Beine fest eingewickelt, und so sind wir schlafen gegangen. Am nächsten Morgen war der Schreck groß. Die Beine waren ganz rot und taten furchtbar weh, so dass ich meine Freundin zur Notaufnahme bringen musste."

Halbwissen oder Unwissenheit schützt vor Schaden nicht. Die 50:50 Verdünnung – halb Grapefruitöl, halb Pflanzenöl – wäre schon richtig gewesen. Nur hätten von dieser Mischung ein paar Tropfen, auf die Schenkel eingerieben, für eine Behandlung genügt. Es wird wohl einige Tage gedauert haben, bis sich die Haut, wie nach einem Sonnenbrand, wieder beruhigt hatte.

Kinder und der Diffuser

Während Hansi und Marie auf dem Sofa sitzen und gemeinsam angeregt ein Bilderbuch lesen, summt im Hintergrund der Diffuser und bläst einen friedlichen Mandarinenduft in den Raum.

Aber die beiden sind nicht immer so brav. Ganz im Gegenteil. Vor einer Viertelstunde sind sie noch wild durch die Wohnung getobt und waren kaum zu bändigen. Die Mutter weiß schon aus Erfahrung, dass durch den beruhigenden Duft ihre Gemüter besänftigt werden. Es hat bisher jedes Mal geholfen.

Ätherische Öle können ausgelassene Kinder nur mit ihrem lieblichen beruhigenden Duft im Nu zu zahmen Lämmchen machen, ganz ohne Schimpfen oder Androhung von Strafen.

Doch das Aroma aus dem Diffuser schützt unsere Kinder auch vor Krankheiten und bietet ihnen die bestmögliche Unterstützung für ein gesundes Leben. Der mikro-feine Nebel hat die Kraft, Viren und Bakterien unschädlich zu machen.

Heidi erzählt: „Morgens, bevor die Kinder zur Schule gehen, stelle ich den Diffuser an, um sie für den Schultag zu rüsten. Wenn sie wieder heimkommen, lasse ich ihn wieder laufen, um Bakterien zu eliminieren. In der Schule atmen die Kinder Viren und Bakterien ein. Womöglich stecken diese Mikroben noch lange in ihrer Kleidung und bleiben haften. Durch den Duft aus dem Diffuser, der im ganzen Raum verteilt ist, werden **Infektionen** verhindert sowie deren Ausbreitung auf Familienmitglieder gebannt. Unsere beliebtesten Öle sind die antimikrobielle Ölmischung, bestehend aus **Zitrone**, **Rosmarin**, **Zimt** und **Nelke**. Aber auch **Pfefferminze**, **Limette**, **Eukalyptus** und **Teebaumöl** leisten in dieser Beziehung gute Arbeit."

Ein Putzmittel, das Leben retten kann

Oft denkt man beim Putzen nicht daran, dass chemische Putzmittel verheerende Auswirkungen auf uns haben könnten. Ich lernte das auf hartem Weg.

„Ich verwende immer biologische Haushaltsreiniger, weil ich auf meine Gesundheit sehr achte. Doch an jenem Tag hatte ich es eilig, und das Ungeziefer auf dem Küchenboden, das auf Hawaii ideale Lebensbedingungen vorfindet und das ich nun schon wochenlang mit natürlichen Mitteln erfolglos zu bekämpfen versuchte, ließ das Fass überlaufen. Ich griff entschlossen zum herkömmlichen Ungeziefermittel und sprühte den Boden ein. Dann stellte ich Kisten vor den Eingang zur Küche, damit meine Katzen nicht über den giftigen Boden gehen würden. Danach eilte ich zur Arbeit. Den unüberlegten Entschluss, Gift zu verwenden, bereute ich bitterlich, denn er hatte verheerende Folgen.

Meine Lieblingskatze Kita muss wohl mit dem Gift in Kontakt gekommen sein. Sie wurde sterbenskrank. Wir brachten sie eilig in die Tierklinik, wo der Arzt eine Lebervergiftung feststellte. Die Katze musste eine Woche im Tierhospital bleiben, bevor wir sie zum Sterben wieder mit nach Hause nehmen durften. Der Doktor konnte für sie nichts mehr tun. Sie hatte eine Woche lang nichts gegessen oder getrunken.

Sobald ich meine Katze wieder zu Hause hatte, lief ich zu meinem Erste Hilfe Koffer, suchte die Ölmischung, die man gewöhnlich für Leberprobleme nehmen würde, und rieb ein paar Tropfen auf die Stelle, wo ich dachte, dass eine Katze die Leber haben könnte. Genau wusste ich es nicht. Mein Liebling duftete so gut nach Fenchel, Rosmarin, Kamille, Geranie und Immortelle. Ihr jämmerlicher Zustand griff mir ans Herz.

Als ich am nächsten Morgen gleich nach ihr sah, traute ich meinen Augen kaum. Sie schleppte sich mit großer Mühe zum Wassernapf und machte ihren ersten Schluck. Von da an ging es mit ihr bergauf. Bald begann sie wieder zu fressen und wurde schließlich wieder ganz gesund. Das verdanke ich den wunderbaren ätherischen Ölen. Noch viele Jahre blieb sie meine treue Begleiterin."

Ein Rezept für ein natürliches Desinfektionsmittel

Man gibt Wasser in eine Sprühflasche und einen Spritzer natürliche flüssige Seife, zum Beispiel Badegel. Nun fügt man seine bevorzugten antiseptischen, antibakteriellen ätherischen Öle hinzu, wie etwa je 5 Tropfen von **Lavendel**, **Zitrone** und **Zitronengras**. Vor Gebrauch schüttelt man gut.

Oder man gibt 1-2 Tropfen **Eukalyptus**, **Kiefer**, **Wacholder**, **Thymian** oder **Rosmarin** auf ein nasses Tuch, das man zum Wischen der Oberflächen verwendet.

Probiere es aus und du wirst sehen, wie diese oft lästige Arbeit durch den Einsatz ätherischer Öle plötzlich sogar Freude bereiten wird.

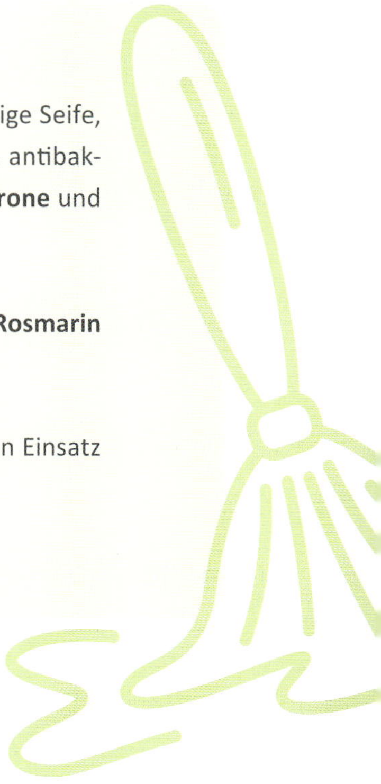

Die therapeutische Anwendung ätherischer Öle

In der Therapeutenpraxis sind heute die folgenden therapeutischen Anwendungen üblich:

Inhalation mit ätherischen Ölen

Es ist ein Unterschied, ob ätherische Öle durch Inhalation, d. h. durch bewusstes Aufnehmen von Luft in die Lungen und in den Blutkreislauf, oder durch die unbewusste Geruchswahrnehmung aufgenommen werden.

1. Die **Inhalation** von ätherischen Ölen kann tiefe psychologische und physiologische Ergebnisse zeitigen, wie etwa die Produktion von Hormonen ausbalancieren, Herzfrequenz, Blutdruck, Atmung, Gedächtnis und Stress beeinflussen und den Serotoninspiegel regulieren. Aromen können auch Einfluss auf unseren Appetit nehmen.

2. Bei der unbewussten Geruchswahrnehmung, beispielsweise beim **Einatmen** eines Duftes, wandern Duftmoleküle über spezielle Sensoren und Nervenbahnen zum *Bulbus olfactorius* (Riechkolben) und senden Impulse zum limbischen Gehirn, dem Sitz unserer Emotionen und Erinnerungen. Sie beeinflussen die Art und Weise wie wir uns fühlen, und helfen, Traumata aus unseren Zellen zu löschen.

Daher sind in der Praxis zwei Arten von Diffuser im Einsatz:

1. **Der Vernebler** zur Inhalation des unverdünnten ätherischen Öls.
2. **Der Ultraschall-Diffuser**, der mit Wasser und Öl arbeitet und als aktiver Luftreiniger für Räume hilfreich ist.

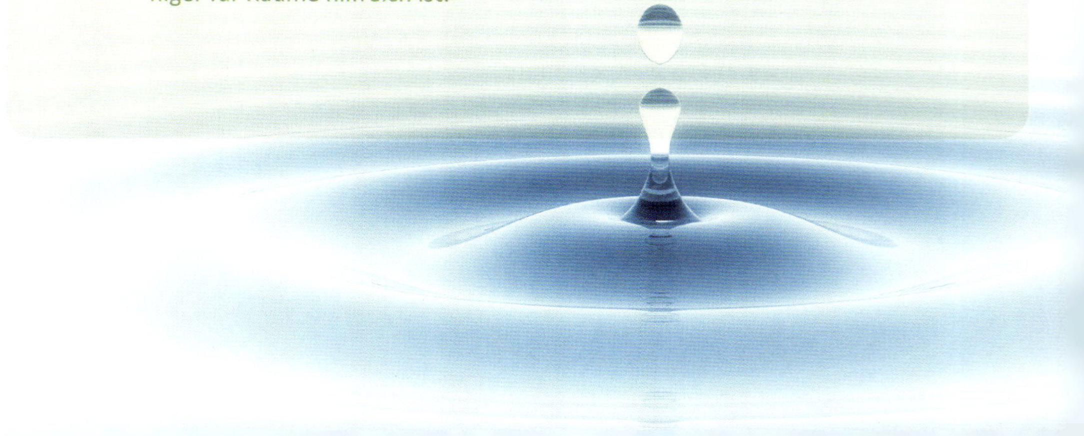

Wie man mit Eukalyptusöl Nasennebenhöhlen-entzündungen behandelt

Dr. Daniel Pénoël, Autor von *Natural Home Health Care Using Essential Oils*, hat die „Post Inhalation Apnea Aerosol Therapie" speziell für die Behandlung von Sinusinfektionen entwickelt. Dabei verwendet er einen Inhalationsvernebler mit einem Ausstoßregler, der gewöhnlich auf Minimum gestellt ist, besonders zu Beginn einer Therapie.

Beim Einatmen geht die Luft normalerweise vorwiegend zu den Lungen. Doch bei einer Nasennebenhöhleninfektion sitzt das Problem in den Nebenhöhlen, nicht in den Lungen. Der einzige Weg, um Duftmoleküle in die Nebenhöhlen zu bekommen, ist, die Luft so lange wie möglich anzuhalten.

Die Therapieabfolge:

- Schritt 1: Man schaltet den Vernebler ein.
- Schritt 2: Man hält die Luft so lange wie möglich an.
- Schritt 3: Man geht mit dem linken Nasenflügel nahe an den Aerosol-Ausstoß heran. Dabei merkt man bereits die therapeutische Wirkung der Aerosol-Partikel in den Nebenhöhlen.

Man kann den Duftnebel entweder in das linke Nasenloch einströmen lassen, bis man ausatmen muss, und dann mit dem rechten Nasenloch fortfahren; oder man könnte wechselweise fünf Sekunden links, dann fünf Sekunden rechts arbeiten und die Seiten so lange wechseln, bis man den Atem nicht mehr anhalten kann. Man nimmt daraufhin ein paar normale Atemzüge und wiederholt den Vorgang fünf- bis siebenmal. Der gesamte Vorgang dauert nur wenige Minuten.

Bei akuten Nasennebenhöhlenbeschwerden wiederholt man die Anwendungen intensiv, etwa einmal pro Stunde. Bei chronischer Sinusitis macht man diese Anwendung dreimal am Tag.

Teebaumöl ist für diese Therapie die perfekte Wahl. Es ist leicht verträglich und enthält das leistungsstarke und zugleich sanfte Molekül Terpenol-4 in genügender Menge. Man verwendet nicht mehr als 20-30 Tropfen pro Sitzung.

Dr. Pénoël hat noch einen weiteren Ratschlag bezüglich der Probleme mit den Nebenhöhlen: Man sollte auf Milchprodukte verzichten.

Nebenhöhlen und Milchprodukte:

„Vor vielen Jahren litt ich an Sinusinfektionen, und schließlich erkannte ich, dass ich auf Käse aus Kuhmilch verzichten sollte. Als ich diese Änderung vornahm, verschwanden die Sinusprobleme wie von selbst. Das Milchprodukt war die Wurzel meines Problems."

Yoga und Meditation

Ein Diffuser ist auch in einem **Yoga**-Studio sehr beliebt. Das Öl, das dem Ultraschall Diffuser entströmt, schafft nicht nur eine perfekte Raumatmosphäre, sondern es fördert auch die Tiefenatmung und begünstigt die innere Ruhe und Entspannung.

Wie ein Diffuser bei Zahnproblemen helfen kann

Dr. Pénoël berichtet von der Anwendung ätherischer Öle mittels eines Verneblers bei Zahnproblemen und gibt uns seinen Erfahrungsbericht wie folgt weiter.

Nach einer umfangreichen Zahnbehandlung mit mehreren Extraktionen richtete Dr. Pénoël die Glasöffnung des Verneblers mit Teebaumöl in seinen Mund. Der Gaumen wies nach der Operation offene Wunden auf. „Obwohl ich schon viele wunderbare Heilungen mit ätherischen Ölen erleben durfte, war das Erlebnis meiner eigenen Heilung des blutenden Gaumens fantastisch", erzählte er. Schon nach drei oder vier Tagen – statt nach zehn Tagen, wie der Zahnarzt erwartete – hatte sich das Gewebe selbst repariert. Anstelle von Antibiotika nahm er vermehrt Kapseln mit einer antimikrobiellen Ölmischung ein.

Dampfinhalation

Heißwasserdampf in Verbindung mit ätherischen Ölen ist eine wirksame Therapie, da die Öle mit Hilfe des Dampfes rasch und tief in den Körper eindringen können. Weil ätherische Öle im heißen Wasser aber schnell verdampfen, würden dadurch wertvolle Wirkstoffe verloren gehen. Daher legt man bei der Dampfinhalation ein Handtuch über den Kopf, um die duftenden Ölmoleküle einzufangen und zu inhalieren. Für eine gesteigerte Wirkung bläst man ab und zu leicht auf das dampfende Wasser, um die Ölmoleküle zu aktivieren und freizusetzen.

Ätherische Öle und ihre Wirkung über die Haut

Heiße und kalte Kompressen

In der Physiotherapie spielt beispielsweise die Therapie mit Kompressen zur Kälte- und Wäremebehandlung eine wichtige Rolle. **Heiße Kompressen** zur Schmerzlinderung, Durchblutungsförderung und für Entspannung lassen sich gut mit ätherischen Ölen von **Zypresse** und **Majoran** unterstützen. Die Wärme hilft, das Öl tief in die gewünschte Stelle einzubringen und Tiefenentspannung zu fördern. **Kalte Kompressen** zur Linderung von Schmerzen, Hemmung lokaler Entzündungsherde sowie zur Abschwellung oder Fiebersenkung werden unter anderem mit **Pfefferminze** oder **Zitronengras** ausgeführt.

Für eine Kompresse wird das ätherische Öl auf die gewünschte Körperstelle aufgetragen und eingerieben. Darüber legt man ein feuchtes Tuch, deckt mit einer Plastikfolie ab und wickelt den Klienten für zehn bis sechzig Minuten mit einem trockenen Tuch ein. Oder man füllt eine Schüssel mit heißem Wasser, dem man 4-5 Tropfen eines ätherischen Öls beifügt. Ein gefaltetes Tuch wird in das Wasser eingetaucht, gut ausgewrungen und auf die zu behandelnde Stelle aufgelegt und abgedeckt, bis die Kompresse auf Körpertemperatur abgekühlt ist. Dann wiederholt man den Vorgang.

Aromatische Wickel und Bandagen

Aromatische Körperpackungen werden als **entgiftende Körperwickel** oder zur Reduzierung von Wassereinlagerungen und zur Gewichtsreduktion verwendet. Dazu nimmt man einen Eimer mit warmem Wasser, das mit ätherischen Ölen wie **Grapefruit**, **Zypresse** oder **Wacholder** versetzt ist. Da Wasser und Öl sich nicht mischen, werden die ätherischen Öle mit einem Teelöffel Badegel, Badesalz oder Kaiser Natron emulgiert. Man legt aufgerollte Bandagen in das Wasser und beginnt von den Beinen aufwärts mit gut ausgewrungenen warmen Bandagen einzuwickeln. Darüber wird eine Plastikfolie gegeben, um die Wärme zu konservieren. Jeder Fuß kommt zusätzlich in einen Plastiksack, der zugebunden wird. Während der nächsten halben Stunde, in der der Klient angewiesen wird, sich rege zu bewegen, wird sich ausgeschiedenes Wasser in den 'Plastikschuhen' sammeln, das von Zeit zu Zeit entleert wird. Nach der Behandlung wird der Körperumfang gemessen und mit den anfänglichen Maßen verglichen. Oft werden mit dieser Methode erstaunliche Ergebnisse erzielt.

Aromatische Wickel können auch zur Behandlung von Cellulite gemacht werden. Man reibt die zu behandelnden Körperzonen wie Bauch, Schenkel und Beine mit einem Massageöl ein, das man selbst aus reinem Pflanzenöl und einigen Tropfen **Grapefruit**- und **Ledum**-Öl herstellen kann, und wickelt eine Plastikfolie von den Füßen aufwärts herum. Das Massageöl kann zur Optimierung der Therapie erwärmt sein. Zur Verstärkung des Effektes können die einzelnen Problemzonen auch mit einem Fön erhitzt werden. Nach etwa einer halben Stunde entfernt man die Plastikwickel und nimmt eine Dusche. Auch hier können Messungen vorgenommen werden, um den Fortschritt zu dokumentieren.

Für **Wundbehandlung** und Wundheilung, Dekubitus und besondere Anwendungen in der Altenpflege können ähnliche Packungen und Bandagen eingesetzt werden, weniger als Ganzkörperwickel als vielmehr zur lokalen Behandlung.

Unter Zuhilfenahme eines dem Therapiezweck förderlichen Öls, zum Beispiel **Lavendelöl** zur Wundheilung, kann eine Heilung einsetzen, die manchmal wie ein Wunder anmuten mag. Offene Wunden, die mit herkömmlichen Mitteln wochenlang nicht verheilen, reagieren wunderbar auf wundheilende ätherische Öle.

Zu beachten ist, dass in eine offene Wunde nur reine, unverdünnte ätherische Öle gegeben werden. Fette Öle würden ein Bakterienwachstum begünstigen. Das besondere Öl für die **Wundheilung** ist *Lavandula angustifolia* (**Lavendelöl**). Öle zur **Blutstillung** und zum Schließen einer Wunde sind *Helichrysum italicum* (**Immortelle**) und die *Cistus ladaniferus* (**Zistrose**). Weil die Zistrose eine Wunde so augenscheinlich schließt, wird sie in der Aromatherapie auch „die aromatische Naht" genannt. Eine verunreinigte Wunde muss allerdings vorher mit einem antiseptischen Öl wie Lavendel gereinigt werden, bevor die Zistrose zum Einsatz kommt. Andernfalls würde sich die geschlossene Wunde entzünden.

Der Körper profitiert von Wickeln aller Art, denn jedes Öl, das aufgetragen wird, verstärkt seine Wirkung, wenn zusätzlich ein feuchter Wickel unter Wärme- oder Kälteeinwirkung aufgelegt wird.

Heilbad, Dampfbad und Sauna

Kurmäßige Heilbäder, Dampfbäder und Saunas mit ätherischen Ölen bringen besondere Vorteile. Sie sind wohltuend, entspannend und heilend, das wussten schon die alten Griechen und Römer. Das klassische Dampfbad belastet durch die geringere Temperatur den Kreislauf weniger als die Sauna, reguliert den Blutdruck, öffnet die Poren und entgiftet. Es wird besonders bei rheumatischen Beschwerden und Erkrankungen der Atemwege verordnet. Sauna-Aufgüsse mit **Eukalyptus**, **Zitronenmelisse**, **Zimt** oder **Nelke** beugen Erkältungskrankheiten vor und wirken schleimlösend.

Die Einreibung mit ätherischen Ölen

Erfrischende, belebende sowie schmerzlindernde oder entspannende Einreibungen unterstützen den Körper nach sportlicher Betätigung, bei Muskelschmerzen, Muskelkater und bei orthopädischen Problemen oder nach Knochenbrüchen. Man unterscheidet die Einreibung eines ätherischen Öls mit einem reinen Pflanzenöl oder mit Wasser.

Für die Einreibung sind folgende Öle geeignet: Für die **Ganzkörpermassage** sind **Lavendel** oder **Balsamtanne** zur Entspannung beliebt. Für **Muskelschmerzen** haben sich **Wintergrün**, **Basilikum** und **Majoran** bewährt. Für **Nervenschmerzen** greift man zu **Pfefferminze**, **Salbei** und **Immortelle**.

- Für eine **Einreibung mit Massageöl** nimmt man 10-15 Tropfen ätherisches Öl auf 100 ml Trägeröl. Ätherische Öle unterstützen den Masseur bei seiner Arbeit, denn sie helfen mit ihren innewohnenden Kräften, die Muskeln zu entspannen, sowie mit ihrem Duft, Stress und psychische Spannungen zu lösen.

- Für eine **Einreibung mit Wasser** nimmt man 5 Tropfen ätherisches Öl auf einen Teelöffel Wasser, Apfelessig oder Blütenwasser (Hydrosol). Obwohl wasserlösliche Stoffe sich mit ätherischen Ölen nicht vermischen, erklärt Dr. Kurt Schnaubelt, helfen sie doch, die Haut leichter zu durchdringen. Für Windpocken, Gürtelrose, Furunkel oder Schrammen verwendet man eine Sprühflasche, um größere Flächen des Körpers zu behandeln. Die Sprühflasche wird vor Gebrauch gut geschüttelt.

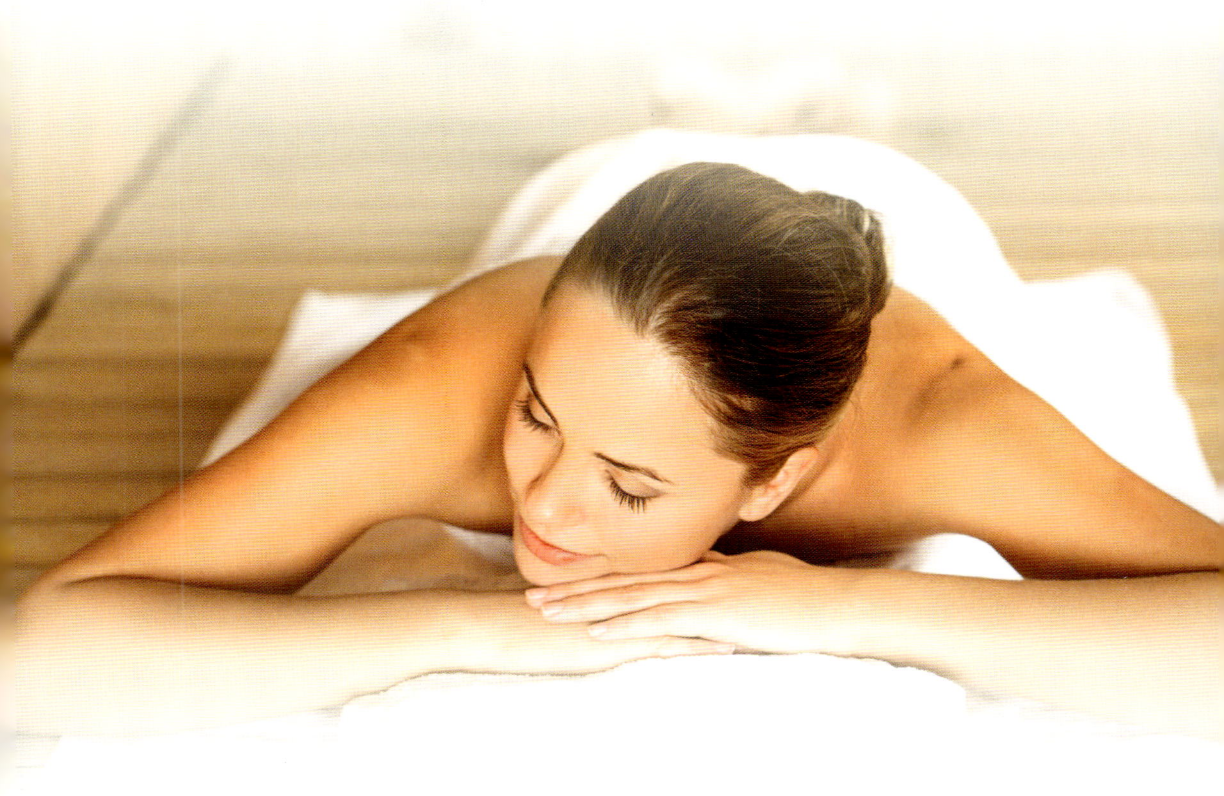

Die „Schnellstart" Anwendung:
Manchmal ist es notwendig, dem Schmerz massiv zu begegnen. Dabei hilft die „Schnellstart" Anwendung: Man reibt zehn Minuten lang jede Minute einen Tropfen Öl auf die betroffene Stelle. Von hier gelangt das Öl schnellstmöglich zum Entzündungsherd. Danach reibt man eine Stunde lang alle 10 Minuten einen Tropfen Öl ein; danach jede Stunde einen Tropfen, bis der Schmerz abgeklungen ist. Diese Methode bringt erstaunliche Erfolge. Oft ist der Schmerz nach ein paar Applikationen bereits verschwunden.

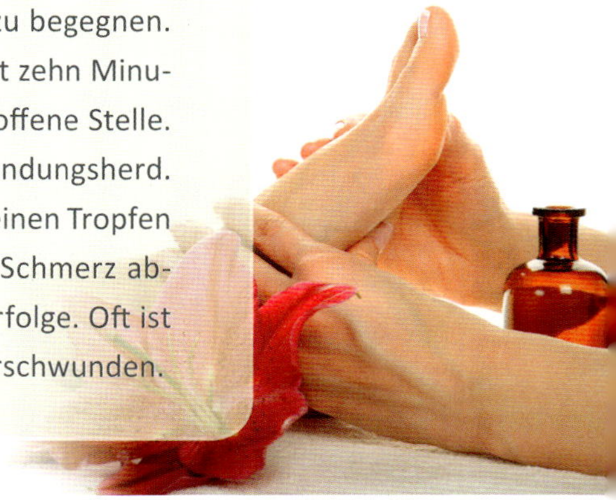

Die kühlende Aloe Vera-Anwendung

Für alle Arten von **Schmerzen** kann man auch **Aloe Vera**-Gel zusammen mit ätherischen Ölen einreiben. Die heilenden Eigenschaften der Aloe Vera in Verbindung mit ätherischen Ölen werden als angenehm kühlend empfunden. Bei **Nackenschmerzen** reibt man den Nackenbereich abends vor dem Schlafengehen mit einer Mischung aus Aloe Vera und **Palo Santo**, **Wintergrün** oder **Basilikum** ein. Darüber gibt man eine Plastikfolie, einerseits um die Bettwäsche vor Rückständen der Einreibung zu schützen und andererseits um das ätherische Öl tief in den Bereich einzubringen und das Öl vor dem Verflüchtigen zu bewahren. Aloe Vera pflegt und nährt das Gewebe zugleich. Nimmt man Wintergrün, so entsteht eine wohlige Wärme, die durch die Folie bewahrt wird und die man die ganz Nacht über auf der Stelle belassen kann.

Fußreflexzonenmassage

Alle Nervenenden sammeln sich an den Füßen. Da unsere Füße ein Abbild unseres Körpers sind, lassen sich Blockaden der Organe durch die Fußreflexzonen bestimmen und behandeln. Dabei kommt den Zehen eine große Bedeutung zu, denn sie repräsentieren den Kopf und das Gehirn. Massiert man die Zehen, lehrt Dr. Pénoël, werden auch Emotionen wie Stress (große Zehe), Verlangen (2. Zehe), Ärger und Frustration (3. Zehe), Bindung (4. Zehe) und Angst (kleine Zehe) besänftigt.

Für die Fußmassage eignen sich erdende Öle wie **Weihrauch** und **Myrrhe**. Diese Öle aktivieren das **Immunsystem**, wirken wundheilend und entlasten das **Atmungssystem**. Öle können auf den Fußsohlen unverdünnt angewandt werden. Um den ganzen Fuß zu massieren, nimmt man 4-5 Tropfen ätherisches Öl in einem Teelöffel Trägeröl. Man beginnt die Massage sanft und erhöht den Druck schrittweise. Als Grundsatz gilt, die Massage muss als angenehm empfunden werden. Eine Fußmassage entspannt den ganzen Körper.

Wie eine abendliche Fußmassage Asthma-Attacken vertreiben kann

Nachdem eine Dame von den Vorteilen des Weihrauchs für Atemprobleme hörte und erkannte, dass dieses Öl gut für eine Fußmassage wäre, beschloss sie, ihrem an Asthma leidenden fünfjährigen Sohn die Füße damit zu massieren. Sie war begeistert: „Jetzt schläft er die Nacht durch, was er zuvor selten konnte!"

Reflexzonenmassage an den Händen

Die Reflexzonen an den Händen sind leicht zugänglich und können daher jederzeit problemlos massiert werden. Der Therapeut arbeitet mit bestimmten ätherischen Ölen und Akupressur, um die Blockaden einzelner Organe zu lösen und den Energiefluss der Meridiane, unserer Energiebahnen, wieder frei fließen zu lassen. Die Akupressur ist eine Heilmethode, die gefahrlos auch zur Selbstbehandlung angewandt werden kann.

- Für die Akupressur-Methode trägt man ein ätherisches Öl auf und reibt es in den Akupunkturpunkt ein. Dann arbeitet man mit Druck, um Energieblockaden aufzulösen.
- Eine andere Methode ist die Press-und Release-Methode, wobei der Akupunkturpunkt rhythmisch gedrückt und losgelassen wird.
- Sehr effektiv ist die Abroll-Technik, eine Spezialtechnik, wobei der Masseur seine Hand flach auf den Akupressurpunkt legt und sie über seine Fingerkuppen zu den Fingernägeln abrollt, um einen elektrischen Impuls zu erzeugen.
- Um die Behandlung mit Lichtenergie zu verstärken, verwendet man eine Lichtstablampe mit entweder einem punktähnlichen oder einem großflächigeren Massageaufsatz und verschiedenen auswechselbaren Farbfiltern. Mit dem geeigneten Farblicht kann der erfahrene Therapeut Energieüberschuss ausleiten, unterversorgte Organe anregen und so einen Energieausgleich herbeiführen.

Wie ätherische Öle die Leitfähigkeit der Akupunkturpunkte beeinflussen

Die Biokybernetik nach Dr. Smit lehrt die Heilmethode der vernetzten Regelkreise des Körpers, die über die Akupunkturpunkte angesprochen werden. Diese Methode befähigt den Körper, sich zu regenerieren, selbst bei schweren chronischen Krankheiten. „Wir haben ein Riesenpotenzial in uns, das wir nützen können", sagt der *Arbeits- und Forschungskreis* für Biokybernetik. Werden die Punkte aktiviert, antwortet der Körper. Es ist so, als würde man einen Reset-Knopf drücken, und der Mensch wird dadurch physisch und psychisch in seine Mitte versetzt.

Biokybernetik ist Hilfe zur Selbsthilfe für jedermann.
Nachdem die Moleküle ätherischer Öle so klein sind und ihr Molekulargewicht so gering ist, durchdringen sie die Haut, ziehen über die Nervenbahnen und entlang der Meridiane, der Leitbahnen in unserem Körper, in denen die Lebensenergie fließt. Auf ihrem Weg verströmen ätherische Öle ihre heilsamen Wirkungen.

Nachdem also ätherische Öle traditionell die Leitfähigkeit der Meridiane verstärken, unterstützen sie auch die Mikropressur der Biokybernetik-Methode. Diese aktiviert durch sanfte Berührung mit einem spitzen Instrument, dem sogenannten „Insmitter", auf der Hautoberfläche die Akupunkturpunkte. Diese sanfte Aktivierung veranlasst den Körper zur Selbstregulation.

Alle Organsysteme – innere Organe, Drüsen, Lymph- und Blutsystem, Haut, Skelett, Muskulatur und Zentralnervensystem – stehen miteinander in direkter Kommunikation und bilden den Regelkreis des Körpers. Jede Dysbalance betrifft zugleich alle Organsysteme. Durch die biokybernetische Aktivierung kommt es zu einer körpereigenen Selbstregulierung, die eine Balance in allen Systemen bewirkt. Der Organismus regelt sich selbst, und die körpereigenen Regelkreise, die durch Dysbalance aus der Ordnung fallen und Probleme schaffen, können durch diese evolutionäre, ganzheitliche Methode der Biokybernetik nach Dr. Smit dem gesamten Körper wieder Balance und Gesundheit bringen. Ätherische Öle sind geradezu prädestiniert, diese Selbstregulation zu unterstützen. (www.biokybernetik-smit.com)

„Nach meiner ersten Behandlung nach der Methode *Biokybernetik nach Dr. Smit*, die wohl nicht länger als zehn Minuten dauerte, konnte ich die Wirkung nicht fassen. Mein Nacken, der mir nach einem Unfall jahrelang Schmerzen bereitet hatte, war plötzlich schmerzfrei. Ich spürte gar nichts mehr. Mein Nacken fühlte sich so leicht an. Unglaublich!"

Rücken- und Wirbelsäulentherapie

Die sogenannte „Layered"-Technik ist eine Wirbelsäulen sowie eine Rücken- und Strahlungsschmerztherapie mithilfe von ätherischen Ölen. Dabei werden ätherische Öle tropfenweise und mit sanfter Berührung auf den Rücken aufgetragen, was sehr entspannend wirkt. Man tropft eine Reihe von antiviralen und antibakteriellen ätherischen Ölen, darunter **Oregano**, **Thymian**, **Basilikum**, **Zypresse**, **Wintergrün**, **Majoran** und **Pfefferminze,** auf die Wirbelsäule auf und arbeitet die Öle mit einer speziellen Federstrich-Technik und gezielten Massagetechniken in den Rücken ein. Im Rückgrat befinden sich Viren und Bakterien, denen durch die aggressive antimikrobielle Wirkung dieser starken ätherischen Öle die Lebensgrundlage entzogen wird. Durch das Loslassen der Fremdorganismen können sich die Muskeln der Wirbelsäule wieder entspannen, und es kommt nicht selten vor, dass sich eine gekrümmte Wirbelsäule vor den Augen des behandelnden Therapeuten wieder aufrichtet. Diese Technik lindert Rückenschmerzen und Strahlungsschmerzen und ist auch eine beliebte Entgiftungsmethode. Für Leute mit empfindlicher Haut steht das Pflanzenöl zur Verdünnung bereit!

Behandlung von viralen Infekten

Im alten Ägypten wurden verschiedene aromatische Öle für die Einbalsamierung von Mumien verwendet. Dr. Pénoël findet, dass es weitaus besser wäre, ätherische Öle zu verwenden, während man noch am Leben ist. Daher hat er eine Methode entwickelt, die er „Live Embalming" nennt, bei der ätherisches Öl in größeren Mengen schnell durch die Haut dringen soll, um virale Attacken effektiv abzuwehren.

Bei einem **Grippevirus** nimmt man beispielsweise ***Eucalyptus radiata*** mit dem aktiven 1,8 Cineol Molekül, einem Oxid, das zu 60-75% in diesem Öl enthalten ist. Bei einer Infektion trägt man das Öl in größeren Mengen unverdünnt auf die Haut auf, wobei das Cineol Molekül ein kühlendes Gefühl erzeugt, das man besonders im Winter als unangenehm empfinden würde. Das Kältegefühl vermeidet man, indem man einen Fön zu Hilfe nimmt, der zwei Vorteile bringt: Er erwärmt die Körperstelle einerseits und andererseits beschleunigt die Wärme das Eindringen des Öls zum Krankheitsherd. Dr. Pénoël verwendet diese Therapie in seiner Praxis seit über fünfunddreißig Jahren, besonders für virale Infekte des Atmungstraktes.

Für diese Technik tropft man das Öl mit einer Pipette auf die Haut, massiert es ein und erwärmt den Bereich mit dem Haartrockner. Bei jeder Anwendung, beginnend am Fuß und hinaufarbeitend, wird immer eine andere Hautstelle behandelt, um allergischen Reaktionen vorzubeugen.

Wie Eukalyptus eine verstopfte Nase in kürzester Zeit befreit

Wenn die **Nase verstopft** und man verschleimt ist, gibt man 3 Tropfen ***Eucalyptus radiata*** auf die Fontanelle (Scheitel), richtet den Haartrockner darauf und wird überrascht sein, wie einfach und schnell die Nasengänge wieder klar sind, bestätigt Dr. Pénoël. Die Wärme des Föns leitet das ätherische Öl schnell und direkt in den Körper zum Ort des Geschehens, wodurch das Öl effektiver wirken kann.

Wie eine Lungenentzündung über Nacht abklang

Das ist die Geschichte einer „Live-Einbalsamierung", die Dr. Pénoël erzählt, und sie schildert die kraftvolle Wirkung dieser Technik, die Leben retten kann.

Ein Freund hatte Dr. Pénoël um Hilfe gebeten für eine Verwandte, die im Endstadium von Krebs im Krankenhaus im Sterben lag. Er hatte nicht angerufen, um den Krebs zu heilen, weil das zu diesem Zeitpunkt nicht mehr möglich gewesen wäre. Diese Frau hatte jedoch eine schwere systemische Infektion (wie es so oft im Endstadium von Krebs vorkommt). Alle Antibiotika hatten versagt, und die Infektion würde ihren Zustand verschlimmern.

Die Ärzte des Krankenhauses waren mit der intensiven Behandlung mit dem therapeutischen Teebaumöl einverstanden, denn die Situation war aus ihrer allopathischen Sicht völlig hoffnungslos. Der Mann der Patientin erklärte sich bereit, die Therapien in der Nacht durchzuführen.

Alle fünf Minuten wurden einige Tropfen auf jeweils einen anderen Bereich des Körpers aufgetragen und mit dem Fön eingearbeitet. Die Therapie begann an den Füßen und setzte sich schrittweise über den ganzen Körper fort. Als der Morgen anbrach, war das hohe Fieber gesunken, und die schwere Infektion schien verschwunden. Der Körper hatte die intensive Live-Einbalsamierung unter Warmluftzufuhr und die massive und beschleunigte Durchdringung des ätherischen Öls akzeptiert und darauf positiv reagiert.

Zäpfchen, Tampon oder Einlauf

Ätherische Öle wirken besonders effektiv, wenn sie vor Ort ungehindert wirken können; so wie auch ein Arzt vor Ort besser helfen kann als durch Anweisung über das Telefon.

Bei Verdauungsbeschwerden oder zur **Darmreinigung** und Entschlackung unterstützt ein **Einlauf** mit ätherischen Ölen wie **Kamille** oder **Fenchel**. Die Verwendung von Klistieren findet sich schon bei den alten Ägyptern, die damit den Darm von pathologischen Prozessen reinigten.

Zäpfchen werden zur Verabreichung von ätherischen Ölen verwendet und bei Darmproblemen zu Abführzwecken, bei Fieber oder zur Behandlung von Hämorrhoiden eingesetzt. Bei **Hämorrhoiden** gibt man **Immortelle**, **Zypresse** und **Basilikum** in reines Kokosfett, in einer Verdünnung von 50:50. Das füllt man in Zäpfchenformen und lässt sie im Kühlschrank fest werden.

Tampons werden auch für Probleme der weiblichen Fortpflanzungsorgane verwendet, weil sie ein ätherisches Öl gezielt an den Ort bringen, wo es gebraucht wird. Beispielsweise können bei **Herpes** Tampons für die innere Infektion oder eine

Binde für äußere Läsionen mit einer 10:90 Verdünnung aus antiviralen ätherischen Ölen wie ***Melaleuca alternifolia***, **Rosmarin** oder **Sandelholz** zum Einsatz kommen. Mit dieser Mischung tränkt man Tampon oder Binde zur nächtlichen Anwendung. Man verwendet grundsätzlich biologische Tampons und Binden, da ätherische Öle die Eigenschaft besitzen, Gifte wie etwa Bleichmittel und Ähnliches aus den Stoffen herauszulösen, die dann viel direkter in den Körper gelangen würden.

Die Operation, die abgesagt wurde

Diese Geschichte aus der Praxis eines befreundeten Heilpraktikers zeigt, wie wirkungvoll ätherische Öle in unser Leben eingreifen können.

Eine Dame mit Unterleibsbeschwerden kam in die Praxis. Die klinischen Werte waren schlecht. Der Heilpraktiker empfahl ihr, ein paar Tropfen Lavendel in Naturjoghurt zu geben und mit einem Tampon einzuführen. Dadurch würde die Schleimhaut neutralisiert und eine bessere Sauerstoffzufuhr bewirkt. Das Öl würde so auch auf der psychischen Ebene wirken. Sie sollte Lavendel auch auf den Unterbauch und das Kreuzbein reiben. Die Dame befolgte diese Anweisungen, und die PAP-Werte (Abstrich) waren bei der Nachuntersuchung auf den Normalbefund zurückgegangen.

Diese Dame hatte eine Freundin, die wegen eines bösartigen Unterleibskarzinoms in drei Wochen operiert werden sollte. Die Patientin riet ihrer Freundin, doch auch die Anweisungen des Heilpraktikers zu befolgen. Es könne ihr nicht schaden, und es könnte ihr dadurch nach der Operation besser gehen. Die Freundin befolgte also den Rat und hatte kurz vor der OP eine Kontrolluntersuchung. Der behandelnde Arzt konnte vom bösartigen Krebs nichts mehr feststellen. Chemo und Bestrahlungen wurden daraufhin abgesagt, weil ihr Befund völlig normal war. Man kann sich vorstellen, wie glücklich diese Frau war.

Muss es immer das „richtige" Öl sein?

Gibt es nur das „richtige" Öl, das bestimmte Aufgaben erfüllen will, oder welche Eigenschaft haben alle ätherischen Öle, die wir uns zunutze machen können?

Stelle dir vor, du hast eine kleine Bibliothek an ätherischen Ölen; oder du hast zwei, drei Öle; oder auch nur ein Öl. In der Konzentration eines ätherischen Öls ist so viel Natur vorhanden, so viel vom Geheimnis des Lebens, dass es nur darauf wartet, dass du deine Absicht kundtust und deinen Wunsch erklärst – und das Öl wird ihn dir erfüllen. Auch wenn du beispielsweise kein Pfefferminzöl hast, um dir bei Kopfschmerzen die Kühle zu geben, oder kein Eukalyptusöl, um deinen Husten zu beruhigen; oder keine Balsamtanne, um Stress abzubauen – du hast vielleicht nur eine Ölmischung für die

Verdauung zur Hand. Richte dann deine Gedanken darauf, deine Gebete, deine Wünsche und deine Wahrnehmung. Formuliere deine Absicht und verwende dieses Öl dafür, und du wirst sehen: Dieses Öl wird dich zum gewünschten Erfolg führen.

Ätherische Öle als Nahrungsergänzungsmittel

Kapseln und ätherische Öle

Ätherische Öle sind unsere tägliche Nahrung. Wir lieben Zimt in den Zimtsternen, Zitrusgeschmack im Zitronenkuchen, Kamille im Tee, Pfefferminze im Bonbon. In der therapeutischen Anwendung werden Kapseln mit einem zur Einnahme geeigneten Öl oder einer Ölmischung gefüllt und eingenommen. Zur inneren Einnahme werden die Öle wie üblich 50:50 mit reinem Pflanzenöl vermischt, intensive Öle werden stärker verdünnt. Man füllt die Ölmischung mit einer Pipette in 0- oder 00-Kapseln, verschließt sie und lagert sie in einer dunklen Glasflasche, wo sie mindestens ein halbes Jahr haltbar sind.

Dr. Kurt Schnaubelt entgegnet den Kritikern, die vor der Einnahme therapeutischer Öle warnen, dass Ärzte der Naturheilkunde die Einnahme ätherischer Öle befürworten und effektiv nutzen. Nebenwirkungen sind selten und selbstlimitierend; und reine ätherische Öle entsprechen vorbildlich dem Eid des Hippokrates, nämlich den Kranken nicht zu schaden. Sie arbeiten schnell, sicher und zuverlässig. *(Schnaubelt, Intelligenz, 150)*
Manche Menschen nehmen gerne Nahrungsergänzungsmittel zu sich. Wenn man einige Tropfen eines ätherischen Öls dazu gibt, wie zum Beispiel Zitrone oder Fenchel, wirken die Öle als Katalysator für die Aufnahme der Nährstoffe, die in diesen Nahrungsergänzungsmitteln enthalten sind. Sie müssen ja auch vom Blut aufgenommen werden, und dabei fungieren die ätherischen Öle wie eine Brücke.

Nun haben wir die wirkungsvollsten Anwendungsmöglichkeiten ätherischer Öle durch Inhalation, Massage, Wasser-, Wärme- und Lichtanwendungen sowie die gängigen Hilfsmittel, die heute in der therapeutischen Praxis zur Anwendung kommen, beleuchtet. Die Zukunft wird viele neue Heilmethoden mit ätherischen Ölen sehen, die aus dem uralten Wissen der Zeiten wiederentdeckt und nutzbar gemacht werden.

Im nächsten Abschnitt möchte ich eine spirituelle Anwendungsmöglichkeit aufzeigen, eine spirituelle Übung, mit der man sich selbst – ganz ohne Hilfsmittel – zum idealen Heilwerkzeug verwandeln kann. Ätherische Öle können dabei unterstützen, indem sie das Herz öffnen, die Sinne für höhere Eindrücke wecken und zum Höchsten inspirieren.

Der Heiler in dir

Alle therapeutischen Hilfsmittel, die uns zur Verfügung stehen, unterstützen den Selbstheilungsprozess des Körpers durch ihre harmonisierenden **Schwingungen**, die ein einziges Ziel haben, nämlich alle Elemente in Balance zu bringen, um mit dem Kosmos im Einklang zu schwingen.

Heilschwingungen werden im Körper beispielsweise durch Wärme in Bewegung gesetzt. Licht und Farben lösen Blockaden in unserem System. Akupunktur spürt der Schwingung des menschlichen Regelkreises nach, um einen harmonischen Ausgleich herzustellen. Der Heilton, etwa einer Klangschale, setzt Schwingungen in uns in Bewegung, die Missklänge, dem Resonanz-Prinzip gemäß, ausgleichen.

Ätherische Öle vereinen alle diese lebensspendenden Elemente in sich. Sie erzeugen Wärme in unserem Körper, die dann zu Heilschwingungen wird. Sie tragen Licht in sich und erstrahlen in leuchtenden Farben, da sie auf der Schwingungsebene agieren und Heilfrequenzen aussenden. Sie laufen blitzschnell entlang der Meridiane und passieren die Blut-Hirn-Schranke, um Balance und Ausgleich zu schaffen. Sie singen und klingen in unhörbaren Megahertz-Frequenzen, und der Heilton wirkt mit seinen ureigenen inneren Heilfrequenzen, ähnlich wie bei der Klangschale, durch unseren Körper und unsere Seele.

Heilsein bedeutet, die eigenen Schwingungen in Balance zu halten. Alles, was harmonisch schwingt, ist heil. Missklänge erzeugen ein gestörtes Gleichgewicht und ziehen Krankheit nach sich.

Nachdem also alles Schwingung ist und wir im Meer dieser Schwingungen leben, können wir uns der Schwingung auch nicht entziehen. Es ist so wie bei den Radioschallwellen, die für alle gleichermaßen vorhanden sind. Ob wir nun das Radio einschalten oder nicht, wir empfangen denselben Wellenbereich, weil wir mit allem, was ist, verbunden sind, seien es Menschen, Tiere, Pflanzen, Steine, Sterne oder kosmische Systeme.

Alles, was du brauchst, hast du in dir!

Jedes Atom unseres Körpers singt das Liebeslied des Schöpfers. Es schwingt im harmonischen Rhythmus des Seins, oft unbeachtet und doch unaufhörlich, denn ohne diese Schwingung wäre unser Körper ohne Leben.

Die ätherischen Öle sind eine Brücke zu dieser unsichtbaren Welt der Heilung, die auf uns wartet. Wie aus einer fernen Welt raunen Düfte uns zu, uns auf unsere inneren Heilkräfte zu besinnen.

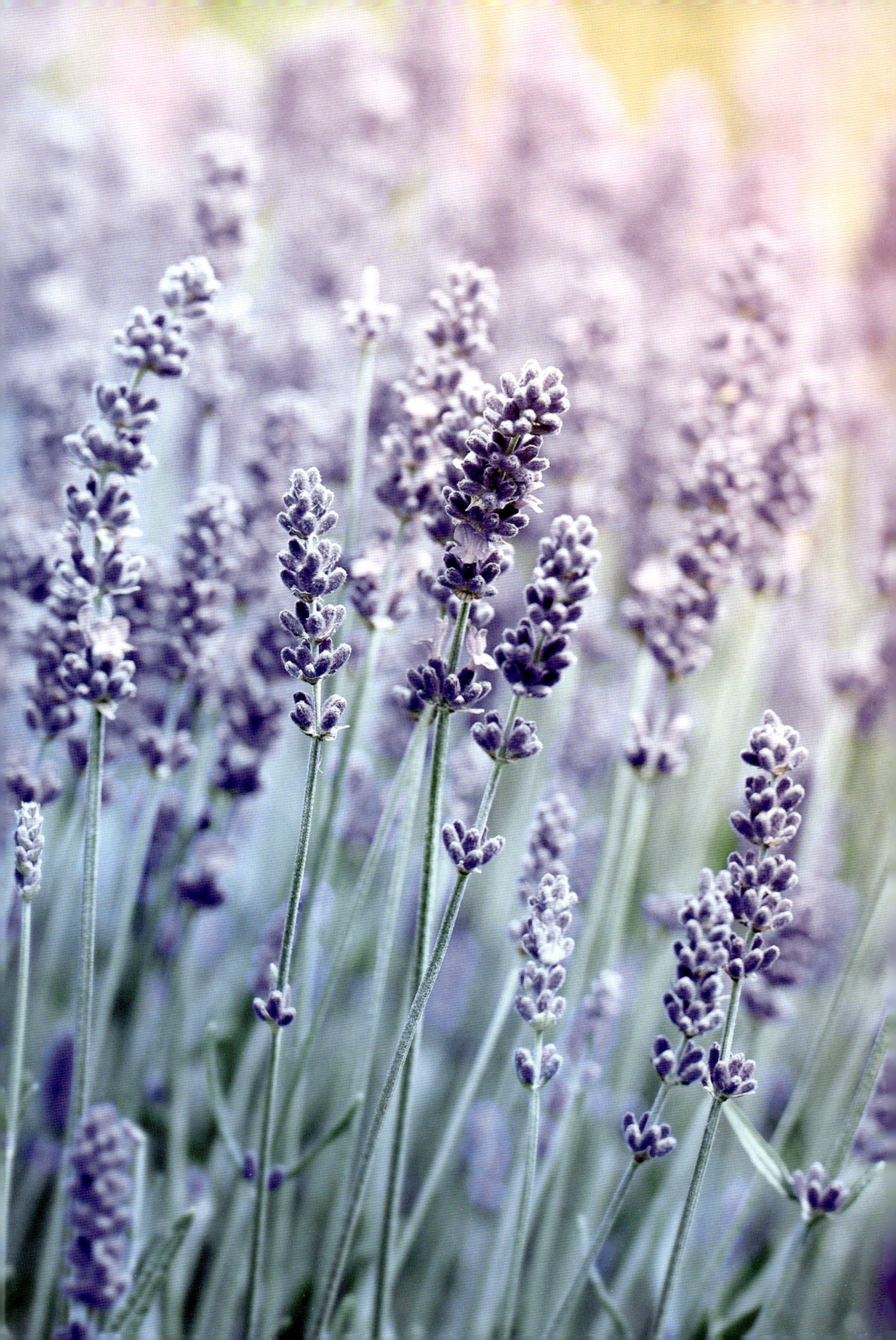

10 Geschichten aus der Praxis

Wie man offene Wunden mit Lavendelöl reinigen kann

Der Sommertag war herrlich. Albert strahlte mit der Sonne um die Wette. Er holte stolz sein neues Mofa aus der Garage, schwang sich mit seinen schlanken braungebrannten Beinen auf sein neues Spielzeug und dachte: „Das Leben ist gut!" Er war letzte Woche siebzehn Jahre alt geworden. Jetzt war der junge Mann gerade dabei, „erwachsen" zu werden.

„Heute ist der Tag", lachte er in sich hinein. „Heute teste ich das Gefährt!" Er fuhr eine kurze Strecke hinüber zum Fluss. Auf der menschenleeren, leicht hügeligen Schotterstraße, die am Ufer entlang führte, wollte er Ralleyfahren üben. „Was werden meine Freunde sagen", schoss es ihm durch den Kopf. Er ließ die Drehzahlen seines Gefährtes aufheulen. Rauchwolken qualmten aus seinem blitzblanken Chrom-Auspuff. Er riss die Lenkstange hoch, das Hinterrad quietschte, ganz wie bei einem richtigen Motorrennen. Und die wilde Fahrt begann.

Die sandige Straße wirbelte Staubwolken in die Luft. Albert erhöhte sein Tempo – immer höher, immer schneller. Da begann das Mofa zu schlingern, und bevor er sich versah, schlitterte er unter seinem Mofa über die Schotterstraße, bis er endlich zum Stehen kam. Nach dem ersten Schock begann er den Schaden abzuschätzen. Seine Beine waren eine einzige blutige, mit Staub und Schotter verschmutzte Wunde. Das schöne neue Mofa hatte auch seinen Glanz verloren.

Der Rallyefahrer schob sein Mofa mit einiger Mühe heimwärts. Die Mutter war die Erste, die das Unglück sah. Beim Anblick der Wunde rief sie bestürzt aus: „Da müssen wir unbedingt zum Arzt!" „Ich will nicht ins Krankenhaus und auch nicht zum Arzt", beharrte Albert.

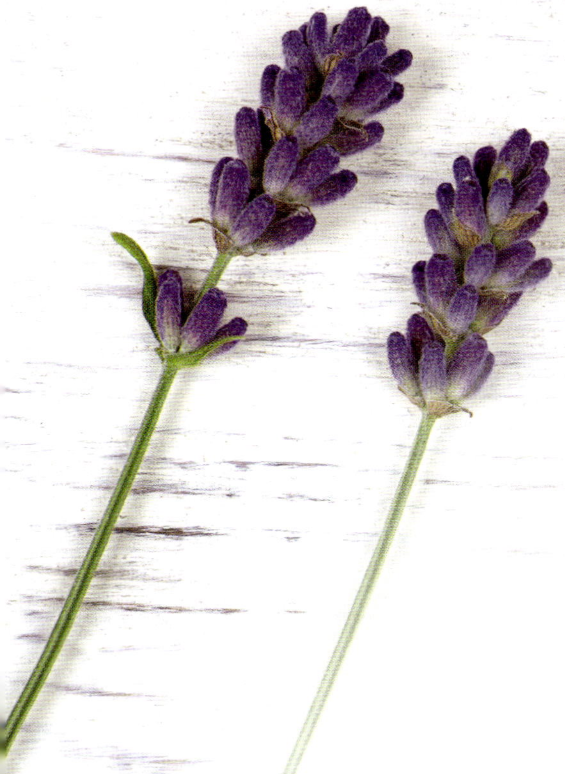

„Wie kann eine so verschmutzte Wunde gereinigt werden, ohne dass eine Entzündung entsteht?", grübelte die Mutter. „Gibt es ein natürliches Mittel in meiner Hausapotheke, das auch in einer solch dramatischen Situation helfen könnte?" Der Vater runzelte die Stirn und mahnte: „Ist es nicht verantwortungslos, tatenlos zuzusehen? Da hat es schon leichtere Fälle gegeben, wo letztendlich das Bein abgenommen werden musste."

Doch die Mutter war mit ihrem Erste Hilfe-Köfferchen schon zur Stelle. Sie holte das Lavendelöl heraus, denn sie wusste: „Das Lavendelöl ist das Mittel der Wahl, um eine Wunde zu reinigen und den Heilungsprozess einzuleiten." Sie versorgte den Sohn also mit Lavendelöl, das sie großzügig in die Wunde tropfte. Der junge Mann schlief daraufhin erschöpft ein.

„Wie sieht die Wunde aus?" Die Eltern konnten es am nächsten Morgen kaum abwarten, ihren Sohn zu sehen. Sie waren auf das Schlimmste gefasst. „Ist das möglich!", riefen Vater und Mutter fast gleichzeitig aus, als sie ungläubig das verletzte Bein sahen. Der Kies und die Verunreinigung waren alle an der Oberfläche herausgekommen! „Ich hole ein Tuch", rief die Mutter. „Wir müssen die Verunreinigung praktisch nur noch wegwischen!"

Albert hat seine Lektion gelernt. Während er den Kotflügel seines Mofas ausklopfte, dachte er dankbar: „Es hat sich Gott sei Dank nichts entzündet. Ich bin mit einem 'blauen Auge' noch einmal davongekommen!" Nach einer Woche war alles wieder verheilt, und es blieb auch keine Narbe zurück.

Lavendel ist ein wahres Erste Hilfe-Öl, das in keiner Hausapotheke fehlen sollte. Bitte verwende immer „echtes Lavendelöl". Wenn du „irgendein" Lavendelöl nimmst, könnte das schlimme Folgen haben und sogar zu Verbrennungen führen, wie ich dir schon in einer anderen Geschichte erzählt habe.

Echtes „Lavendelöl" bekommst du unter der Bezeichnung – *Lavandula angustifolia* – und das auch nur bei wenigen Herstellern. So kannst du dieses Wundermittel der Natur für immer in den Dienst deiner Hausapotheke stellen.

Schwindelattacken: Eine wertvolle Lektion

Claudia hielt sich krampfhaft am Schreibtisch fest, kniff die Augen zusammen, und bewegte ihren Kopf nicht, bis er endlich vorüber war, der Schwindelanfall. Sie hatte seit einiger Zeit ständig unterschwellige Schwindelgefühle, die manchmal ganz plötzlich und unvermutet akut wurden. Das Gefühl, auf unsicherem, schwankendem Boden zu stehen, machte ihr Angst. Jeden Augenblick konnte so eine Schwindelattacke wieder auftreten, ohne Vorwarnung, plötzlich, aus heiterem Himmel. Sie fühlte sich unsicher.

Claudia wagte es kaum mehr ins Bett zu gehen, denn beim Hinlegen sowie auch beim Aufstehen kamen diese Schwindelanfälle wieder. Manchmal machte sie sich ihr Nachtlager auf der Couch zurecht, sitzend, nur um nicht im Bett von Schwindelanfällen überrascht zu werden. Ein Arztbesuch beim HNO-Spezialisten verlief ohne Ergebnisse. „Alles in Ordnung", sagte der Arzt. Also konnten die Schwindelgefühle nicht von einem gestörten Gleichgewichtssinn im Ohr herrühren.

Claudia war am Sonntag bei einer guten Freundin eingeladen. Sie freute sich auf diese Verabredung. Sie saßen gemütlich beim Frühstück, und Claudia begann zu erzählen: „Du kannst dir nicht vorstellen, wie das ist, wenn einem ständig schwindlig ist. Man glaubt, der Boden wird einem unter den Füßen weggezogen." Besorgt hörte die Freundin zu. „Du, ich kann nicht richtig stehen, ich kann nicht richtig schlafen. Ich habe keine Lust zu essen. Ich will nicht mehr. Ich habe alles probiert, aber

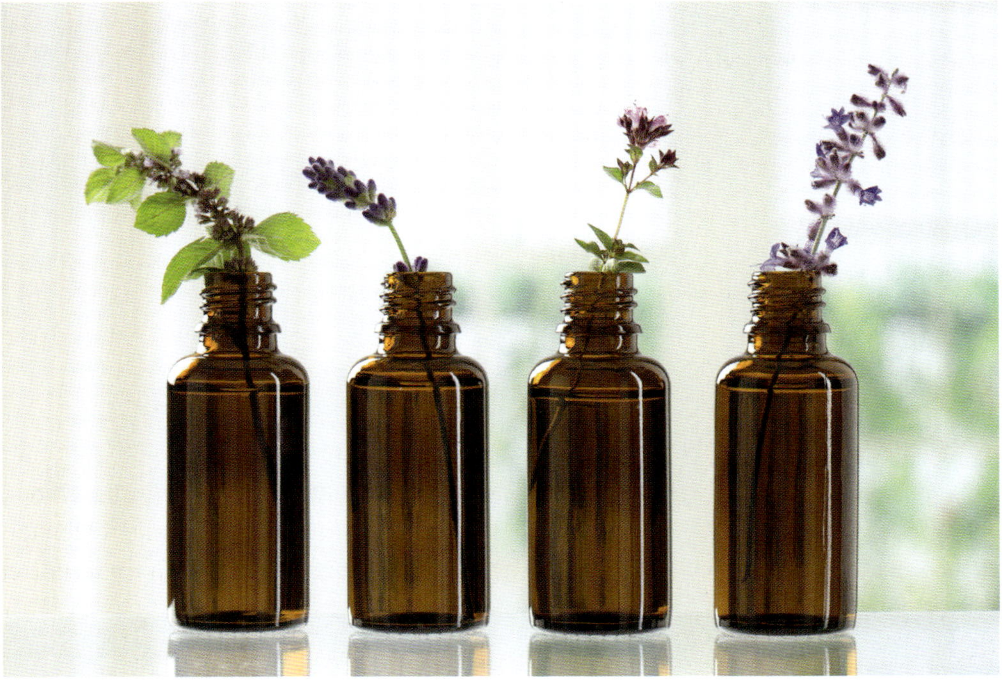

ich sehe keinen Ausweg und weiß mir nicht mehr zu helfen“, klagte Claudia ihr Leid.

„Ich hole dir etwas, warte", sagte die Freundin und öffnete den Schrank zu ihrer Hausapotheke. Sie wählte aus ihren Ölen das Pfefferminzöl aus. „Ich hatte auch heftige Kopfschmerzattacken, und durch meinen Arzt habe ich das hier entdeckt", sagte sie und hielt Claudia das Pfefferminz-Ölfläschchen hin. „Seitdem bin ich ein großer Fan von diesen ätherischen Ölen. Und damit hat alles begonnen. Jetzt bin ich komplett schmerzfrei", erzählte die Freundin weiter. „Dieses Pfefferminzöl hat mir in der schweren Zeit oft geholfen. Verwende es, vielleicht hilft es dir ja auch. Du musst nur einen Tropfen auf Stirn und Nacken geben, und schon wirst du die Wirkung spüren.“ Erstaunt nahm Claudia das Fläschchen und roch daran. „Wirklich stark“, lachte sie, und rieb einen Tropfen Pfefferminzöl auf ihre Stirn. „Unglaublich, wie das herrlich kühlt. Das tut gut!“

„Ich habe das Ding immer dabei. Ich habe davon zwei Fläschchen, eines in meiner Tasche und eines in meiner Hausapotheke. Das aus meiner Hausapotheke kann ich dir geben. Für mich selber werde ich es nachbestellen.“ Claudia nahm das Pfefferminz-Ölfläschchen dankbar mit.

Während der kommenden Wochen und Monate hatte Claudia ihr Pfefferminzöl immer griffbereit, um Schwindelattacken gleich beim ersten Anzeichen abzuwehren. Jedes Mal atmete sie auf, wenn das Pfefferminzöl den Drehschwindel wieder einmal abgewendet hatte. Das Öl war ihre einzige Erleichterung. Immer, wenn sie sich schwindlig fühlte, rieb sie einen Tropfen Pfefferminzöl auf die Stirn und über die Schläfen in den Kopf ein. Weil Claudia einen anspruchsvollen Job hatte und viel arbeiten musste, war das Pfefferminzöl ihr ständiger Begleiter. Sie war Computerprogrammiererin und brauchte dringend einen klaren Kopf.

Ein tiefer Seufzer stieg in ihrer Brust hoch, als sie gerade wieder einen tiefen Atemzug aus ihrem Pfefferminz-Ölfläschchen nahm. „Was kann nur die Ursache meines Problems sein“, dachte sie. „Was kann das heißen: Der Boden wird unter meinen Füßen weggezogen. Ich habe keinen festen Boden unter den Füßen“, grübelte sie, als eine Erkenntnis sie wie ein Blitz traf. „Ich bin hier nicht mehr verwurzelt. Ich stehe nicht auf meinem festen Fundament. Ich bin am falschen Ort!“, rief sie aus.

Kurz darauf fand Claudia einen Brief auf ihrem Schreibtisch: „Kündigung.“ Ganz unerwartet verlor sie ihren Job. Sie hatte wenig Zeit, um ihre Sachen zu packen und zu gehen. Für jeden anderen wäre das ein großer Schlag gewesen. Sie hätten händeringend nach einem neuen Job gesucht; dem ungerechten Leben die Schuld zugeschoben; den Chef beschuldigt; die Umstände beschimpft. Nicht so Claudia. Sie lachte und dachte: „Das Leben hat mich auf diese Veränderung vorbereitet. Dieser schwankende Boden unter meinen Füßen! Ich hätte es kommen sehen müssen.“

Irgendwie war Claudia die Unstetigkeit gewohnt. Wie oft sie in ihrem Leben schon umgezogen war, konnte sie nicht einmal an zwei Händen abzählen. Ihr Job verlangte es, dass sie weltweit tätig war und oft jahrelang auswärts leben musste, um die Computersoftware einer Firma zu programmieren. „Wenn man jung ist, ist der Stress und die Herausforderung selbstverständlich“, dachte sie wehmütig an ihr unstetes Leben zurück. Während Claudia sich bemühte, jetzt mit beiden Beinen wieder auf „festem Boden“ zu stehen, ließen auch die Schwindelattacken langsam nach und waren bald Geschichte. Selten meldete sich noch ein leichtes Drehen im Kopf, das aber auch bald ganz abklang.

„Wo ist mein Pfefferminzöl?“, suchte sie wieder einmal das Fläschchen. Das Pfefferminzöl, das durch all die schwere Zeit bei Tag und Nacht ihr treuester Begleiter war, sollte jederzeit griffbereit sein. Nach Stunden anstrengender Computerarbeit kühlte es Claudias heiße Stirn, und brachte Klarheit und Ordnung in ihre Gedanken.

Wenn unser Körper sich meldet, um uns etwas zu sagen – und er meldet sich mit Schmerzen – ist es immer eine Warnung, dass etwas in unserem Leben nicht in Balance ist. Zuerst beginnt eine Krankheit immer im Kopf. Du hast möglicherweise Angst vor einer Veränderung und setzt alles daran, dass das Leben so bleibt, wie es ist. Du schließt vielleicht deine Augen, um nicht hinsehen zu müssen. Claudia, zum Beispiel, hat sich in die Arbeit gestürzt, damit sie sich nicht eingestehen musste, dass etwas nicht stimmte. Dann kommt das Herz dazu. Gefühle von Angst, Stolz oder Rechthaberei bestärken dich in deinem Tun. Du hältst eisern am Alten fest, während das Leben dich eigentlich weiterentwickeln möchte. Schließlich meldet sich der Körper mit Schmerzen, und dann wird es wirklich Zeit hinzuschauen. Um den Körper zu heilen, müssen wir den umgekehrten Weg zurück zur Gesundheit gehen: Wir müssen zuerst die Gefühle heilen, damit der Verstand geheilt werden kann. Dann zieht der Körper nach, reguliert sich, regeneriert sich und wird wieder gesund. Ätherische Öle wie Pfefferminze unterstützen uns auf all diesen Ebenen vorbildlich.

Pfefferminze, Salbei und die Wechseljahre

Wie ätherische Öle wie Pfefferminze, Salbei, Fenchel und Anis durch die Wechseljahre helfen und alle Symptome erleichtern

„Seit neuestem wird mir plötzlich immer brühheiß. Ich werde ganz rot im Gesicht und fange fürchterlich zu schwitzen an, von der Fußsohle bis zum Scheitel. Da muss ich mir sofort die Weste vom Leib reißen, weil ich es einfach nicht mehr aushalte. Und dann wird es mir wieder eiskalt“, klagte Monika dem Doktor ihr Leid. Sie stand mit ihren fünfundfünfzig Jahren voll im Leben, arbeitete als Kassiererin im örtlichen Supermarkt und liebte es, ihre Familie, und besonders ihre Enkelkinder, zu verwöhnen. Sie sagte: „Meine Hormone spielen verrückt! Wenn ich in Ge-

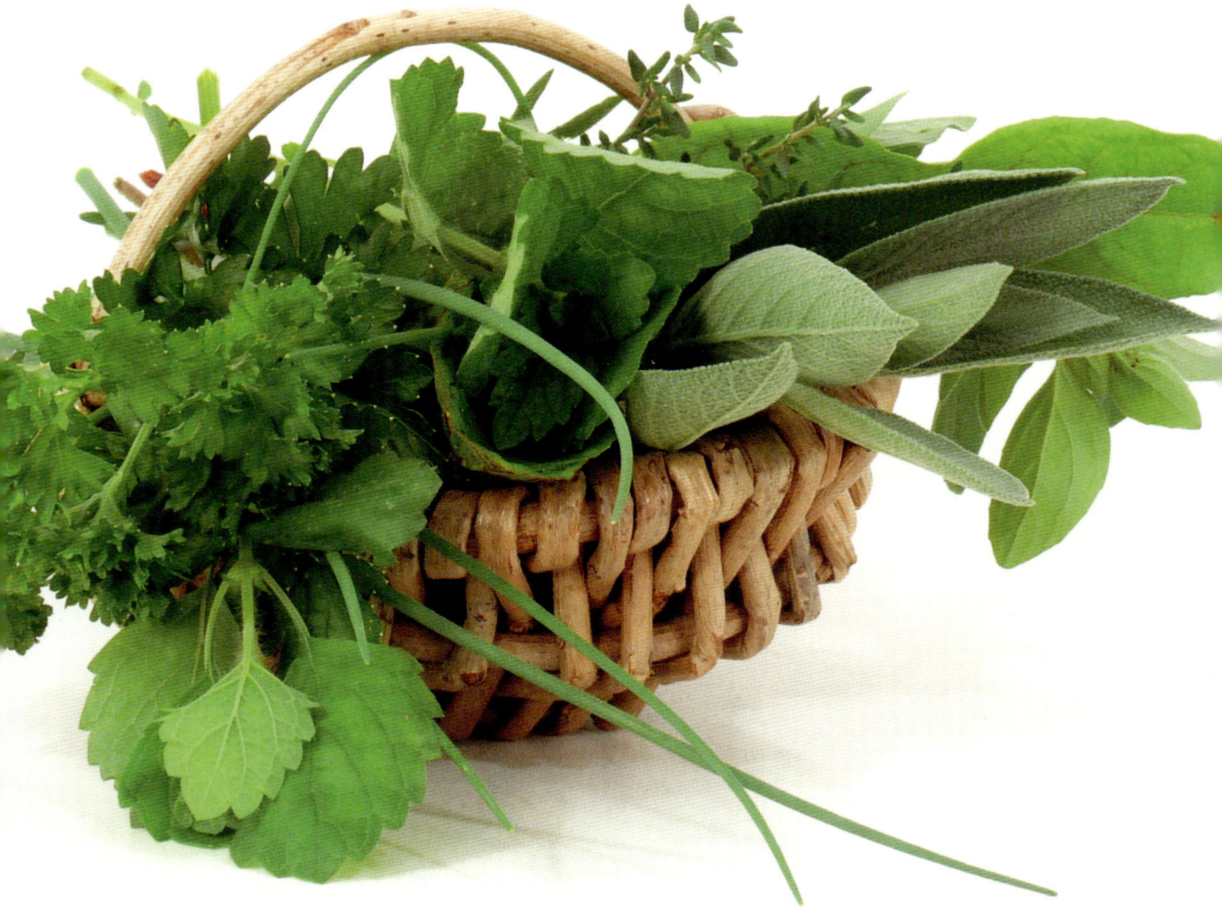

sellschaft bin, ist das immer so unangenehm. Ich spüre die belustigten und mitleidigen Blicke: Sie hat schon wieder Wallungen." Monika wusste nicht mehr weiter. Sie fragte: „Ich habe von einer Hormonersatztherapie gelesen. Wie funktioniert denn das?"

Sie öffnete ihre Weste und fächelte sich Luft zu. Da reichte ihr der Arzt ein Pfefferminz-Ölfläschchen und sagte: „Probieren Sie einmal das kühlende Pfefferminzöl auf Stirn und Nacken. Das wird ihnen guttun, während ich ihnen die Gründe für ihre Symptome erkläre." Monika nahm das Ölfläschchen und roch daran. Der erfrischende Duft nahm ihr fast den Atem. „Das ist aber stark", bemerkte sie. Der Doktor lächelte: „Ein ätherisches Öl ist hochkonzentriert und hat daher auch bemerkenswerte Wirkungen."

Monika strahlte. Sie hatte einen Tropfen Pfefferminzöl auf ihre heiße Stirn gegeben und fühlte nun eine zweifache Wirkung. Ihre Stirn wurde warm, aber das Öl kühlte gleichzeitig ihre Stirn. „Eigenartig", sinnierte sie, und als ob der Arzt ihre Gedanken erriet, begann er zu erklären, dass ein ätherisches Öl mit seinen hochwirksamen Substanzen in der Lage sei, den Körper in Balance zu bringen.

„Einige ätherische Öle sind imstande, das hormonelle Gleichgewicht in unserem Körper wiederherzustellen, dazu gehören Fenchel, Anis, Salbei oder Muskatellersalbei", sagte er und fuhr fort: „Ein ägyptischer Papyrus von 1.600 v. Chr. bezeugt, dass Fenchel schon damals zur Regulierung des Monatszyklus und für hormonelle Balance verwendet wurde. Ätherische Öle sind intelligent und unterstützen gezielt die Regulierung der Hormone, so dass mit den Wechseljahren der Östrogenspiegel stabil bleibt und es zu keiner Schleimhauttrockenheit und keinen Gefühlsschwankungen, Hitzewallungen und Schweißausbrüchen kommen muss."

Monika stieß einen Seufzer aus: „Diese Schleimhauttrockenheit und diese Schweißausbrüche sind wirklich unerträglich."

„Ätherische Öle sind biochemische Botenstoffe, die Hormone aktivieren und sogar die Rolle von Hormonen übernehmen können, um unser Hormonsystem auszugleichen, damit unser Körper wieder in Balance kommt", fügte der Doktor beruhigend hinzu.

Er fuhr fort: „Ich rate Ihnen von einer synthetischen Hormonersatztherapie (HET) ab, da wissenschaftliche Studien zeigen, dass synthetische Hormone mit Brustkrebs, Gebärmutterkrebs sowie mit Darmkrebs in Verbindung stehen. Unerwünschte Nebenwirkungen sind Venenentzündungen und Thrombosen, ein erhöhtes Risiko von Herzinfarkt und Schlaganfall, Migräne und psychische Veränderungen."

Monika atmete auf. Gott sei Dank hatte sie rechtzeitig Rat eingeholt und wusste jetzt, dass eine herkömmliche Hormonersatztherapie, wie von den meisten Ärzten heutzutage verschrieben, für sie nicht infrage kam. Der Arzt nahm ein Salbei-Ölfläschchen vom Regal. „Hier ist ein einfaches Rezept, wie Sie das Salbeiöl anwenden können", erklärte er: „Mischen Sie Aloe Vera, Yamswurzel (in Pulverform) und einen Tropfen von einem hormonunterstützenden Öl wie Salbei oder Muskatellersalbei und verreiben Sie es am Bauchnabel und auf den Innenseiten der Arme und Füße." Monika war dem Arzt sehr dankbar, der sie auf die Spur der ätherischen Öle gebracht hatte. „Das mache ich", lachte Monika, mit dem Pfefferminzfläschchen fest in ihrer Hand. „Das Pfefferminzöl gebe ich Ihnen aber nicht mehr zurück, Herr Doktor", scherzte sie und zückte ihre Geldbörse.

Ätherische Öle wie Salbei, Muskatellersalbei, Fenchel oder Anis unterstützen die Regulierung des Hormonhaushalts kraftvoll. Das gilt sowohl für den Mann als auch für die Frau.

Salbei und Blasenschwäche

Karin ist eine vielbeschäftigte Geschäftsfrau, aber seit geraumer Zeit hat sie ein lästiges Problem: Blasenschwäche. Wie ätherische Öle ihr geholfen haben, dieses Problem in den Griff zu bekommen, davon erzählt diese Geschichte.

Karin lächelte und lud die japanische Delegation charmant zu einer kleinen Erfrischung ein. Sie lächelte zwar, aber es war ihr so gar nicht zum Lachen zumute. Stattdessen dachte sie bedrückt: „Wie peinlich. Ich muss ständig auf die Toilette rennen. Da muss ich sogar eine wichtige Sitzung unterbrechen! Ob die Kollegen und Geschäftspartner mein Problem schon bemerkt haben?"

Nachts rollte sie sich schlaftrunken aus dem Bett, stieß gegen eine Sesselkante, bevor sie den Lichtschalter erreichte. „Jetzt muss ich in einer Nacht schon fünf Mal aufstehen und auf die Toilette rennen", ärgerte sie sich. Sie musste sich wirklich beeilen, damit sie nicht zu spät kam. Danach wälzte sie sich stundenlang im Bett hin und her und hoffte auf den erlösenden Schlaf, der nicht mehr kommen wollte. Am Morgen war sie dann wie gerädert, müde, unausgeschlafen und missmutig.

Am Montag traf sie ihre Freundin zu einem Stadtbummel. Sie hatte versucht, ihre Müdigkeit unter einer dicken Schicht von Make-up zu verbergen, doch die Freundin fragte sofort besorgt: „Geht es dir nicht gut? Du hast ja Ringe unter den Augen." Karin versuchte, ihr Problem zu verbergen und versicherte: „Ja, es geht mir gut." Sie konnte doch ihrer besten Freundin nicht sagen, dass sie Blasenschwäche hätte.

Verstohlen blickte Karin sich immer wieder um, als ob sie etwas suchte. In letzter Zeit hatte sie die Angewohnheit, wenn sie unterwegs war, vorsorglich nach einer öffentlichen Toilette Ausschau zu halten, nur um sicher zu sein, dass sie – wenn nötig – rechtzeitig das Örtchen erreichen würde. Natürlich bemerkte die Freundin dieses ungewohnte Verhalten und fragte nochmals: „Geht es dir wirklich gut? Was hast du denn?" Da brach Karin ihr Schweigen und erzählte ihrer Freundin unter vorgehaltener Hand von ihrem Problem.

Zu ihrer Verwunderung schien ihre Freundin darüber gar nicht entsetzt, im Gegenteil. Sie sagte: „Stell dir vor, ich hatte vor einem Monat dasselbe Problem. Ich weiß, wie unangenehm das ist! Aber da gibt es ein ätherisches Öl, das mir mein Heilpraktiker empfohlen hat, das für mich Wunder gewirkt hat. Es war so ein grünes Fläschchen, ich habe ganz vergessen, welches Öl es war, denn ich habe es schon einige Zeit nicht mehr verwendet, weil bei mir wieder alles in Ordnung ist." Die Freundin gab ihr die Adresse des Heilpraktikers und versicherte ihr, dass er sehr nett sei und ihr Problem in den Griff bekommen würde.

Karin freute sich über einen raschen Termin, denn die Sprechstundenhilfe musste über das Telefon bemerkt haben, dass Karin in Not war. Während sie in die Praxis fuhr, dachte sie: „Mein Fall ist so gravierend. Da kann mir kein grünes Ölfläschchen helfen." Sie hatte sich schon im Versandkatalog Höschen angesehen, die man bei Blasenschwäche trägt. Karin war wirklich verzweifelt. Doch der Heilpraktiker verstand es, sie zu beruhigen. Er sagte: „Wir werden die Ursache für Ihr Problem herausfinden. In der Zwischenzeit gebe ich Ihnen das Salbeiöl mit. Das reiben Sie sich auf den Bauch, und vergessen Sie nicht, auch am Ölfläschchen zu riechen."

„Aha", dachte Karin, „das ominöse Öl." Der Heilpraktiker erklärte, dass Salbei ein altes Hausmittel gegen Blasenschwäche sei. „Wenn die Blase kalt ist, kann sie den Inhalt nicht halten, und das führt dazu, dass man häufig den Drang zum Wasserlassen verspürt. Eine Tasse heißer Salbeitee vor dem Schlafengehen hat schon vielen Menschen geholfen", versicherte er ihr.

Der Heilpraktiker erklärte auch, dass Testosteron ein 'Energiehormon' sei, und dass ohne Testosteron sich keine Muskeln bilden könnten. „Menschen, die Herzschwäche haben, sowie Frauen mit Blasenschwäche haben alle Testosteronmangel. Diese Leute brauchen das Salbeiöl oder Dorado Azul. Öle, die den Hormonhaushalt unterstützen", hatte er geraten. „Mischen Sie Aloe Vera mit dem Inhalt einer Yamswurzel-Kapsel (ein natürliches hormonunterstützendes Mittel) und einem Tropfen Salbeiöl, und tragen Sie diese *Hormoncreme* täglich auf die Haut auf, insbesondere auf die Innenseite der Unterarme und auf die Fußsohlen. Dadurch erzielen wir einen hormonellen Ausgleich", empfahl der Heilpraktiker. „Häufig ist dann nach kurzer Zeit die Blasenschwäche weg, und die Herztätigkeit wird verbessert." Vor dem Weggehen sagte er noch: „Die hormonunterstützenden ätherischen Öle können oft sehr hilfreich sein. Und noch ein Rat: Sorgen Sie nachts für warme Füße. Eine Wärmflasche ist da recht hilfreich."

Ungläubig verließ Karin die Praxis. „Wenn ich vor dem Schlafengehen Tee trinke", dachte sie, „dann muss ich ja noch öfter auf die Toilette." Doch sie befolgte den Rat des Heilpraktikers, rieb die selbstgemachte *Hormoncreme* mit Salbeiöl ein und machte sich vor dem Zubettgehen ein Tässchen Salbeitee. Als sie am nächsten Morgen aufwachte, war es schon hell. Sie traute ihren Augen kaum. Sie hatte bis 7:00 Uhr durchgeschlafen! Skeptikerin, wie Karin eben war, dachte sie: „Das war sicher Zufall. Warten wir morgen ab." Karin verwendete weiterhin das Salbeiöl und machte sich auch zwischendurch manchmal einen Salbeitee. „Der Salbeitee soll die Blase erwärmen, wodurch der Schließmuskel besser arbeitet und die Blase das Wasser besser halten kann“, hatte der Heilpraktiker erklärt.

Als die Freundin Karin nach einer Woche wiedertraf, lachten sie beide. „Wer hätte gedacht, dass das Problem so einfach zu lösen sei“, freuten sie sich.

Salbei, Libido und Osteoporose

Vor einiger Zeit hielt ein Heilpraktiker einen Vortrag und erwähnte, dass Libido vom Hormonspiegel abhinge und es ein ätherisches Öl gäbe, das den Hormonhaushalt unterstützen würde. „Jede Frau, die absolut keine Lust auf Sex hat, hat Progesteron- bzw. Testosteronmangel“, sagte er. Er hatte ein Ölfläschchen – Salbei – herumgereicht, weil Salbei den Hormonhaushalt unterstützt und ausgleicht. „Daher gibt man bei Testosteronmangel Salbei“, erklärte er seinen Zuhörern.

Da saß eine ältere Dame im Publikum, die über diese Aussage sichtlich genervt war. Sie rollte die Augen: „Salbei und Libido! Ich würde Salbei nicht einmal von Ferne riechen wollen. In meinem Alter an Sex zu denken, das ist ja absurd.“ Sie hatte gerade eine langjährige Beziehung hinter sich gelassen und war froh, eine Zeit lang nichts von Liebe, Beziehung und Sexualität zu hören. Ihren eigenen Gedanken nachhängend, bemerkte sie nicht, dass sie zum Riechen des Öls an der Reihe war. Der Heilpraktiker wollte ihr das Salbeiöl reichen, aber sie hätte ihm das Glasfläschchen fast aus der Hand geschlagen. Sie sagte forsch: „Das kann ich jetzt gar nicht gebrauchen, dass ich sexuelle Gelüste habe.“ Doch sie hatte die andere Information noch nicht gehört, nämlich dass Testosteron beim Mann und bei der Frau auch für die Muskelbildung verantwortlich ist.

„Ohne Testosteron bilden sich keine Muskeln, und Menschen mit Herzschwäche oder Blasenschwäche haben alle eine Muskelschwäche, die von diesem Hormonmangel herrührt“, sagte der Heilpraktiker. „Weil Testosteron den Muskelaufbau sowie den Knochenaufbau unterstützt, erweisen sich Testosteron zusammen mit Progesteron als die wichtigsten Hormone, um Osteoporosen zu verhindern“, erklärte der Vortragende. Jetzt horchte die ältere Dame auf: „Osteoporose“, hallte es in ihren Ohren! Das hatte ihr Arzt unlängst bei ihr festgestellt. Osteoporose, auch Knochenschwund genannt, ist verantwortlich für so manchen Knochenbruch bei älteren Leuten. Die Knochendichte nimmt ab. Sie fürchtete sich vor einem Knochenbruch in ihrem Alter, denn sie hatte schon manchen ihrer älteren Freunde und Bekannten durch einen Schenkelhalsbruch verloren. Die Operation verlief zwar erfolgreich, aber sie überlebten die Folgen im Krankenhaus nicht. Oft kam ein lebensgefährlicher Infekt dazu, verursacht durch einen resistenten Krankenhauskeim.

Jetzt war die Dame Feuer und Flamme. Ihr Interesse hatte sich schlagartig zum Positiven gewendet. Sie hatte sich bei ihrem letzten Arztbesuch felsenfest vorgenommen, alles zu

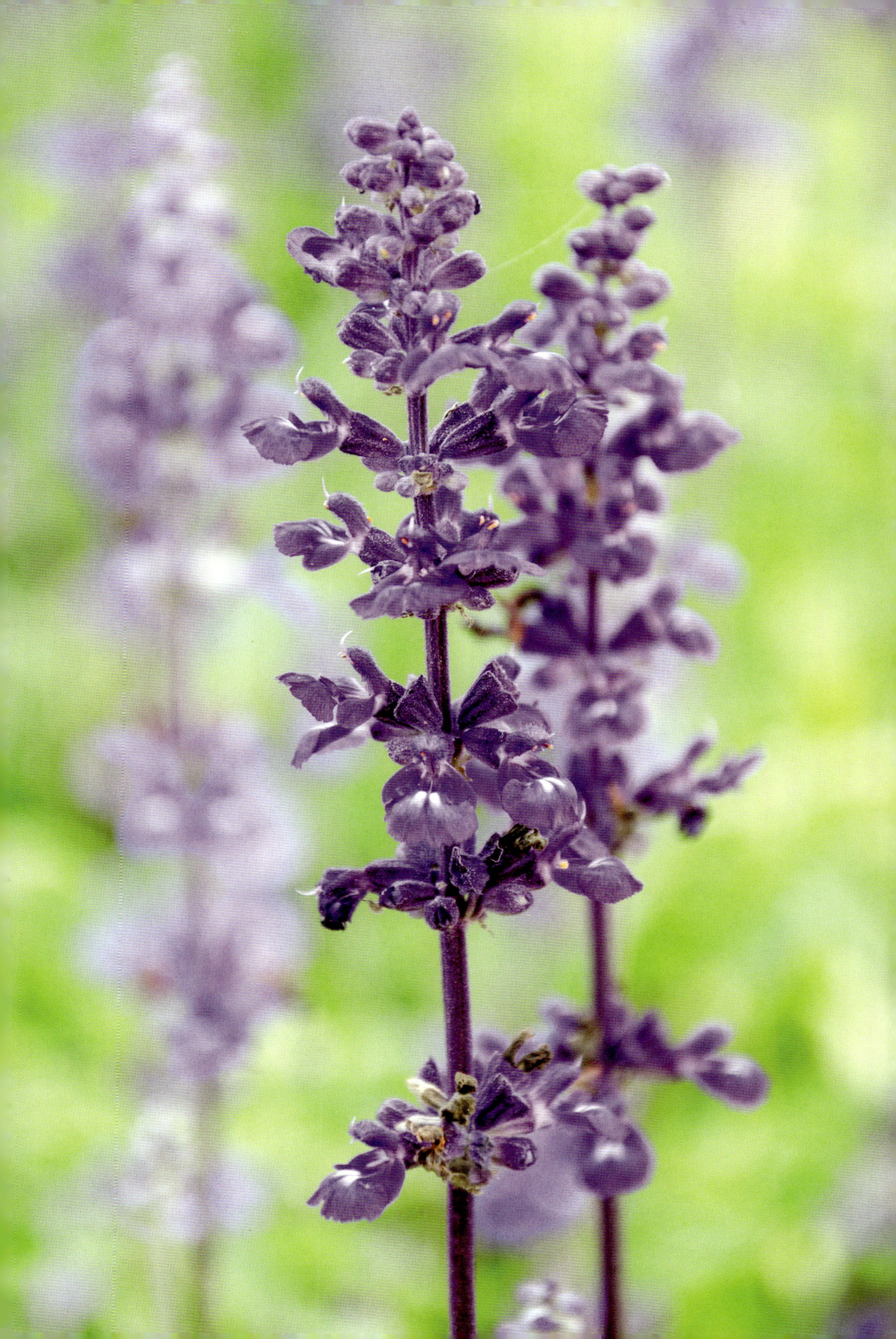

tun, um ihre Knochen im Alter stark zu erhalten. „Selbst wenn ich dafür Salbei brauche“, schwor sie sich jetzt. „Was soll ich gegen Osteoporose machen? Hormone ausgleichen, Salbei einreiben!“, wollte sie sich merken. Ich glaube, sie war die Erste, die nach der Veranstaltung, gestärkt mit neuem Wissen, sich sofort ein Salbeiöl besorgte, selbst auf die Gefahr hinauf, dass das Salbeiöl ihre Sexgelüste ankurbeln könnte.

Zu Hause öffnete sie voller Erwartung ihr Salbeiöl. Das Ölfläschchen verströmte einen frischen, krautartigen, würzigen Duft, der an die mediterrane Küche erinnerte. Stolz und zufrieden stellte sie ihr Ölfläschchen auf den Tisch und erinnerte sich an den Vortrag: „Salbei war sogar schon bei den alten Römern als „heiliges Kraut“ bekannt, und sein Name Salbei, *Salvia*, kommt vom Wort Rettung“, hatte der Heilpraktiker erzählt. „Der Echte Salbei (*Salvia officinalis*), auch Garten-Salbei, Küchensalbei oder Heilsalbei genannt, wurde schon von Hippokrates als Uterus-Heilmittel verwendet. Selbst Hildegard von Bingen und Paracelsus verwendeten Salbei unter anderem für Harnwegsleiden“, nickte sie zufrieden. Während sie in einer kleinen Schüssel Aloe Vera, Yamswurzelpulver und Salbeiöl verrührte – das Rezept, das der Heilpraktiker zur Unterstützung der Hormone angegeben hatte – freute sie sich, dass ihre Hormone wieder in Balance kommen und zugleich ihre Knochen gestärkt würden. So sieht es aus, wenn aus dem Saulus ein Paulus geworden ist!

Möchtest du Salbei ausprobieren? Du wirst erstaunt sein, was Salbei neben seinen hormonregulierenden Eigenschaften noch alles kann. Salbei ist schleimlösend und antiinfektiös. Es reguliert die Zirkulation und entgiftet den Körper.

Wie in der Geschichte erwähnt, verwendet man Salbeiöl gemeinsam mit Aloe Vera und Yamswurzel und massiert diese Mischung auf die Innenseite der Unterarme und auf die Knöcheln. Mache dir Salbeitee für Blasenschwäche, wärme dir die Füße und du wirst sehen, welche wunderbare Wirkung das auf deine Beschwerden haben wird.

Die Ölmischung gegen Rückenschmerzen

Manfred ist ein starker, stämmiger Mann. Er arbeitet in einer Spedition und ist es gewohnt, schwere Lasten zu tragen – bis vor zwei Tagen. Jetzt liegt er im Bett und stöhnt vor Rückenschmerzen. Gleich wird er die Bekanntschaft mit einer Ölmischung gegen Schmerzen machen, die ihn erstaunen und erfreuen wird. Hier ist seine Geschichte.

Manfred hatte sich einen echten FitnessTrainingstag vorgenommen. „Zwanzig Minuten am Laufband, das schaffe ich schon“, ermutigte er sich, und steigerte sein Tempo zu seiner bisher absoluten Bestzeit. Dann trainierte er an der Kraftstation – pressen, ziehen, stoßen. Jede Muskelgruppe wollte er gezielt aufbauen. Schweißüberströmt hob und senkte er Dumbbells: „Hauruck, zwei, drei und hochstemmen, halten, halten und langsam wieder absenken." Seine Muskelpartien dehnten und streckten sich, und er rang nach Luft wie ein Ertrinkender, weil er bis an seine Grenzen ging.

Beim Verlassen des Fitness Studios war Manfred mit sich selbst richtig zufrieden. Er hatte Großes geleistet. Sein Adrenalinspiegel war hoch, und er fühlte sich in Höchstform. Dabei übersah er die leisen, aber unmissverständlichen Zeichen seines Körpers, das Zwicken und Stechen, das sich spätestens morgen zu einem richtigen Muskelkater auswachsen würde. Abends vor dem Kamin ließ er seine Zeitung sinken und reckte sich in seinem sonst so gemütlichen Lehnstuhl hin und her. „Ich glaube, heute habe ich mich beim Workout ein wenig übernommen", rief er in die Küche, wo seine Frau beim Kochen war. „Ich spüre meine Muskeln", fügte er hinzu. „Nimm doch ein heißes Bad", riet sie ihm. „Das wird deiner Rückenmuskulatur helfen."

Der Wecker läutete um fünf Uhr morgens, und Manfred wollte, wie gewohnt, das laute Klingeln abstellen, da schrie er auf. Für einen Augenblick blieb er reglos im Bett liegen. Der Wecker schrillte, und seine Frau murrte schlaftrunken: „Stell doch endlich den Wecker ab." „Ich kann nicht", piepste der sonst so kräftige Mann. „Ich kann mich nicht bewegen. Alles tut so weh!" Sein Rücken schmerzte bei jeder Bewegung. Er wollte aufstehen und zur Arbeit gehen, denn er kannte seinen Boss. Der wäre erbost, wenn der Lastwagen vollgepackt und sein Fahrer nicht zur Stelle war. „Wer weiß, vielleicht dreht er diesmal durch und feuert mich", dachte Manfred sorgenvoll. Aber es half nichts. Er konnte nicht aufstehen.

Seine Frau rief einen Freund an, der Heilpraktiker war, und bat ihn: „Bitte schau doch schnell vorbei. Manfred hat solche Schmerzen, er kann sich kaum rühren." Bald darauf kam der Heilpraktiker mit seinem Aroma-Köfferchen. Sogleich erkannte er Manfreds Lage, griff nach einem blauen Ölfläschchen aus einer Sammlung von über 130 Ölen und begann Manfreds Rücken zu massieren. Der stöhnte „ah" und „oh". Es tat ihm sichtlich gut. Schließlich fragte Manfred: „Warum hast du aus all diesen Ölen gerade das blaue Ölfläschchen ausgewählt, und was ist denn da drin?"

Sein Freund, der Heilpraktiker, erklärte: „Dieses Fläschchen hilft bei Schmerzen und Schmerztherapie unglaublich schnell. Es enthält die ätherischen Öle von Immortelle, Wintergrün, Gewürznelke und Pfefferminze. Damit reibe ich dich jetzt ein. Ich verwende Mandelöl und ein paar Tropfen von dieser ätherischen Ölmischung, um deine Muskeln zu entspannen. Wenn die Muskeln entkrampfen, lässt auch der Schmerz nach." Nach einiger Zeit fragte er seinen Patienten: „Na, was spürst du jetzt?" Manfred war verwundert über die Frage. Er erwartete seine Schmerzen im Rücken – aber sie waren fast ganz verschwunden. Er hatte nur noch ein vages ziehendes Gefühl im unteren Teil des Rückens. Zufrieden schraubte der Freund das Fläschchen zu und reichte es der Ehefrau mit der Anweisung: „Damit reibst du ihm jeden Morgen und Abend den Rücken ein, und du wirst sehen, wie schnell er wieder

der Alte ist. Aber verwende jedes Mal nur ein paar Tropfen, denn die Ölmischung ist hoch konzentriert."

Er riet auch: „Sollte das ätherische Öl auf der Haut brennen, nimm ein reines Pflanzenöl, um das ätherische Öl zu verdünnen." Beim Hinausgehen sagte er noch: „Ich verwende diese Ölmischung bei Patienten mit Ischiasproblemen, Muskel- und Gelenksverletzungen, Sehnenscheidenentzündung und Schmerzen aller Art. Es wird auch dir bei deinem Problem helfen."

Am nächsten Tag, Punkt sechs Uhr früh, öffnete Manfred die Lastwagentüre und kletterte – zwar etwas vorsichtig – aber dennoch schwungvoll in den Wagen. Der Chef traute seinen Augen kaum. Sein Transportfahrer hatte sich ordnungsgemäß zur Arbeit gemeldet. Verwundert fragte er: „Wie bist du so schnell deine Rückenschmerzen losgeworden?" Manfred schmunzelte und sagte: „Chef, das ist eine Geschichte, die grenzt an ein Wunder. Für eine Gehaltserhöhung erzähle ich sie Ihnen gerne."

Autounfall und Balsamtanne

Dieses Öl war meine Rettung

Wir hatten es eilig. Ein Aroma-Vortrag war angesagt, und die einstündige Anfahrt zum Seminarhotel würde uns noch gerade rechtzeitig dorthin bringen. Mein Freund Rudi, er ist Heilpraktiker, stieg aufs Gas. Aber wir sollten nicht am Ziel ankommen.

„Wir sind gleich da, jetzt brauchst du nicht mehr so schnell zu fahren", sagte ich noch, als mein Fahrer ansetzte, einen großen LKW zu überholen. Doch es war bereits zu spät. Der LKW wurde immer länger und länger, und plötzlich sah ich zwei grelle Scheinwerfer tödlich in meine Augen starren.

Als ich wieder zu Bewusstsein kam, war alles vorüber, doch ich konnte nicht mehr richtig atmen. Mein Freund blieb bei dem Frontalzusammenstoß wie durch ein Wunder unverletzt. Er sprang aus dem Wagen, um den Insassen des anderen Fahrzeugs beizustehen. Dann sah er nach mir. „Ich bekomme keine Luft!", hauchte ich. Da griff er nach einem Ölfläschchen und rieb das Öl auf meine Brust. Ich kam sofort wieder zu Atem. Später erfuhr ich, dass mein Brustbein gebrochen war. Meine Füße waren verstaucht, meine beiden Hände gebrochen. Die rechte Hand sogar sechsmal, die linke zweimal.

Während der Heilpraktiker sich wieder um die Leute im anderen Auto kümmerte, wartete ich frierend auf den Krankenwagen. Die Ärztin wollte mir gleich ein Schmerzmittel verabreichen, aber ich lehnte ab, was diese nur mit einem verständnislosen Achselzucken quittierte. Ich dachte mir, dass ich mir notfalls mit meinen Ölen helfen konnte. Doch das war unmöglich. Meine beiden Hände wurden zur Gänze eingegipst, und mein Freund rieb zur Beruhigung und zur Linderung der Schmerzen meinen Körper mit Balsamtanne ein.

„Welches Öl war es, das du nach dem Unfall verwendet hast?", fragte ich ihn später.

„Das war die Ölmischung gegen Schmerzen: Zimt, Nelke, Zitrone und Rosmarin", erwiderte er. Zu unserem großen Erstaunen stellten wir fest, dass überall dort, wo er gleich das Öl aufgetragen hatte, kein blauer Fleck vom Sicherheitsgurt zu sehen war, während dort, wo das Öl nicht hinkam, große dunkle Blutergüsse zu sehen waren.

Als ich im Krankenhaus war, kam der Chefarzt zur Visite. Ich hatte meine bunten Fläschchen wohlgeordnet auf dem Nachttisch stehen, da fragte er mich: „Was ist das?" Ich sagte nur, dass das meine ätherischen Öle wären, die ich liebte und die mir helfen würden, schneller gesund zu werden." Er verzog zwar keine Miene, aber er schien über meine Antwort amüsiert gewesen zu sein.

Ganz anders das Pflegepersonal. Die Krankenschwestern kamen in mein duftendes Zimmer und stellten immer wieder fest: „Noch nie hat es in einem Krankenzimmer so gut gerochen." Mein Zimmer roch nicht nach diesem säuerlichen Krankenhaus-Geruch, gemischt mit Desinfektionsmitteln, die sich über den Geruch legen sollen, um ihn zu überdecken, sondern es duftete lieblich nach Zimt, Gewürznelke, Zitrone und Rosmarin. Als ich ihnen von den Wirkungen dieser ätherischen Öle erzählte, waren sie ganz Ohr und hörten mir mit großem Interesse zu.

Man legte mir täglich die verordnete Schmerztablette zusammen mit einer Pille für den Magenschutz auf den Nachttisch. Ich habe sie nie genommen. Ich konnte sie mit meinen zwei eingegipsten Händen gar nicht nehmen. Sie fragten mich: „Warum nehmen Sie die Tabletten nicht?" „Weil ich meine Öle habe und weiß, wie hilfreich sie sind", sagte ich nur.

Ich brauchte die Schmerztabletten nicht, denn meine Schmerzen waren erträglich – dafür sorgten schon meine Öle. Als ich die Pilleneinnahme wieder einmal verweigerte, meinte eine Schwester in ihrer Verzweiflung schließlich: „So nehmen Sie doch wenigstens den Magenschutz!" „Wofür würde ich denn den Magenschutz brauchen?", fragte ich verwundert. „Ist das Krankenhaus-Essen so unbekömmlich?", dachte ich bei mir, und lachte in mich hinein. Meine Widerspenstigkeit gegen herkömmliche Krankenhaustradition brachte mir eine Rüge ein: „Das muss ich aber in der Krankenakte vermerken", drohte die Oberschwester. Ich lachte dazu.

Dank der ätherischen Öle mussten mich die Ärzte und das Pflegepersonal früher entlassen, weil meine Heilung weitaus schneller voranschritt, als normal üblich.

Immortelle, das Öl, das die Nerven wieder regeneriert

„Immortelle hilft hervorragend bei Nervenverletzungen und sogar bei Nervendurchtrennungen", sagte der Heilpraktiker, und er erzählte mir folgende Geschichte.

„Einer meiner Patienten – das ist jetzt schon einige Jahre her – hatte im alkoholisierten Zustand ein Messerspiel gemacht. Dabei hatte er sich seinen Arm mit einem beidseitig gezackten Messer zwischen Elle und Speiche durchstoßen, und dann auch noch gemeint, er müsste es wieder herausziehen." Ein paar Wochen danach, als er zum Heilpraktiker kam, war sein Arm gelähmt. Die Ärzte rieten zur Operation. Sie dachten, die Sehnen wären total verklebt und man müsste sie voneinander trennen."

Der Heilpraktiker sagte zum Patienten: „Das probieren wir erst einmal auf andere Art." Als er seine Hand anfasste, fühlte sie sich wie ein Stück rohes Fleisch an, kalt und leblos. Das erste Öl, das er auftrug, war eine Anti-Traumata-Ölmischung, um erst einmal den Schock aus dem Gewebe heraus zu bekommen. Dann arbeitete er ganz viel mit Helichrysum. Nach jeder Behandlung war ein wenig mehr Bewegung in den Arm gekommen. „Wir hatten über einen Zeitraum von zwei Monaten sechs Behandlungen, bis der Arm wieder komplett funktionsfähig war", erzählte er, und fügte hinzu: „Das Öl bewirkt, dass sich die Myelinscheide schnell wieder nach vorne schiebt und der Nerv erneut in das verletzte Gewebe einwachsen kann."

Manchmal fügen wir uns selbst eine Verletzung zu, geraten in einen Unfall oder finden uns in einer Lebenssituation wieder, wo eine 'alte Wunde' aufbricht. In solchen Situationen steht uns Immortelle als Freund und Helfer höchst wirkungsvoll zur Seite.

Wasser, Wasser, Wasser – der Quell des Lebens

Diese Geschichte erzählt von einer 65-jährigen Frau, die plötzlich starke Schwellungen in den Beinen bekam. Wie das Wacholderöl, Geranie und Zitronenöl ihr geholfen haben, nicht nur das Wasser aus dem Gewebe loszuwerden, sondern auch ihre Nieren durchzuspülen und zu stärken, das zeigt diese Geschichte.

„Herr Doktor, meine Beine sind so geschwollen, ich passe in keinen Schuh mehr hinein", klagte Renate. „Die Haut ist so gespannt, dass ich Angst habe, dass sie platzt." Traurig sah die Frau ihre geschwollenen Knöcheln an. Der Oberfuß quoll aus dem Schuh heraus. Wehmütig dachte sie an ihre schlanken Beine von einst. „Was ist das nur?"

Nachdem der Arzt Herzprobleme ausgeschlossen hatte, fragte er die Patientin: „Wie viel Wasser trinken Sie am Tag?" „Naja", begann sie aufzuzählen. „In der Früh trinke ich zwei Tassen Kaffee, mittags esse ich meistens Suppe, am Nachmittag nehme ich Tee, und abends trinke ich nichts mehr, damit ich in der Nacht nicht so oft zur Toilette muss." Innerlich war Renate genervt über diese „dumme" Frage. Sie hatte Wasser in den Füßen, das sie loswerden wollte. Aber der Arzt wollte nur wissen, wie viel Wasser sie am Tag trank. Mit ernster Miene sagte der Doktor: „Die häufigste Ursache bei einer Fehlfunktion der Nieren ist ungenügende Wasserzufuhr. Ich sehe, sie trinken gar kein Wasser."

Nachdem er der Patientin den Blutdruck gemessen und festgestellt hatte, dass er zu niedrig war, sagte er nochmals mit Nachdruck: „Sie müssen viel Wasser trinken! Ein niedriger Blutdruck zeugt von zu geringer Wasserzufuhr." Wer hätte das gedacht? Renate wunderte sich, nahm sich jedoch vor, von nun an mehr Wasser, und zwar reines Wasser, zu trinken. Kaffee, Tee oder Suppe ersetzen kein Wasser, hatte der Arzt erklärt.

„Hier sind einige Anregungen, wie Sie die Reinigung Ihrer Nieren unterstützen können, um so das überschüssige Wasser aus Ihrem Gewebe zu bringen", sagte er und empfahl: „Trinken Sie morgens gleich nach dem Aufstehen ein Glas Wasser mit dem Saft einer Zitrone. Das ist eine ausgezeichnete Nierenspülung. Nehmen Sie zwischendurch, über den Tag verteilt, viel reines Wasser mit einem Tropfen Zitronenöl zu sich. Fügen Sie mehrmals am Tag je 1-2 Tropfen Geranie und Wacholder dem Wasser zu, um die Nieren zu spülen. Wacholder ist ein ausgezeichnetes Öl, das die Nierentätigkeit unterstützt." Er schrieb seine Therapievorschläge auf einen Zettel und gab ihn der Patientin.

„Ich gebe Ihnen noch eine Ölmischung von Fichte, Kamille, Rosenholz und Weihrauch mit nach Hause. Das ist gut für die Nieren. Reiben Sie das Öl morgens, mittags und abends auf die Nierengegend."

Als Renate nach einer Woche zur Kontrolluntersuchung dem Arzt gegenübersaß, strahlten ihre Augen unternehmungslustig. Das gezielte Wassertrinken, so wie er es ihr empfohlen hatte, zeitigte Erfolge. Ihre Beine und Füße waren weitgehend abgeschwollen, sie hatte ihren Lebensmut zurückgewonnen, und es kam ihr vor, als ob sie dabei sogar abnehmen würde. Ein Wunsch, den sie schon lange gehegt hatte, aber bisher nicht verwirklichen konnte. „Ja", nickte der Arzt, „das Abnehmen ist eine angenehme Nebenwirkung der Wasserkur."

„Ich habe noch eine Frage", fügte der Arzt hinzu. „Ich glaube, das Abschwellen der Beine mit der Wasserkur war nicht alles. Haben Sie nicht noch andere Veränderungen bemerkt?" Darauf antwortete Renate: „Stellen Sie sich vor, Herr Doktor, ich mache jetzt Dinge, die ich früher nicht mehr gemacht habe. Ich habe viel mehr Freude und neuen Lebensmut." Sie lachte schelmisch: „Ich habe mich jetzt sogar zu einem Sprachkurs angemeldet." Der Arzt nickte zustimmend. „In meinem Alter lernt man ja jetzt nicht unbedingt eine neue Sprache. Aber ich wollte schon immer nach Andalusien reisen, und jetzt kann ich endlich wieder ohne Schmerzen laufen!"

Der Doktor schmunzelte: „Wissen Sie, wofür das Öl war, das ich Ihnen mitgegeben habe? Das war eine Mischung aus Fichte, Kamille, Rosenholz, Weihrauch, Bergamotte und Cassia, und die ist für Ihre Nieren gewesen. Die Nieren haben nicht nur die Funktion, zu filtern und zu spülen, sondern sie sind ein Zentrum, wo die Angst sitzt." Renate hörte aufmerksam zu. „Wenn die Nieren nicht gut funktionieren, weil man kein Wasser trinkt, staut sich nicht nur das Wasser, sondern es staut sich auch die Angst in den Nieren. Wir haben also jetzt Ihre Nieren nicht nur von Giften, sondern auch von Angst befreit. Diese Ölmischung, die ich Ihnen mitgegeben habe, ist meine *Mut*-Mischung."

Renate verließ die Arztpraxis und wusste, dass sie sich jetzt unbedingt neue Schuhe für ihre Reise nach Spanien besorgen musste.

Trinke zwei Liter Wasser am Tag und gib einen Tropfen Zitronenöl, Wacholder oder Geranie dazu. Auf die Nierengegend reibe eine Ölmischung aus Fichte, Kamille, Rosenholz, Weihrauch, Bergamotte und Cassiazimt.

Grippe gestern und heute

Als meine Kinder zwei, vier und fünf Jahre alt waren, lebten wir in einer Wohnung in Wien. Es waren nur ein paar Schritte zum großen Kinderspielplatz im Stadtpark. Der Frühling lockte, die Sonne lud zum Spielen im Freien ein, aber – fünf Wochen lang wurde für uns daraus erst einmal nichts. Wir waren buchstäblich in der Wohnung 'eingesperrt' – und das kam so.

Meine Tochter brachte eine arge Erkältung vom Kindergarten mit nach Hause. Sie glühte vor Fieber, hustete und schnupfte und fühlte sich miserabel. Ich machte es ihr so erträglich wie möglich, rieb die Brust mit einer duftenden Eukalyptussalbe ein, wickelte die Füße in nasse Tücher, brachte heißen Tee und bereitete eine stärkende Hühnersuppe. Die Kleine schien ihre Bettruhe zu genießen. Sie durfte sich Geschichten zum Vorlesen aussuchen. Ich hielt sie besonders lange in meinem Arm, um ihr Geborgenheit zu geben und sie mit meiner Liebe schnell wieder gesundzumachen.

Ihre Krankheit klang nach einer Woche wieder ab; da hatte ihr Bruder den 'Virus aufgeschnappt'. Er fing zu husten an, die Nase lief und bald lag er fiebernd im Bett. Ich öffnete von Zeit zu Zeit das Fenster, um die milde Frühlingsluft hereinzulassen. An ein Hinausgehen war nicht zu denken.

So verging die zweite Woche im *Hausarrest*. Ich versuchte, es meinen Kindern trotzdem so angenehm wie möglich zu machen. Doch du errätst es schon! Nun schnappte auch der Jüngste den Virus auf – und eine dritte Woche in der Krankenstube brach an. Insgeheim freute ich mich: „Noch eine Woche, dann ist es endlich überstanden." Aber ich hatte die Rechnung ohne den Wirt gemacht. Ich konnte es einfach nicht glauben. Nun fing meine Tochter wieder zu fiebern an! Ich war am Rande der Verzweiflung angelangt.

So kam es, dass wir fünf Wochen bei schönstem Frühlingswetter nicht aus der Wohnung herauskamen. „Hätte ich damals gewusst, was ich heute weiß", überlege ich oft, „dann hätte alles anders ausgesehen!“ Aber damals wusste ich noch nichts über die Heilkraft der ätherischen Öle, und es hätte auch keine in der Form zu kaufen gegeben.

Heute würde ich sofort einen Diffuser aufstellen und ätherische Öle in die Luft vernebeln. Ich würde ätherische Öle verwenden, die Husten, Schnupfen sowie Viren und Bakterien den Garaus machen. Ich bin überzeugt davon, dass die Kinder nicht so lange krank gewesen wären. Die Öle hätten ihr Immunsystem kräftig unterstützt – und wir hätten den Frühling nicht verpasst.

Mein erwachsener Sohn, der heute selber Kinder hat, erzählt mir immer wieder begeistert: „Mama, die Kinder im Kindergarten sind ständig krank, aber unsere Mädchen erwischt es nie! Diese ätherischen Öle sind wirklich der Hammer.“

„Der Zahn muss raus!“

Es war Freitagabend, als mein linker oberer Zahn unmissverständlich zu rebellieren begann. Ich konnte nicht mehr beißen, und ein unheilverkündendes rhythmisches Pulsieren steigerte meine Zahnschmerzen schließlich ins Unerträgliche. An Schlafen war nicht zu denken. Natürlich tat ich alles, was mir zu Gebote stand, um gegen diesen Zahnschmerz anzugehen. Ich rieb Gewürznelkenöl auf Zahn, Kiefer und außen auf die Wange ein. Dann wechselte ich mit meiner Ölmischung gegen Schmerzen ab, bestehend aus Wintergrün, Immortelle, Nelke und Pfefferminze. Ich gurgelte von Zeit zu Zeit, hielt die Wange warm, hütete das Bett und beobachtete den Zahn sorgenvoll. An Essen war nicht zu denken. Weil mein Mund sehr empfindlich war und das Nelkenöl eines der stärksten ätherischen Öle ist, konnte ich mir dieses Öl nicht so oft auftragen. Ich überstand den Samstag einigermaßen. „Am Montag gehe ich sofort zum Zahnarzt“, tröstete ich mich.

„Meine Öle beginnen schon zu wirken“, freute ich mich, als ich plötzlich beobachten konnte, dass sich der pulsierende Zahnschmerz vom Inneren des Zahns nach oben hin zum Kiefer schob. Das hieß aber nicht, dass der nervtötende Schmerz geringer wurde. Im Gegenteil. Ich war an meinen Grenzen des Erträglich angelangt, sprang aus dem Bett, raste durch das ganze Haus auf der Suche nach einer Schmerztablette – und fand natürlich keine.

Als sich der Zahnarzt schließlich über mich beugte und die Entzündung sah – der Oberkiefer war voller Eiter – sagte er nur achselzuckend: „Der Zahn muss raus.“ Wie aus der Pistole schoss es aus mir heraus, erst erschrocken, dann flehentlich: „Herr Doktor, wir müssen alles tun, um meinen Zahn zu retten!“ Die lakonische Antwort war: „Wir müssen gar nichts.“ Da erkannte ich erst, dass es kein „wir“ gab. Der Arzt ist der Chef in seinen vier Ordinationswänden. Wenn er sagt:

„Der Zahn muss raus", dann gibt es keine Widerrede. Schließlich winkten ihm ergiebige Erträge für eine Brücke. Er hatte nur nicht mit einem mündigen Patienten wie mir gerechnet.

Um es gleich vorweg zu sagen, der Zahn wurde natürlich nicht gezogen. „Wer in seinem normalen Verstand würde einen Zahn, der nicht wackelt, reißen?", schüttelte ich beim Verlassen der Arztpraxis ungläubig den Kopf. „Warum würde man nicht die Ursache, die Entzündung, beseitigen, anstatt eine unliebsame Wirkung, nämlich Zahnweh?", grübelte ich. Nachdem der Doktor eine Drainage gemacht hatte, ließen die Schmerzen erheblich nach. Am selben Tag erfuhr ich von einer Ultraschall-Zahnbürste. Diese neue Technologie würde Entzündungen in kürzester Zeit beseitigen. Gleich besorgte ich mir diese Zahnbürste und verwendete sie fleißig. Nach wie vor rieb ich meinen Kiefer mit entzündungshemmenden ätherischen Ölen wie Nelke und Copaiba ein, anstatt die verschriebenen Antibiotika zu nehmen. Die Entzündung, und gleichzeitig damit auch der Schmerz, ließen bald ganz nach. Nach wenigen Tagen gehörte auch dieses unliebsame Erlebnis der Vergangenheit an. Heute, fünf Jahre danach, habe ich immer noch meinen eigenen Zahn, der mir seither keine Probleme mehr bereitet.

Wenn der Zahn schmerzt, dann sollte fachkundig nach der Ursache gesucht werden. Mitunter ist das Ziehen eines Zahnes auch unumgänglich. Beim Verlassen der Arztpraxis schüttelte ich aber ungläubig den Kopf: „Warum beseitigt der Zahnarzt nicht zuerst die Entzündung, die ja die Ursache für meine Zahnschmerzen ist?"

Für mich war es den Versuch wert, einen anderen Weg zu beschreiten. Gewürznelke und Copaiba waren die ätherischen Öle, die mir geholfen haben, meinen Zahn zu retten.

Wintergrün und der Hexenschuss

„Könnten wir uns statt im Cafe lieber bei dir zu Hause treffen", fragte Gabi am Telefon. Ich stimmte gleich zu. Als sie ankam, hielt sie ihren Kopf steif und bewegte sich sehr vorsichtig. Das war ich von ihr nicht gewohnt. Als Balletttänzerin war sie immer voller Elan und lebendig unterwegs. „Was ist passiert?", fragte ich erschrocken. „Ich muss gestern Abend Zugluft bekommen haben", klagte Gabi. „Jetzt kann ich meinen Kopf nicht bewegen, es schmerzt der Nacken und die Schulter. Ich habe einen Hexenschuss." Nun verstand ich, dass sie sich mit mir nicht im Kaffehaus treffen wollte. Ein Hexenschuss war für sie wirklich schlimm. Ich wusste, dass sie um die Weihnachtszeit viele Aufführungen zu bewältigen hatte.

Unglücklich schaute sie mich an: „Hast du ein Öl für mich?" Diese Frage aus ihrem Mund war ziemlich ungewöhnlich, denn normalerweise stand Gabi diesen 'Naturmitteln' nicht gerade positiv gegenüber. Aber in der Not tut man alles. Sie hatte schließlich in zwei Tagen eine Generalprobe für eine Opernaufführung, wo sie als Solotänzerin auftreten musste. Daher wollte sie die heutige Probe auf keinen Fall verpassen.

Ich ging zu meiner „Öle-Bibliothek", holte das Wintergrünöl heraus und begann mit einem Tropfen Wintergrünöl und Olivenöl ihren Nacken und ihre Schulter einzumassieren. „Ich nehme ein Pflanzenöl zur Verdünnung", erklärte ich Gabi, „falls das Wintergrünöl für dich zu stark sein sollte." Ich wusste, dass Gabi jetzt nicht noch ein zusätzliches Problem brauchte. „Reibe die schmerzende Stelle morgens und abends damit ein", empfahl ich, und reichte ihr das Fläschchen.

„Es wird schon ein wenig dauern, bis du wieder beweglich bist", sagte ich aufmunternd, „aber zur Generalprobe solltest du wieder die Alte sein!" Als ich mich später erkundigte, wie der Auftritt gelaufen war, lachte sie freudig: „Ich habe morgens und abends das Wintergrünöl auf die entzündete Stelle gegeben. Stelle dir vor: Schon am nächsten Tag war ich viel beweglicher. Und zur Generalprobe war ich wieder topfit. Alles ist gut gelaufen. Danke!"

Wintergrünöl hat eine entzündungshemmende und krampflösende Wirkung, und seine kräftige Wärme löst verkrampfte Muskeln und macht ein steifes Genick wieder beweglich.

Wintergrün und chronische Rückenbeschwerden

Franz presste die Lippen zusammen, als er den schweren Koffer beim Abflugschalter mühsam auf die Waage hob. Er richtete sich auf und rieb seinen schmerzenden Rücken. Als Geschäftsmann war er viel unterwegs. Das machte es schwierig, seine chronischen Rückenbeschwerden regelmäßig behandeln zu lassen. Im Flugzeug verstellte er häufig seine Rückenlehne, um die langen Flüge besser zu überstehen. Das endlose Sitzen bei Verhandlungen machte ihm besonders zu schaffen. Dazu kamen die harten Hotelbetten, die sich anfühlten, als würde man auf einem Brett liegen. Er tat, was er konnte, nahm von Zeit zu Zeit ein heißes Bad, um seinen Rücken zu entspannen, und ließ ab und zu eine Masseurin kommen. Aber all das half wenig. Schließlich vereinbarte er einen Termin bei seiner Heilpraktikerin.

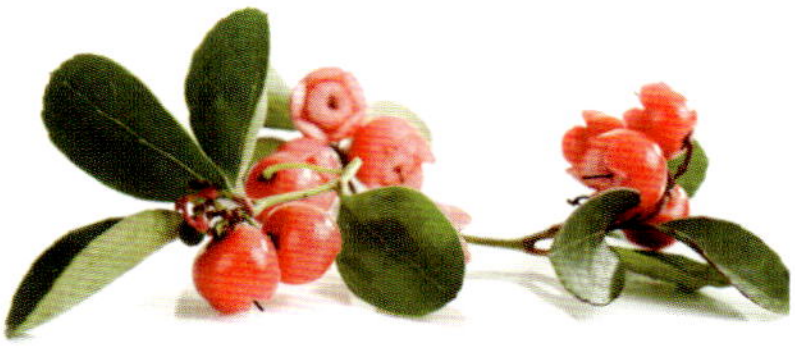

Als Franz auf dem Behandlungstisch lag und die Heilpraktikerin einen Fußlängentest machte, bemerkte sie, dass Franz ganz kalte Füße hatte. „Haben Sie immer kalte Füße", fragte sie. „Ja", sagte Franz. „Was haben kalte Füße mit meinen Rückenschmerzen zu tun?", wunderte er sich. Die Therapeutin sagte: „Warme Füße haben eine gute Auswirkung auf den gesamten Stoffwechsel, weil dadurch der Unterleib gut durchblutet wird und die Wirbelsäule sich entspannt." Sie erklärte auch: „Es ist oft unmöglich, Rückenschmerzen von Menschen mit chronisch kalten Füßen erfolgreich zu behandeln." Sie gab Franz eine Anleitung für ein tägliches Ingwerfußbad und empfahl ihm, seine Fußsohlen regelmäßig mit Wintergrünöl einzureiben. Sie betonte mehrmals, wie wichtig das tägliche Fußbad für ihn wäre.

„Solange Sie die kalten Füße nicht wegbekommen, habe ich kaum eine Chance, ihren Rücken wirklich in Ordnung zu bringen", sagte sie: „Warme Füße wirken sich auch positiv bei Männern mit Prostata-Entzündungen und Blasenproblemen aus. Wer sehr viel Kälte im Körper hat, sollte sogar morgens und abends ein Fußbad nehmen. Leute mit Venenproblemen sollten das Fußbad jedoch nur bis zu den Knöcheln machen, wobei das Wasser ruhig gut warm sein kann."

Als Franz von der Behandlung nach Hause ging, dachte er: „Ein Fußbad zu nehmen, ist einfach. Das kann ich problemlos überall unterwegs machen."

Er befolgte den Rat für eine Woche und spürte nach dieser kurzen Zeit schon eine deutliche Verbesserung. Seine Füße waren nun nicht mehr eiskalt, wenn er nachts zu Bett ging. Er konnte auch besser schlafen und musste nachts nicht mehr so oft aufstehen. Das lange Sitzen am Verhandlungstisch war weniger mühsam; und selbst das Koffertragen machte keine Probleme mehr.

Wintergrün hilft bei kalten Füßen, wie eine heiße Wärmflasche im Winter. Ich empfehle daher immer, ein heißes Fußbad mit Ingwer zu nehmen und anschließend die Fußsohlen mit Wintergrünöl einzureiben.

Das Schreibaby, das nach seinem Öl verlangte

„Ich bin verzweifelt", klagte Barbara ihrer Freundin ihr Leid. Die junge Mutter hatte dunkle Ringe unter den Augen, und es schien, als hätte sie die letzten Monate keine Nacht ein Auge zugedrückt. Übermüdet und verdrossen sagte sie: „Angela ist jetzt fünf Monate alt und schreit immer noch die ganze Nacht durch. Wenn ich aufstehe und nachsehe, hört sie zu Weinen auf, doch sobald ich wieder zu Bett gehe, fängt das Geschrei erneut an. Sie kann nicht hungrig sein, denn sie trinkt genug."

Die Freundin nickte: „Ja, das kenne ich von meinem Sohn. Er hatte den ganzen Tag hindurch friedlich geschlafen oder seiner Schwester beim Spielen zugeschaut. Aber sobald er sich alleine fühlte, fing er zu weinen an und hörte nur auf, wenn man sich mit ihm beschäftigte. Und in der Nacht weinte er durch. Das ging fast ein ganzes Jahr so." Barbara rief erschrocken aus: „Ein Jahr!" „Ja", sagte die Freundin, „und die Nachbarn waren mindestens so genervt wie ich."

„Reibe der Kleinen doch die Füßchen mit Lavendelöl ein, das beruhigt", riet sie. „Oder massiere dem Kind vor dem Schlafengehen die Füße mit einer beruhigenden Ölmischung. Ich verwende zur Beruhigung gerne eine Ölmischung aus Mandarine, Kamille, Patschuli, Ylang Ylang und Orange. Diese Ölmischung schenkt jedem Kind Ruhe und Frieden."

„Und wo bekomme ich so ein Öl?", fragte Barbara interessiert. „Ich bringe dir diese beruhigende Ölmischung heute Nachmittag vorbei, dann kannst du abends gleich damit beginnen."

Später erzählte Barbara ihrer Freundin: „Stelle dir vor, schon nach der ersten Anwendung schlief das Baby viel ruhiger. Nach vier Tagen sogar die ganze Nacht durch. Doch am fünften Tag hatte ich ganz vergessen, das Öl anzuwenden. Du wirst das jetzt nicht glauben, aber es ist wahr! Die kleine Angela machte sich selbst bemerkbar. Sie 'schnupperte' mit ihrem Näschen ganz auffällig. Erst wusste ich nicht, was das sollte, doch dann erinnerte ich mich an den Duft. Sie verlangte nach ihrem Öl!"

Palo Santo: Die Rettung für Knochen, Gelenke und Knieverletzungen

Diese Geschichte erzählt von einem ätherischen Öl, dessen Holz vor der Gewinnung wie alte Knochen aussieht. Es ist, als ob Palo Santo uns darauf hinweisen will, bei welcher Gelegenheit wir es verwenden sollen.

Am Arm seiner Frau humpelte Herbert in die Praxis. Er stöhnte mit schmerzverzerrtem Gesicht und hielt sein Knie steif. Sein fahriges, gestresstes Verhalten im Wartezimmer verriet unübersehbar, dass er gerade jetzt eine Verletzung gar nicht brauchen konnte. Er blätterte in seinem ausgebuchten Terminkalender. Nervös holte er sein Handy aus der Brusttasche und wollte ein paar Termine verschieben, da erschien die Heilpraktikerin in der Tür und rief seinen Namen auf.

Gleich polterte er los: „Ich bin ein Fußballtrainer. Ich kann es mir einfach nicht leisten, jetzt nicht voll fit zu sein. Mein Team spielt am Samstag!" Mit einem Stöhnen ließ er sich auf einen Stuhl nieder. „Ich muss mein Team bei diesem entscheidenden Match zum Sieg führen", hämmerte es in seinem Kopf, während er mühevoll den Knieverband abnahm, den seine Frau ihm fürsorglich gemacht hatte. Er fuhr fort: „Sehen Sie, ich fühle mich verantwortlich für den Erfolg meiner Mannschaft! Sie haben alles gegeben, hart trainiert und sich geistig und körperlich auf dieses wichtige Spiel vorbereitet. Und nun bin ich außer Gefecht", kam es vorwurfsvoll von seinen vor Schmerz zusammengepressten Lippen, während er seinen Fuß auszustrecken versuchte.

Sein Freund hatte ihn gedrängt, zu dieser Heilpraktikerin zu gehen, denn Leute kamen von nah und fern, um von ihr behandelt zu werden. Er hatte von Fällen gehört, die erstaunlich waren. So sollte sie einer Dame ein Öl gegeben haben, das ihre schmerzenden Gelenke wieder völlig schmerzfrei und belastbar machten – und zwar in Rekordzeit. Bei einer anderen Dame soll sie mit Unterstützung einiger Öle erfolgreich Rückenschmerzen behandelt haben, die andere Ärzte nicht in den Griff bekommen konnten. „Gehe zu ihr, sie ist gut“, hatte der Freund geraten. Darum war Herbert jetzt hier.

Die Heilpraktikerin nickte. Sie fand bestätigt, was sie vermutet hatte, und griff gezielt nach einem kleinen Fläschchen mit der Aufschrift Palo Santo (*Bursera graveolens*). Vorsichtig begann sie Herberts Knie mit Olivenöl und Palo Santo einzureiben. Ein erdiger, samtiger Duft erfüllte das Behandlungszimmer. „Was ist das?“, fragte Herbert. „Ich verwende gerne Olivenöl, weil Olivenöl ein wärmendes Öl ist. Auf 1 ml reines Olivenöl nehme ich einen Tropfen dieses ätherischen Öls. Es heißt Palo Santo, Heiliges Holz“, erklärte sie. „Der Palo Santo-Baum wächst in Ecuador und wird von den Einheimischen als „Heiliger Baum“ verehrt. Er gehört zur Weihrauchfamilie, und das ätherische Öl entsteht erst, wenn der Baum schon fünf Jahre gefällt am Boden liegt. Erst dann bildet sich im Holz das ätherische Öl, das ich jetzt verwende. Das Holz und die Äste sehen wie Knochen mit leichten Verdickungen aus. Daran erkannte man schon früh die Wirkung dieses Öls. Palo Santo unterstützt unser Knochengerüst.“

Die Therapeutin massierte das Knie, das sich jetzt warm und angenehm anfühlte. „Wenn Wirbelsäule und Gelenke schlecht durchblutet sind“, fuhr sie fort, „unterstützt Palo Santo dabei, Knochen und Knorpeln besser zu durchbluten. Dadurch entsteht wieder Beweglichkeit, die Schmerzen gehen zurück und die Belastbarkeit des Gelenks wird größer. Leute, die Knieverletzungen haben, können danach deutlich besser gehen.“ Unvermittelt fragte sie den Patienten: „Was spüren Sie jetzt?“ Erstaunt hielt Herbert inne. Wie sollte er sich denn fühlen? Er hatte Knieschmerzen! Dann bewegte er sein Knie behutsam, und nach einer Weile sagte er schließlich ungläubig: „Die Schmerzen sind weg! Ich spüre nur mehr ein leichtes Ziehen im Kniegelenk.“ Vorsichtig kletterte er vom Behandlungstisch. „Ich kann wieder normal gehen!“, schüttelte er ungläubig den Kopf. Seine herben Züge leuchteten auf. Insgeheim sah er sich schon wieder am Fußballfeld. Sein Team würde seine Knieverletzung gar nicht einmal bemerkt haben. Er lachte auf und dachte: „Gut, dass ich meine Termine nicht abgesagt habe!“

Die Heilpraktikerin ordnete folgende Heimanwendung an: „Machen Sie zu Hause eine Packung, indem Sie ein paar Tropfen von diesem ätherischen Öl mit Aloe Vera vermischen und damit das Knie einreiben. Dann geben Sie eine Zeit lang eine lebensmittelechte Plastikfolie darüber, damit das Öl tief einwirken kann. Nach meiner Erfahrung geht es den Patienten nachher erheblich besser.“ Mit diesen Worten entließ sie ihn. Zu seinem Erstaunen brauchte Herbert nicht mehr den Arm seiner Frau, um hinauszugehen. Zu Hause machte er seinen Kniewickel wie verordnet, und schon am nächsten Tag war er wieder draußen auf dem Fußballfeld, um sein Team anzufeuern.

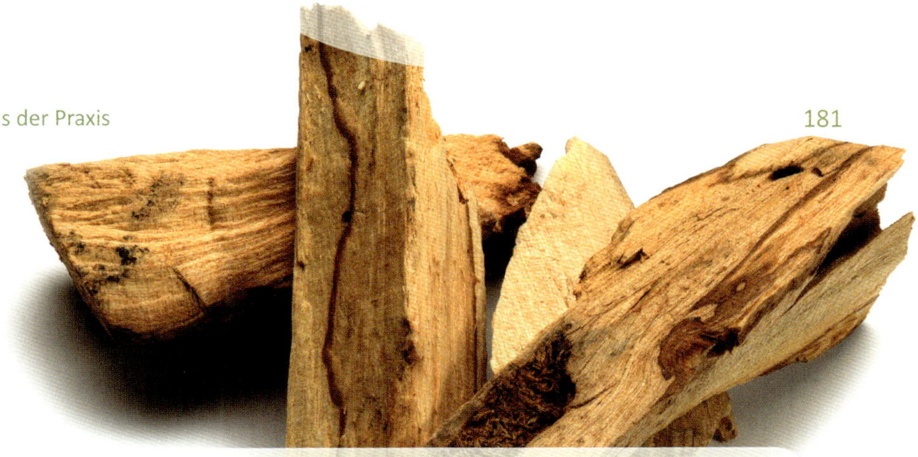

Mit seinem frischen Duft mit einem Hauch von Minze und Zitrone ist Palo Santo das wahrscheinlich wohlriechendste Holz der Welt. Seine unzähligen Heilwirkungen haben das „Heilige Holz" jahrhundertelang zum nationalen Schatz der südamerikanischen Kultur gemacht. Palo Santo hilft bei Stress, Kopfschmerzen, Angst und Traumata und wirkt als Nerventonikum beruhigend, wenn es eingeatmet wird. Man verwendet Palo Santo zur Unterstützung der Knochen und Gelenke. Es wirkt entzündungshemmend und abschwellend und wird verdünnt oder unverdünnt auf die zu behandelnde Stelle aufgetragen und einmassiert.

Der Riss im Trommelfell

Eva hatte einen Trommelfellriss, was der Arzt auch bestätigte. Er plante einen chirurgischen Eingriff, um das Trommelfell zu nähen. „Bevor du zum Operieren gehst", empfahl ich Eva, „versuche es doch mit Lavendelöl!" Sie war nicht gerade überzeugt davon, dass ein unscheinbares Lavendelöl bei einem Trommelfellriss helfen könnte, das verriet ihr Gesicht.

„Lege eine Watte mit einem Tropfen Lavendelöl abends ganz vorsichtig an dein Ohr, und binde ein Tuch darüber", riet ich. Eva befolgte das, denn es war einfach anzuwenden. Als ich sie eine Woche später wiedersah, erzählte sie mir freudig: „Stelle dir vor, ich habe das Lavendelöl auf die Watte gegeben und ans Ohr gelegt, wie du gesagt hast. Bald darauf habe ich ein Kribbeln im Ohr gespürt. Jetzt ist alles verheilt, und ich bin ganz sicher, dass es das Lavendelöl war! Ich konnte spüren, wie es in meinem Ohr gearbeitet hat."

Stress und Krebs

August kommt in die Praxis. Man sieht ihm den Schock direkt an. Er hat gerade die Krebs-Diagnose bekommen. Tagelang hatte er gehofft und gebangt und das Leben in allen verschiedenen Varianten vor seinem inneren Auge vorbeiziehen gesehen. Er spürte die Unsicherheit seiner Frau, die hin und wieder besorgt zu ihm herübergeblickt hatte. Ist es Krebs oder vielleicht doch nur eine harmlose Geschwulst?

August hatte in letzter Zeit sehr unter Druck gestanden. Er verlor eine größere Summe

Geldes im Finanzcrash. Geld, das für die Altersversorgung vorgesehen war. Nun war alles weg. Wie sollte er für sich und seine Frau im Alter sorgen? Er erinnerte sich daran, wie er jahrelang dafür gespart und sich sogar den einen oder anderen Urlaub versagt hatte, nur um einen soliden finanziellen Rückhalt zu schaffen. Nun war alles dahin!

Nächtelang lag er wach und grübelte. Er sah es genau vor sich, den Tag und den Augenblick, als er das Computerprogramm öffnete und die rote Kurve, und damit sein schwer verdientes Geld, vor seinen Augen in den Abgrund stürzte. Er war damals wie vom Blitz getroffen. Sein Vermögen in einem einzigen Augenblick dahin! Der Schock lag ihm immer noch schwer im Magen. Bei einer Routineuntersuchung hatte der Arzt zu allem Überfluss im Magen etwas entdeckt, das er mit weiteren Tests abklären wollte. Nun war es zur Gewissheit geworden: Magenkrebs! Ein zweiter und sogar noch ein viel größerer Schock, denn diese Diagnose war lebensbedrohlich.

„Wie geht es Ihnen?“, fragte der Heilpraktiker. „Ich bin am Ende. So ein Schock! Ich habe Krebs!“ Da erklärte der Heilpraktiker beruhigend: „Stress spielt bei vielen bösartigen Erkrankungen eine entscheidende Rolle. Verschiedene Krebsarten werden durch Schocksituationen ausgelöst. Das dem Schock emotional zugeordnete Gewebe verspannt sich und wird schlecht mit Sauerstoff versorgt, wie z.B. der Magen. Dadurch wird das Gewebe übersäuert, und wenn dieser Zustand eine bestimmte Zeit anhält, dann müssen die Zellen auf Gärungsprozess umschalten.“ August nickte interessiert. „Wenn nach einer gewissen Zeit das zugrunde liegende Thema nicht erkannt und aufgelöst wurde“, fuhr der Heilpraktiker fort, „und der Patient unter Dauerstress steht, dann schaltet die Zelle ihr automatisches Überlebensprogramm ein, d.h. die Zelle versucht sich noch so oft wie möglich zu teilen – das nennt man dann Krebs.“

Der Heilpraktiker gab August ein Fläschchen in die Hand mit den Worten: „Riechen Sie an diesem Fläschchen, so oft es Ihnen möglich ist. Es beruhigt. Reiben Sie einige Tropfen morgens und abends auf die Magengegend. In dem Fläschchen, das auch das *Beruhigungsöl* genannt wird, sind die ätherischen Öle von Lavendel, Raute und Baldrian.“

„Raute ist doch giftig!“, entgegnete August.

„Ja, wenn man die chemischen Bestandteile von Raute analysiert, sieht man, dass ein Einzelbestandteil davon als giftig gilt. Aber im Verband aller chemischen Bestandteile der Raute, so wie sie in der Natur vorkommen und in einem hochwirksamen Öl destilliert werden, gleichen die Lebensessenzen das Öl derart aus, dass aus Raute ein therapeutisches Öl wird.“

Der Heilpraktiker fuhr fort: „Zudem gebe ich Ihnen Weihrauchöl mit. Dieses Öl können Sie während der Meditation einatmen. Wir wollen herausfinden, was die Ursache Ihrer Krankheit ist, deshalb empfehle ich Ihnen, zu meditieren.“

Als August nach einer Woche zum Folgetermin kam, hatte sich etwas in ihm grundlegend verändert. Obwohl er schwer krank war, wirkte er gelassen, fast erleichtert. Er erzählte: „Dieses Weihrauchöl, das Sie mir letztens mitgegeben haben, hat eine besondere Wirkung auf mich ausgeübt. Ich musste immer wieder daran riechen, und dabei kommt diese ungeahnte Ruhe über mich.“ Er seufzt. „Wissen Sie, mein Leben ist voller Ängste, weil wir doch unsere Lebensgrundlage durch den Crash verloren haben. Seither hatte ich nur noch dunkle Gedanken. Ich wollte dem Leben davonrennen und habe resigniert. In meinem Alter kann ich doch nicht noch einmal von vorne beginnen.“ Er stockte. „Doch als ich eines Abends an dem Weihrauchfläschchen roch, da wurde mir ganz warm ums Herz, und ein Gefühl überkam mich, als wäre alles in Ordnung, so, wie es ist. Ich erkannte, dass wir in Gottes Hand sind, und auch wenn ich jetzt krank bin, so werde ich trotzdem das Beste aus dem Rest meines Lebens machen, den ich noch habe.“

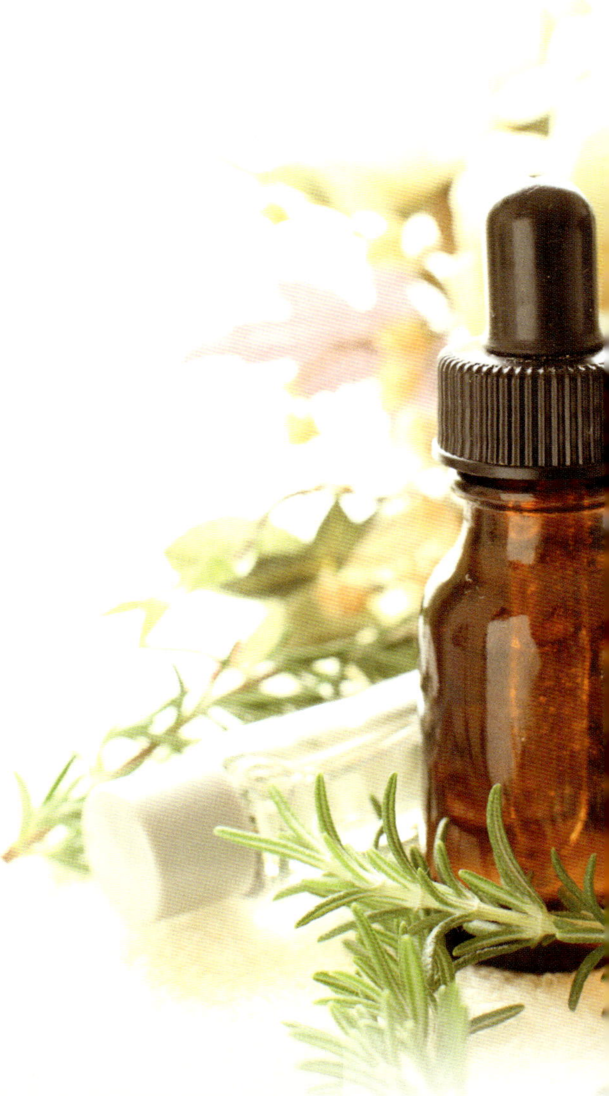

Die Anti-Stress Ölmischung aus **Raute, Baldrian** und **Lavendel** übt eine stark beruhigende und entspannende Wirkung auf Körper und Geist aus und hilft, Schlaflosigkeit, Spannungen und Stress zu überwinden.
Das anhebende **Weihrauchöl** wurde von alters her für heilige Riten und Heilzwecke verwendete. Es ist auch heute in „Notzeiten“ eine besonders starke Hilfe, weil es das Gemüt stärkt, Zuversicht und Trost schenkt, während es im Inneren des Körpers arbeitet, um alle Körpersysteme zu unterstützen.

Warum Grapefruitöl bei Orangenhaut Wunder wirkt

„Eine Einladung nach Hawaii! Ein Bonus für Führungskräfte!" Brigitte traute ihren Augen kaum. Sie war hellauf begeistert über das Geschenk ihrer Firma. Doch wie ein Blitz kam es ihr zu Bewusstsein, und ihr Lachen fror auf ihren Lippen ein: „Oh Gott, was soll ich tun?" Sie starrte entsetzt in den Spiegel und musterte die Fettpölsterchen an ihren Schenkeln, die es sich während der Wintermonate dort bequem gemacht hatten. „Oh Gott, diese hässliche Orangenhaut!" Vor dem Spiegel wurde die ganze Tragweite erst so richtig sichtbar.

„Ich kann doch so meinen Kollegen und Kolleginnen nicht unter die Augen treten. Waikiki – weiße Strände, Palmen, Meer, Sonne und Bikini! Wie soll ich mich da verstecken?" Brigitte dachte schon daran, zu Hause zu bleiben und eine Grippe vorzutäuschen.

Sie rief ihre Freundin an, erzählte ihr von ihrem Dilemma und sagte entschieden: „Ich werde nicht fahren. Ich muss diese Reise absagen!" Die Freundin beruhigte sie: „Ich komme morgen bei dir vorbei und bringe dir etwas." Dann erzählte sie ihr von einem Grapefruitöl und sagte: „Du wirst sehen, welches Wunder das Grapefruitöl für dich bewirken wird." Brigitte war vorerst beruhigt. Einen Gratis-Traumurlaub abzusagen, wäre ja wirklich mehr als ungeschickt.

Als die Freundin am nächsten Tag kam, schaute Brigitte schon erwartungsvoll auf ihre Tasche. „Hast du's dabei?", fragte sie gespannt. Die Freundin zog zwei Fläschchen aus der Tasche und erklärte: „Hier hast du das Grapefruitöl gegen die Orangenhaut; und das ist eine Ölmischung, die ich dir aus Zitronengras, Zitrone, Zypresse und reinem Pflanzenöl zusammengemischt habe. Das nenne ich mein „Venenöl". Es verbessert die Durchblutung." Erklärend fügte sie hinzu: „Für das Venenöl nimmt man 15 Tropfen Zitrone, 15 Tropfen Zitronengras und 15 Tropfen Zypresse in ca. 200 ml reinem Pflanzenöl."

„Massiere diese Ölmischung zusammen mit Grapefruitöl jeden Tag morgens und abends auf deine Beine oder andere Problemzonen", riet die Freundin. „Du wirst erstaunt sein, wie sich deine Haut regeneriert und die unschönen Fettpölsterchen nach und nach verschwinden. Du solltest auch viel Wasser trinken, um das Fett, das vom Grapefruitöl aus den Fettdepots gelöst wird, gründlich abzutransportieren und auszuspülen."

Ganz nebenbei sagte sie noch: „Hast du gewusst, dass das einzigartige Aroma von Grapefruitöl Frauen viel jünger aussehen lässt?" Brigitte wurde hellhörig. „In einer Studie, in der Männer das Alter von Frauen schätzen sollten, die Grapefruitöl als Parfüm trugen, schätzten sie die Frauen im Durchschnitt um sechs Jahre jünger ein", lachte sie.

„Und noch etwas", ermahnte die Freundin: „Wenn du die Öle anwenden willst, nimm sie nicht in der Sonne, sondern beginne schon jetzt rechtzeitig vor der Reise damit. Wenn

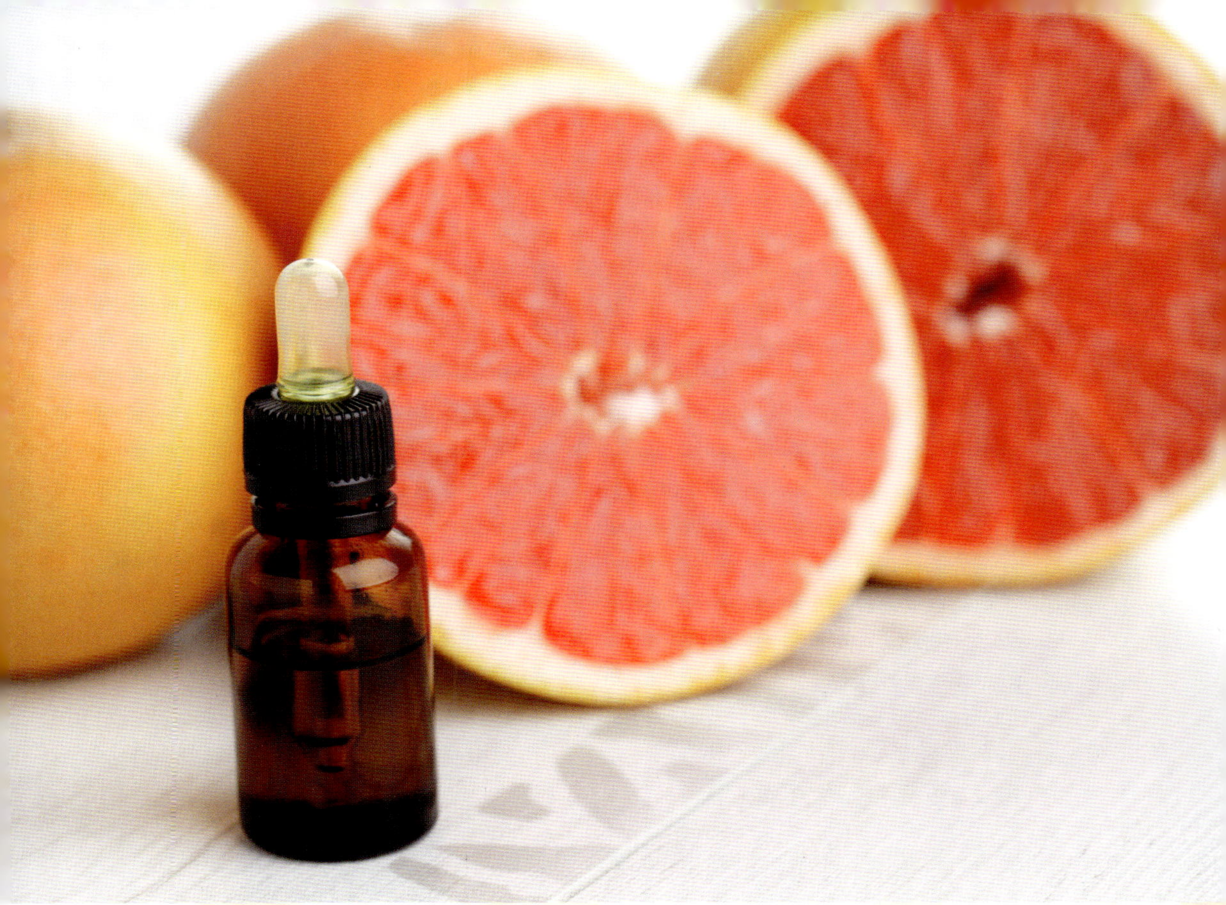

du in die Sonne willst, solltest du ein Zitrusöl nicht anwenden."

Brigitte befolgte die Anweisungen ihrer Freundin und war von dem Ergebnis begeistert. Zwei Tage vor der Abreise kaufte sie sich einen neuen Bikini, und als sie sich mit ihrem schicken Badeanzug vor dem Spiegel betrachtete, war sie mit ihren „neuen Oberschenkeln" sichtlich zufrieden.

Liebe Damen, denkt nicht, das geht von heute auf morgen. Macht euch mit Olivenöl oder Aloe Vera eure eigene Mischung mit Grapefruitöl, reibt das einige Wochen vor dem nächsten Urlaub ein und freut euch auf ein tolles Ergebnis.

Grapefruitöl ist wirklich ein bemerkenswertes Öl. Während es lieblich süß duftet, wenn man es als Parfüm trägt, und in Getränken frisch und fruchtig schmeckt, eliminiert es ganz nebenbei auch noch die unliebsamen Fettpölsterchen aus dem Körper.

Kleine Geschichten und die Erlebnisse eines Heilpraktikers

Ätherische Öle können Blutungen stoppen

„Eine Patientin kam in meine Praxis und erzählte die folgende Geschichte. Sie hatte sich die Fingerkuppel weggehobelt. Zuerst wickelte sie ein Papiertaschentuch um den Finger, aber das war in kürzester Zeit durchnässt. Dann erinnerte sie sich an das Lavendelöl. Sie gab einen Tropfen Lavendelöl in die Wunde und beobachtete, wie der Blutstropfen durch das Lavendelöl vor ihren Augen koagulierte. Die Blutung war zusehends gestoppt."

Reines **Lavendelöl** kann Blutungen stoppen. Ein anderes blutstillendes ätherisches Öl ist die **Immortelle**, auch Helichrsysum oder Strohblume genannt. Sie stoppt Blutungen, sogar starke arterielle Blutungen, umgehend und wird von vielen als Notfallmedizin angesehen. Auch **Zistrosenöl** schließt jede noch so schwere und stark blutende Wunde augenblicklich. **Zypresse** wird bei Blutungen, wie etwa Nasenbluten, angewendet. **Balsamtanne** ist ein mildes Öl, das – wie Lavendel – gerne in offene Wunden gegeben wird.

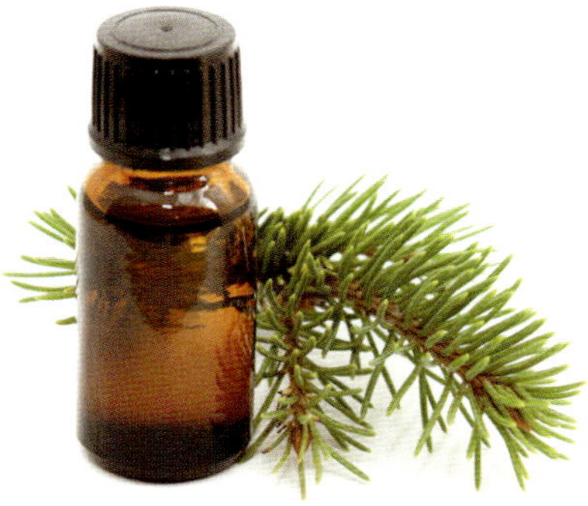

Die Wanderschuhe, eine Blase und das Lavendelöl

„Es war mir im Urlaub in Teneriffa passiert. Wir waren Bergwandern, und das Wetter war schön. Auf der staubigen Straße waren mir immer wieder Steinchen in den Schuh geraten. Wiederholt machte ich den Schuh auf und leerte die Steinchen aus. Schließlich wurde es mir zu dumm, und ich dachte, ich halte es eben ein bisschen länger mit den Steinchen im Schuh aus. Als ich abends meine Schuhe auszog, war meine Fersenplatte eine einzige riesige Blase, prall gefüllt mit Wasser. Ich dachte, das wäre wohl das Ende unseres Wanderurlaubs.

Ich trug sogleich Lavendelöl auf die Ferse auf. Am nächsten Morgen streckte ich meiner Frau meinen Fuß entgegen und fragte sie, wie meine Ferse aussehe. Sie sagte, es müsse wohl der andere Fuß sein, denn es war nichts mehr zu sehen. Die Blase war weg, das ganze Wasser resorbiert. Die Blase war nicht geplatzt. Drei Wochen später hat sich die Haut abgelöst, ohne Schmerzen und ohne weiteres Zutun. Und natürlich war unser Wanderurlaub auch gerettet."

Zitronenöl löst Gifte aus der Plastikflasche

„Ich habe meiner Sekretärin dringend geraten, das Wasser aus unserem Wasserbehälter in der Praxis, das in einen kleinen Plastikbecher gepumpt wird, immer sofort zu trinken, wenn sie Zitronenöl hinzufügt. Sie befolgte meinen Rat, doch einmal war gerade viel los, und sie kam nicht gleich dazu, ihr Zitronenwasser zu trinken. Als sie wiederkam, war kein Wasser mehr im Becher, sondern eine Pfütze auf dem Schreibtisch. Der Boden des Bechers hatte sich aufgelöst – dank eines einzigen Tropfens Zitronenöl!" Auch aus Plastikwasserflaschen, denen man ein ätherisches Öl zufügt, lösen sich die Fremdstoffe aus dem Plastik heraus. Deshalb wird immer geraten, Glasflaschen zu nehmen, wenn man ätherische Öle verwendet!

Pfefferminzöl und die Magen-Darm-Infektion

Pfefferminze macht die Nase frei und den Kopf klar, das wissen wir nun schon. Aber Pfefferminzöl unterstützt auch die Funktionen der Leber und Galle.

„Wir waren auf einer Erlebnisreise. Ein Mann mit akuter Magen-Darm-Infektion war im Bus zugestiegen und saß neben uns. Er hatte eine graue Hautfarbe und saß ganz gekrümmt da. Ich fragte, ob ich helfen könne, und gab ihm zwei Tropfen Pfefferminzöl auf seinen Handrücken zum Ablecken.

Ich kannte die rasche Wirkung des Pfefferminzöls bei Magen- und Darmproblemen sehr wohl und wusste, wie seine verdauungsfördernden Fähigkeiten Darmbakterien kurzerhand eliminieren können. Daher war ich auch nicht erstaunt, als der Herr mich nach zehn Minuten mit großen Augen anschaute." „Es geht mir viel besser", sagte er leise, als wollte er sein Glück nicht verschreien.

„Seine Darmbeschwerden waren völlig verschwunden, und er blieb auch die restlichen vierzehn Tage des Urlaubs beschwerdefrei. Das kann ich bestätigen, denn er wohnte mit uns im selben Hotel."

Das Notfallöl bei Knochenbruch, Schiefstand und Knochenschmerz

„Unsere Nachbarin war in ihrem Garten so unglücklich gestürzt, dass sie sich Elle und Speiche gleichzeitig gebrochen hatte und der Arm in einem 45-Grad Winkel herunterhing. Sie lief zu mir herüber, wo ich sie mit der Ölmischung gegen Schmerzen notversorgte. Als sie ins Krankenhaus kam, sagte man ihr, sie könne erst um 22:00 Uhr operiert werden, denn an jenem Tag waren viele Autounfälle geschehen und Notoperationen vorzunehmen.

Als die Ärzte schließlich zur Patientin kamen, waren sie verwundert, denn bei ihr waren kein Bluterguss und keine Schwellungen sichtbar. Daher konnte sie noch in der Nacht operiert werden. Wenn starke Schwellungen vorhanden sind, kann normalerweise keine Operation durchgeführt werden. Die Nachbarin trug fünf Wochen lang einen Gips, dann war alles überstanden."

Das Notfallöl und die Gehirnerschütterung

„Eine Frau hatte einen schweren Radunfall, erlitt eine Gehirnerschütterung, war voll Schmerzen, stand unter Schock und konnte nicht schlafen. Ich habe ihr die Ölmischung gegen Schmerzen, eine Mischung aus Wintergrün, Pfefferminze, Immortelle und Nelke, gegeben und sie damit am Hals eingerieben. Nach zehn Minuten waren die Schmerzen verschwunden. Sie hat die Nacht schmerzfrei durchgeschlafen."

Palo Santo, das „heilige Holz" für alte, vertrocknete Knochen

„Ein Herr mit Klumpfuß hatte Schwierigkeiten, eine längere Strecke zu gehen. Ich empfahl ihm, mit Palo Santo den Fuß einzureiben. Er befolgte meinen Rat und kann nun wieder einen Kilometer schmerzfrei gehen.

Palo Santo bringt Erfolge, wenn es eine Zeit lang regelmäßig angewendet wird. Alte Verletzungen, Wirbelsäulenprobleme, Knieverletzungen oder ein Klumpfuß – Palo Santo bringt wieder Leben in die Knochen."

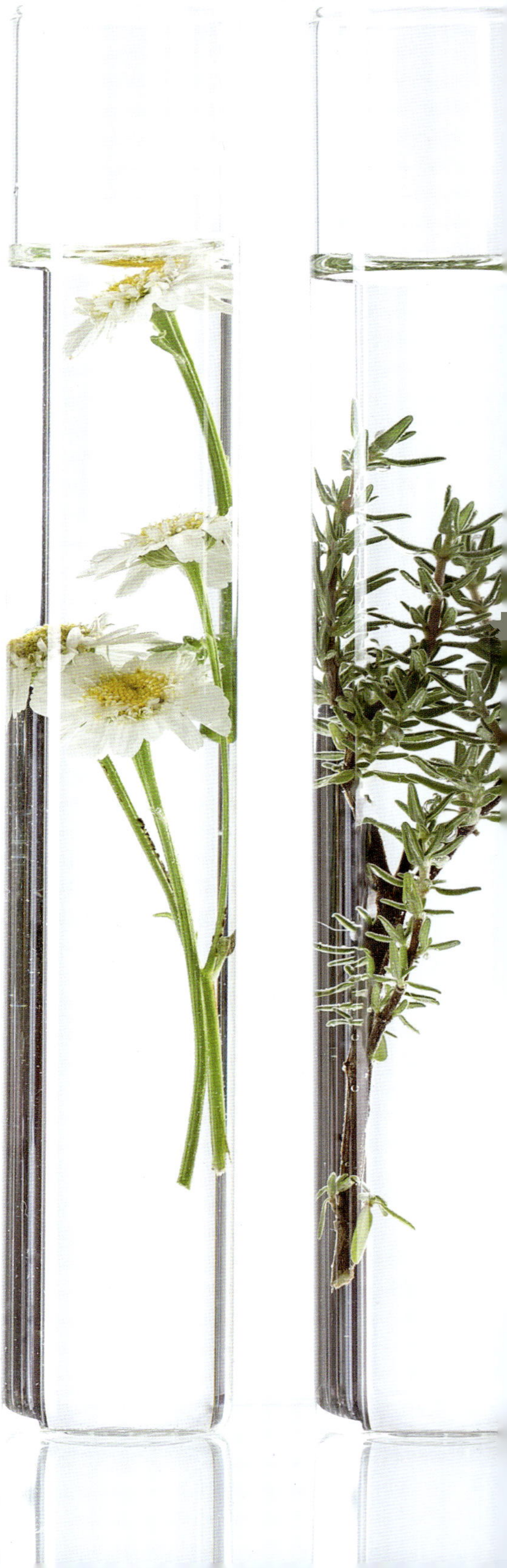

11 Ätherische Öle – die Urmedizin der Menschheit

Über die Jahrtausende ...

Lange vor den seit 5000 Jahren überlieferten indischen Sanskrit-Aufzeichnungen und der indischen Ayurveda-Heilkunst, dem „Wissen vom Leben", hatten die frühen Hochkulturen die Destillation der heilenden Öle zu höchster Kunst perfektioniert. Nach dem Untergang der Alten Welt konnten einige wenige Überlebende diese Kunstfertigkeit wohl retten.

Dann treffen wir die Praxis der Destillation von ätherischen Ölen im alten Ägypten wieder, das einst in Nordostafrika entlang des unteren Nilflusses lag. Als Archäologen 1922 das Grabmal des Pharaos Tutanchamun, der von 1332-1323 v. Chr. regierte, im Tal der Könige entdeckten und es 1923 öffneten, bemerkten sie mit Erstaunen einen feinen Duft von Lavendel in der Luft, und in großen Gefäßen lagerten kostbare ätherische Öle, die dem Pharao auf seine letzte Reise in die Ewigkeit mitgegeben wurden. Diese kostbaren Öle waren einst beliebtes Raubgut. Sie wurden zuerst geplündert, bevor Gold und andere Schätze entwendet wurden. Die Öle warteten wohl auf jenen Tag, an dem die Welt entdecken sollte, was Wissenschaftler mit Verwunderung lernten: Die ätherischen Öle von einst besitzen noch heute beste Qualität, und alle ihre chemischen Substanzen sind intakt. Das heißt, dass ätherische Öle, nach altem Destillationsverfahren hergestellt, nahezu unbegrenzt haltbar sind.

Meisterhaft perfektionierten die ägyptische Priester- und Ärzteschaft das Herstellen von wirksamen Ölmischungen und deren Anwendungen und verewigten ihr reiches Wissen in vielen Hieroglyphen an den Wänden der Pyramiden und in Papyrusrollen der pharaonischen Bibliothek. Imhotep, ein ägyptischer Architekt und Großwesir des Königs Djoser (2780-2720 v. Chr.), soll es gewesen sein, der den Gebrauch von ätherischen Ölen und aromatischen Pflanzen in die ägyptische Medizin einführte. Aromatische Düfte wurden sowohl für den persönlichen Gebrauch als auch von Priestern für Rituale in den Tempeln und Pyramiden verwendet sowie für Totenrituale und zur Einbalsamierung genutzt.

Die Griechen übernahmen das heilbringende Wissen um die ätherischen Öle von den Ägyptern und zeichneten es gewissenhaft auf, um es in den hellenistischen Bibliotheken zu verewigen. Man war der Überzeugung, dass dieses kostbare Wissen niemals verloren gehen dürfe. Schließlich übernahmen die Römer, die auf ihren Kriegszügen diese duftenden Gewürze und Essenzen kennenlernten, den Brauch des Destillierens und verwendeten ätherische Öle als Duftessenzen, in Salben und Lotionen. Die römischen Soldaten sollen sich vor einer Schlacht mit ätherischen Ölen eingerieben haben, um Mut und Stärke zu aktivieren und zu steigern.Später wurde Ägypten eine Provinz Roms, doch mit dem Untergang des Römischen Reiches geriet auch das reiche Heilwissen von Pflanzen und deren ätherischen Ölen in Vergessenheit, und das Abendland versank in eine Unwissenheit, die Jahrhunderte andauern sollte.

Mittlerweile erblühte bei den Arabern das Studium der Naturwissenschaften, angeregt durch die Aufzeichnungen griechischer Pflanzenheilkundiger, und im 9. Jahrhundert n. Chr. führte allen voran Dschabir die naturwissenschaftliche Diskussion an. Er beschrieb die Destillation ätherischer Öle und deren Heilwirkungen im Detail, wodurch das Wissen um die Kunst der Destillation und die Anwendung ätherischer Öle schließlich im 11. Jahrhundert seinen Höhepunkt erreichte. Langsam kehrte das uralte Wissen auch wieder nach Europa zurück. Doch als die Pandemie des 14. Jahrhunderts (1347–1353 n. Chr.) das „großen Sterben“ einläutete, standen die Ärzte, die den Naturwissenschaften wenig Aufmerksamkeit geschenkt hatten, dieser rätselhaften Krankheit ratlos gegenüber. Die Pest war gebannt, als man schließlich die Kraft ätherischer Öle wiederentdeckte.

René-Maurice Gattefossé – Der Vater der Aromatherapie

René-Maurice Gattefossé, der 1881 in Frankreich geboren wurde, interessierte sich schließlich sehr eingehend für die Natur und ihre Heilkräfte. Er studierte die Geheimnisse der Kräuter und ätherischen Öle und sollte einmal als der „Vater der Aromatherapie" in die Geschichte eingehen. Unter anderem erforschte er die vielfältigen Anwendungsmöglichkeiten des Lavendels, der mit prachtvollen Farbtönen und seinem betörend lieblichen Duft die Berghänge seiner Heimat zierte. Bei der Arbeit in seinem Labor ereignete sich einmal ein tragischer Unfall durch eine Explosion, bei der er schwere Brandverletzungen an Händen und am Kopf erlitt. Er behandelte seine Wunden mit Lavendelöl und stellte mit Erstaunen fest, dass das Lavendelöl seine Wunden heilte, ohne Narben zu hinterlassen. Gattefossé war so begeistert von der Kraft der ätherischen Öle, dass er seine Forschungsarbeiten mit Kollegen teilte und auch seinem Freund Jean Valnet begeistert davon erzählte.

Dr. Jean Valnet arbeitete 1945 als Armeearzt in Paris während der letzten Schreckenstage des 2. Weltkrieges. Verbandszeug und Medikamente waren zum Ende des Krieges rar geworden oder gar nicht mehr vorhanden. Da dränge René-Maurice Gattefossé seinen Freund, es doch stattdessen mit ätherischen Ölen zu versuchen, und schickte ihm sogleich einen Vorrat an Ölen. Auch hatte Gattefossé schon gegen Ende des 1. Weltkrieges begonnen, eine antiseptische Seife auf Basis ätherischer Öle zu produzieren, womit der Chirurg Dr. Valnet in dieser ausweglosen Kriegssituation das Verbandszeug der Verwundeten waschen ließ. Auch im Indochina-Krieg (1950-1952) arbeitete Dr. Valnet höchst erfolgreich mit ätherischen Ölen – weil keine herkömmliche Medizin vorhanden war – und verzeichnete unglaubliche Heilerfolge, wofür er 1954 die „Medaille für wissenschaftliche Arbeiten" erhielt. 1964 veröffentlichte er das französische Grundsatzwerk *Aromathérapie: les Huiles Essentielles Hormones Végétales*, das noch heute in seiner Brisanz und in seinem medizinischen Fortschritt wegweisend ist.

Duftmedizin – Ätherische Öle und ihre therapeutische Anwendung

Das vorliegende Buch *Duftmedizin* will dich jedoch nicht in die Welt der Wissenschaft entführen, sondern es soll vielmehr das Hintergrundwissen um die gebündelte Kraft der Natur aufzeigen, einer Natur, die für uns Menschen geschaffen worden ist. Sie bietet uns alle nötigen Lebenshilfen, um gesund und glücklich zu sein, in Balance zu bleiben und mit viel Kraft, Gesundheit, Freude und Wohlbefinden unsere Lebensaufgabe zu erfüllen.

Dieses Buch habe ich für DICH geschrieben.

Ich wünsche dir viel Freude, großartige Erlebnisse und Erkenntnisse mit ätherischen Ölen und natürlich viel Gesundheit, Glück und Segen auf deinem weiteren Lebensweg.

„Lass den Himmel sich auf der Erde widerspiegeln, auf dass die Erde zum Himmel werden möge."

Dschelal ed-Din Rumi

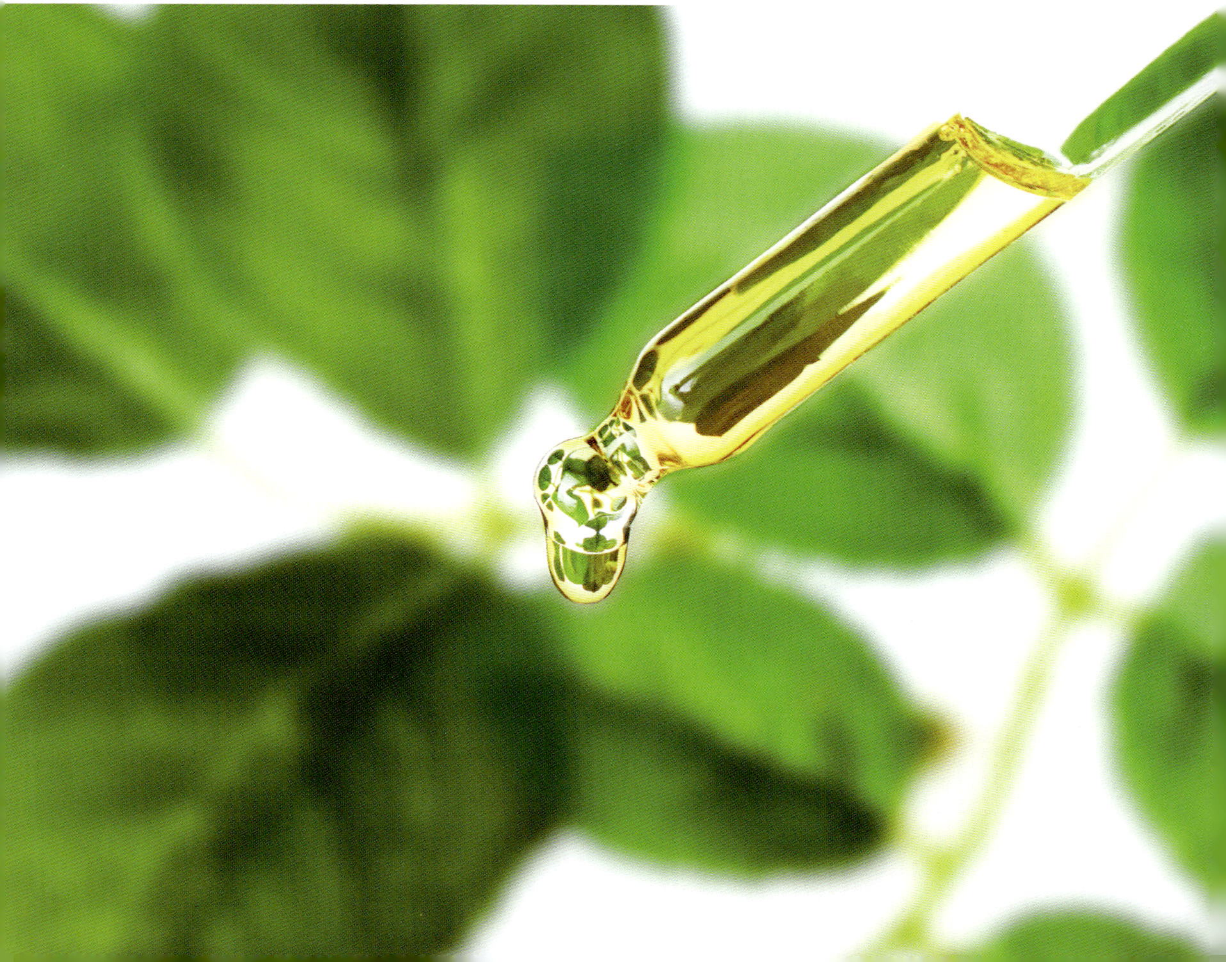

Ätherische Öle und ihre therapeutische Anwendung 12

Ölmischungen und deren Anwendungen

Ölmischung	Anwendungen
Anti-Aging Ölmischung Thymian CT Thymol, Mandarine, Nelke	**ANTI-AGING** vernebeln, unverdünnt für Fußsohlen, verdünnt für Körper, Kapseln einnehmen
Antibakterielle Ölmischung *Melaleuca alternifolia*, Zitronella, Lavandin, Rosmarin	**ANTIBAKTERIELL** Vernebeln, desinfizieren, reinigen, alternatives Tetanusmittel, Insektenschutz
Antimikrobielle Ölmischung Nelke, Zimt, Rosmarin, Zitrone, *Eucalyptus radiata*	**ANTIMIKROBIELL** Das Öl für Pfleger und Krankenschwestern! Vernebeln, Fußsohlen, 20:80 verdünnen, Thymus, Massage
Antiseptische Ölmischung *Melaleuca alternifolia, Melaleuca quinquenervia*, Lavendel, Rosmarin	**ANTISEPTISCH** Vernebeln, auf Schnittwunden, Verbrennung, Infektion
Ölmischung für die Atmung Ravensara, Eukalyptus, Kiefer, Myrte, Zypresse, Pfefferminze	**ATMUNG** Massage, Füße, Hals und Lungenbereich, Kopfpolster, Einlauf
Ölmischung für Drüsen Grüne Minze, Myrte, Salbei, Geranie, Muskatnuss	**DRÜSEN** 50:50 verdünnt, unterer Rücken, Schilddrüse, Nieren, Leber, Füße, Drüsen
Romantische Ölmischung Geranie, Rosenholz, Ylang Ylang, Myrrhe, Schwarzer Pfeffer	**EMOTION** Massage, Bad, Kompresse über Bauch, Parfüm, Cologne
Ölmischung zum emotionalen Loslassen Deutsche Kamille, Ledum, Ylang Ylang, Geranie, Sandelholz	**EMOTION** Leber, heiße Kompresse, Fußmassage, hinters Ohr, Parfüm, Cologne
Energie Ölmischung Rosmarin, Balsamtanne, Wacholder, Muskatnuss, schwarzer Pfeffer	**ENERGIE** Füße, Handgelenke, Brust, Nacken, Rücken, Parfüm, Cologne

Ölmischung	Anwendungen
Ölmischung für das Gehirn Balsamtanne, Weihrauch, Sandelholz, Immortelle, Melisse	**GEHIRN** Nacken, Hals, unter die Nase, Parfüm, Cologne, Wangen-Innenseite
Spirituelle Ölmischung Zedernholz, Balsamtanne, Sandelholz, Weihrauch, Myrrhe	**GEIST** Vernebeln, Nacken, Stirn, Kronen-Chakra, Fußsohlen, Wirbelsäule
Ölmischung für geistige Klarheit Cardamom, Rosmarin, Vetiver, Pfefferminze, Geranie, Basilikum	**GEIST** Vernebeln, Bad, Schläfen, Handgelenke, Nacken, Füße (große Zehe)
Ölmischung für die Durchblutung Goldrute, Zypresse, Majoran, Ylang Ylang	**HERZ/KREISLAUF** Herz, Füße, Hände, 50:50 verdünnen, Massage, Rücken 1.-4. Brustwirbel
Hormonelle Ölmischung für Frauen Muskatellersalbei, Fenchel, Majoran, Jasmin, Salbei	**HORMONE** Füße, Knöchel, 50:50 verdünnt, warme Kompresse auf Bauch, Rücken, vernebeln
Ölmischung für den Mann Muskatellersalbei, Fenchel, Salbei, Schafgarbe, Pfefferminze	**HORMONE** Knöcheln, Massage (unteres Becken), heiße Kompresse
Ölmischung für das Immunsystem Bergbohnenkraut, Thymian, Zitrone, Ravensara, Oregano, Kümmel, Rainfarn	**IMMUNSYSTEM** Vernebeln, Fußmassage, Rückenmassage, Hals und Brust, Thymus
Ölmischung bei Kopfschmerz Pfefferminze, Basilikum, Majoran, Immortelle	**KOPF** Am effektivsten wenn eingeatmet, Nacken, Stirn, Kronen-Chakra, Schultern, Schläfen
Knochengerüst unterstützende Ölmischung Fichte, Blauer Rainfarn, Rosenholz, Weihrauch	**KNOCHEN** „Der Chiropraktiker in der Flasche" Auf Füße, Rücken, Nacken, Massage
Ölmischung für die Leber Kamille, Ledum, Karottensamen, Selleriesamen	**LEBER** Leber, heiße Kompresse, Fußmassage, Rückenmassage
Ölmischung gegen Schmerzen Balsamtanne, Immortelle, Oregano, Pfefferminze	Das „Notfallöl" **SCHMERZ** Zuerst auf Fußsohlen, äußerlich auf die Schmerzstelle, Schläfen, Nacken, Stirn
Ölmischung für den Stressabbau Lavendel, Römische Kamille, Cistus, Mandarine	**STRESS** Vernebeln, Perfüm, Füße, Handgelenk, Ohr (außen), Bad, Massage
Trauma-Ölmischung Limette, Lavendel, Weihrauch, Zedernholz, Fichte, Rose	**TRAUMA** Vernebeln, einige Tropfen auf Fußsohlen, Brust, hinters Ohr, Stirn, Nacken

Ölmischung	Anwendungen
Missbrauch- Ölmischung Ylang Ylang, Geranie, Lavendel, Zedernholz, Balsamtanne, Rose, Orange, Immortelle	**TRAUMA** Energiezentren, Fußsohlen, Nabel, Unterbauch, Schläfen, Nase
Ölmischung für die Verdauung Anis, Rosmarin, Estragon, Ingwer, Fenchel, blauer Rainfarn	**VERDAUUNG** Fußmassage (Magen, Darm), Magen, in Wasser, Kompresse

Quelle: *Essential Oils Integrative Medical Guide*

Ätherische Öle zur Unterstützung unserer Körpersysteme

Körpersysteme	Ätherische Öle
Atemwege	Balsamtanne, Eukalyptus, Fichte, Kiefer, Lavendel, Ledum, Majoran, Myrthe, Nelke, Oregano, Palo Santo, Pfefferminze, Rosmarin, Salbei, Spearmint, Teebaum, Thymian, Weihrauch, Weißtanne, Zedernholz, Zitrone, Zypresse
Blut	Balsamtanne, Cistus, Geranie, Immortelle, römische Kamille, Lavendel, Lemongrass, Muskatellersalbei, Narde, Nelke, Orange, Rosmarin, Zitrone, Zypresse
Blutgefäße	Immortelle, Lemongrass, Narde, Nelke, Weihrauch, Wintergrün, Zitrone, Zypresse
Darm/Verdauung	Anis, Balsamtanne, Bergamotte, Cassia, Dille, Estragon, *Eukalyptus globulus*, Fenchel, Galbanum, Geranie, Ingwer, Koriander, Kümmel, Laurus nobilis, Ledum, Lemongrass, Majoran, Mandarine, Muskat, Myrthe, Nelke, Orange, Oregano, Patchouli, Pfefferminze, Rosmarin, Schwarzer Pfeffer, Spearmint, Thymian, Ysop, Wacholder, Zimt, Zitrone, Zypresse
Emotionale Balance	Bergamotte, Fichte, Geranie, Jasmin, Juniper, Kamille, Kiefer, Lavendel, Mandarine, Melisse, Narde, Onycha, Petigrain, Rainfarn, Rose, Sandalwood, Schafgarbe, Spearmint, Weihrauch, Weißtanne, Ylang Ylang, Zeder
Gehirn	Immortelle, Myrrhe, Muskat, Nelke, Palo Santo, Pfefferminze, Sandelholz, Wacholder, Weihrauch, Zitrone
Gelenke und Wirbelsäule	Balsamtanne, Basilikum, *Eukalyptus globulus*, Fenchel, Fichte, Immortelle, Koriander, Lemongrass, Majoran, Muskat, Myrthe, Nelke, Oregano, Palo Santo, Pfefferminze, Rosmarin, Sandelholz, Schwarzer Pfeffer, Teebaum, Thymian, Vetiver, Weihrauch, Weißtanne, Wintergrün, Zypresse

Körpersysteme	Ätherische Öle
Harnwege	Estragon, *Eukalyptus polybracte*a, Fenchel, Kiefer, Myrthe, Nelke, Oregano, Rosmarin, Teebaum, Wacholder, Zitrone
Haut/Haare	Bergamotte, Citronella, Elemi, *Eukalyptus polybractea*, Galbanum, Geranie, Immortelle, Jasmin, Kamille, Lavendel, Ledum, Mandarine, Melisse, Myrrhe, Myrthe, Narde, Neroli, Orange, Patschuli, Pfefferminze, Rainfarn, Rose, Rosenholz, Rosmarin, Sandelholz, Schafgarbe, Teebaum, Tsuga, Vetiver, Wacholder, Weihrauch, Ylang Ylang, Zedernholz, Zitrone, Zypresse
Herz/Kreislauf	Basilikum, Bergbohnenkraut, Cassia, Galbanum, Geranie, Goldrute, Grapefruit, Immortelle, Lavendel, Lemongrass, Majoran, Mandarine, Muskat, Muskatellersalbei, Nelke, Onycha, Orange, Rose, Rosmarin, Salbei, Sandelholz, Thymian, Tsuga, Vetiver, Wintergrün, Ylang Ylang, Ysop, Zimt, Zitrone, Zypresse. *Venenöl*: (Zitrone, Zitronengras und Zypresse)
Hormonhaushalt	Balsamtanne, Bergamotte, Estragon, Fenchel, Fichte, Goldrute, Jasmin, Kiefer, Koriander, Muskat, Muskatellersalbei, Myrrhe, Myrthe, Rosenholz, Salbei, Schafgarbe, Vetiver, Ylang Ylang
Immunsystem	Balsamtanne, Basilikum, Bergbohnenkraut, Cistus, Eukalyptus, Fichte, Galbanum, Kiefer, Lemongrass, Mandarine, Melisse, Muskat, Myrrhe, Myrthe, Nelke, Orange, Oregano, Ravensara, Rosenholz, Salbei, Sandelholz, Schafgarbe, Teebaum, Thymian, Weihrauch, Weißtanne, Ysop, Zimt, Zitrone, Zypresse
Leber	Dill, Geranie, Goldrute, Grapefruit, Immortelle, Kamille, Ledum, Mandarine, Myrthe, Muskat, Nelke, Pfefferminze, Rosmarin, Salbei, Wacholder
Lunge	Basilikum, Balsamtanne, Cistus, *Eukalyptus radiata*, Fichte, Immortelle, Kiefer, Myrthe, Oregano, Palo Santo, Pfefferminze, Ravensara, Rosmarin, Teebaum, Thymian, Weihrauch, Wintergrün
Lymphsystem	Grapefruit, Immortelle, Kiefer, Ledum, Lemongrass, Mandarine, Myrthe, Orange, Rosmarin, Sandelholz, Zedernholz, Zypresse
Muskeln	Basilikum, Fichte, Immortelle, Ingwer, Koriander, Lemongrass, Majoran, Myrthe, Oregano, Pfefferminze, Rosmarin, Sandelholz, Schwarzer Pfeffer, Teebaum, Thymian, Weihrauch, Weißtanne, Wintergrün, Zypresse
Nervensystem	Baldrian, Balsamtanne, Bergbohnenkraut, Cistus, Elemi, Estragon, Fichte, Geranie, Goldrute, Grapefruit, Immortelle, Ingwer, römische Kamille, Lavendel, Ledum, Majoran, Melisse, Muskat, Muskatellersalbei, Myrrhe, Pfefferminze, Rainfarn, Ravensara, Salbei, Sandelholz, Schwarzer Pfeffer, Vetiver, Wacholder, Weihrauch, Ysop, Zedernholz

Körpersysteme	Ätherische Öle
Nieren	Anis, Fenchel, Geranie, Grapefruit, Immortelle, Ledum, Lemongrass, Salbei, Tsuga, Wacholder, Wintergrün
Prostata	Balsamtanne, Myrrhe, Myrthe, Oregano, Pfefferminze, Weihrauch
Stoffwechsel	Fenchel, Grapefruit, Orange, Pfefferminze, Rainfarn, Salbei, Schwarzer Pfeffer

Quelle: *Essential Oils Integrative Medical Guide*

Ätherische Öle zur Unterstützung unserer Emotionen

Emotionale Anwendung	Ätherische Öle
Angst	Bergamotte, Muskatellersalbei, Kamille, Zypresse, Geranie, Wacholder, Majoran
Ärger, Zorn	Bergamotte, Zedernholz, Kamille, Weihrauch, Lavendel, Zitrone, Majoran, Myrrhe, Orange
Depression	Weihrauch, Zitrone, Sandelholz, Geranie, Lavendel, Orange, Grapefruit, Ylang Ylang
Eifersucht	Bergamotte, Eukalyptus, Weihrauch, Zitrone, Majoran, Orange, Rosmarin, Thymian
Entmutigung	Bergamotte, Zedernholz, Weihrauch, Geranie, Wacholder, Lavendel, Zitrone, Orange, Fichte
Enttäuschung	Muskatellersalbei, Weihrauch, Geranie, Ingwer, Wacholder, Lavendel, Fichte, Orange
Frustration	Kamille, Muskatellersalbei, Weihrauch, Ingwer, Wacholder, Lavendel, Zitrone
Furcht, Sorge	Orange, Kamille, Ylang Ylang, Lavendel
Gleichgültigkeit	Weihrauch, Geranie, Majoran, Jasmin, Orange, Pfefferminze, Sandelholz, Thymian
Groll	Jasmin, Rose, Rainfarn
Konzentration	Zedernholz, Zypresse, Wacholder, Lavendel, Zitrone, Basilikum, Orange, Pfefferminze
Missbrauch	Geranie, Ylang Ylang, Sandelholz

Emotionale Anwendung	Ätherische Öle
Niederge-schlagenheit	Bergamotte, Muskatellersalbei, Zypresse, Geranie, Ingwer, Orange, Sandelholz, Rose
Panik	Bergamotte, Kamille, Weihrauch, Lavendel, Majoran, Wintergrün, Myrrhe,Thymian
Reizbarkeit	Alle Öle AUSSER Eukalyptus, Pfefferminze, schwarzer Pfeffer
Schock	Immortelle, Basilikum, Kamille, Myrrhe, Ylang Ylang, Rosmarin CT cineol
Schuld	Kamille, Zypresse, Wacholder, Zitrone, Majoran, Geranie, Weihrauch, Fichte
Stimmungs-schwankungen	Bergamotte, Muskatellersalbei, Salbei, Geranie, Wacholder, Fenchel, Lavendel
Trauer	Bergamotte, Kamille, Muskatellersalbei, Eucalyptus globulus, Wacholder, Lavendel
Unruhe	Bergamotte, Zedernholz, Muskatellersalbei, Weihrauch, Geranie, Lavendel, Majoran
Vergesslichkeit	Zedernholz, Kamille, Weihrauch, Rosmarin CT cineol, Basilikum, Pfefferminze, Thymian
Verwirrung	Zedernholz, Fichte, Zypresse, Pfefferminze, Weihrauch, Geranie, Ingwer, Wacholder
Verzweiflung	Zedernholz, Fichte, Muskatellersalbei, Weihrauch, Lavendel, Geranie, Zitrone
Zwanghaftigkeit	Muskatellersalbei, Salbei, Zypress, Geranie, Lavendel, Majoran, Sandelholz, Immortelle

Quelle: *Essential Oils Integrative Medical Guide*

Therapeutische Anwendung ätherischer Öle von A bis Z

A Aromatische Anwendung
Ä Äußerliche Anwendung
I Innerliche Anwendung
M Mischung

Wähle jeweils ein oder zwei der angegebenen Öle aus. Du brauchst nicht alle Öle!

Abnehmen: Grapefruit, Zitrone, Pfefferminze. I: 2-3 Tropfen Zitrone dem Trinkwasser beifügen und tagsüber trinken. A: Pfefferminze einatmen, um Heißhunger zu reduzieren. Ä: Grapefruit auf die Problemzonen auftragen und einreiben.
Abszess: *Melaleuca alternifolia* (Teebaum), Weihrauch, Immortelle, Pfefferminze, Lavendel. Ä: 50:50 mit Pflanzenöl verdünnen. Heiße Kompresse.
ADD/ADHD: Lavendel, Mandarine, Pfefferminze. A: Vernebeln und einatmen.
AIDS/HIV: Immortelle, Zistrose, Zitrone. A: Vernebeln und inhalieren. Ä: Auf Thymus und Fußsohlen auftragen.
Akne: *Melaleuca alternifolia* (Teebaum), Lavendel, Antibakterielle Ölmischung. Ä: Unverdünnt oder bei Bedarf 50:50 verdünnen, einige Tropfen sanft einmassieren. Für maximale Wirkung Öle täglich wechseln.
Alkoholismus: Rosmarin, Fenchel, Wacholder; Gewürznelke. A: Direkt einatmen oder vernebeln. Ä: Gewürznelke auf Zunge geben.
Allergien (Luft): Lavendel, Ledum, Kamille, Ölmischung für die Leber. A: Vernebeln und einatmen. Ä: Auf Nasennebenhöhlen und Fußsohlen auftragen. I: Nahrungsergänzungen: Sulfur.
Allergien (Haut): Teebaum, Lavendel, Pfefferminze, Myrrhe, Patschuli. M: 5 Tr. Lavendel, 5 Tr. Römische Kamille, 2 Tr. Myrrhe, 1 Tr. Teebaum. Ä: Auf Stelle auftragen.
Aneurysma: Zypresse, Immortelle, Majoran, Ylang Ylang. Ä: Auf Schläfen, Herz und Fuß-Reflexzonen des Herzens auftragen. M: 5 Tr. Zypresse, 2 Tr. Immortelle, 2 Tr. Weihrauch. A: Vernebeln.
Angina: Ingwer, Orange, Melisse, Zypresse, Majoran. Ä: Sanft auf Brust und Füße massieren und auf Halsschlagader auftragen. A: Vernebeln.
Angst: Lavendel, Bergamotte, Orange, Zitrone, Kamille, Baldrian, Melisse, Copaiba, Muskatellersalbei, Wacholder, Majoran. Ä: Öle in der Massage oder im Badewasser verwenden.
Anhebend: Zitrone, Orange, Geranie, Ylang Ylang, Myrrhe. A: Direkt einatmen und vernebeln.
Anregend: Pfefferminze, Salbei, Eukalyptus, Rosmarin. A: Einatmen. Ä: In Massage und Badewasser verwenden.

Antibakteriell: Thymian, Oregano, Rosmarin, Zimt, Zitronengras, Pfefferminze, Antibakterielle Ölmischung. **M:** 3 Tr. Teebaum, 3 Tr. Zitronengras, 1 Tr. Lavendel, 1 Tr. Rosmarin. **Ä:** Auf die Stelle auftragen. **A:** Vernebeln.

Antifungal: Teebaum, Zimt, Nelke, Zitrone, Rosmarin, Thymian, Oregano. **Ä:** Auf die Stelle auftragen. **A:** Vernebeln.

Antioxidativ: Gewürznelke, Thymian, Rosmarin, Pfefferminze, Teebaum, Zitrone. **M:** 3 Tr. Rosmarin, 2 Tr. Zitronengras, 1 Tr. Thymian, 1 Tr. Gewürznelke, 1 Tr. Zimtrinde. **A:** Vernebeln und einatmen. **I:** Kapseln.

Antiviral: Teebaum, Gewürznelke, Antivirale Ölmischung. **M:** 3 Tr. Pfefferminze, 2 Tr. Thymian, 2 Tr. Teebaum, 2 Tr. Gewürznelke. **Ä:** Auf die Stelle auftragen. **A:** Vernebeln.

Apnoe: Pfefferminze, Rosmarin, Geranie, Basilikum, Kardamom. **A:** Während des Schlafens vernebeln. **Ä:** Vor dem Schlafengehen auf die Fußsohlen reiben.

Appetitlosigkeit: Ingwer, Grüne Minze, Orange, Muskat, Zitrusöle, Pfefferminze, Zitrone. **A:** Vernebeln und einatmen. **I:** Kapseln.

Appetitzügler: Grapefruit, Pfefferminze. **A:** Vernebeln und einatmen.

Ärger, Zorn: Bergamotte, Zedernholz, Kamille, Weihrauch, Lavendel, Zitrone, Majoran, Myrrhe, Orange. **M:** 5 Tr. Bergamotte, 2 Tr. Kamille, 3 Tr. Geranie. **A:** Vernebeln und einatmen. **Ä:** Verdünnen, Massage.

Arme: Zypresse, Fenchel, Wacholder, Lavendel. **Ä:** Bei schlaffen Armen in Pflanzenöl verdünnen und einreiben.

Arterienverkalkung: Immortelle, Nelke, Thymian, Wintergrün, Weihrauch, Zitrone. **A:** Vernebeln. **I:** Zitrone in einer Kapsel oder mit Wasser einnehmen. Nahrungsergänzung: Omega-3 Fettsäuren. **Ä:** Auf Arterien, Herz und Füße auftragen.

Arthritis: Wintergrün, Immortelle, Balsamtanne, Rosmarin. **Ä:** Auf die Stelle auftragen. **I:** Kapsel.

Asthma: *Eucalyptus radiata*, Balsamtanne, Fichte, Pfefferminze, Zitrone, Lavendel, Wacholder, Weihrauch. **M:** 6 Tr. *Eucalyptus radiata*, 6 Tr. Kiefer, 4 Tr. Zypresse, 1 Tr. Pfefferminze. **A:** Vernebeln und einatmen. **Ä:** Auf Brust, Hals und Rücken auftragen. **I:** Kapsel.

Autismus: Weihrauch, Sandelholz, *Eucalyptus globulus*, Melisse, Zedernholz. **Ä:** 50:50 mit Pflanzenöl mischen, als Massageöl verwenden. **A:** Vernebeln.

Aufstoßen: Fenchel, Ingwer, Wacholder, Zitronengras, Ölmischung für die Verdauung. **I:** In Kapsel oder Flüssigkeit einnehmen.

Augen, geschwollene: Zypresse, Immortelle, Lavendel. **Ä:** Rund um die Augen auftragen. NICHT ins Auge bringen!

Augen, trockene, brennende: *Melaleuca alternifolia.* **A:** Im Luftbefeuchter. **M:** 10 Tr. Zitrone, 5 Tr. Zypresse, 3 Tr. *Eucalyptus radiata.* **Ä:** 20:80 verdünnen, einige Tropfen in weitem Bogen um die Augen reiben. Akupunkturpunkte Hände und Füße. Vorsicht: Kein Öl in die Augen bringen.

Ausschlag: Lavendel, Immortelle, Deutsche Kamille, Zypresse. **Ä:** Öle sanft auf die Stelle auftragen. Lavendel-Spray verwenden.

Bänderriss: Rainfarn, Baldrian, Vetiver, Ölmischung für Schmerzen. **Ä:** Sanft einreiben.

Bandscheiben: Zypresse, Balsamtanne, Zitronengras, Immortelle, Oregano, Pfefferminze. Ä: Entlang der Wirbelsäule sanft massieren.
Becken: Ölmischung für Schmerzen, Rainfarn, Baldrian, Vetiver. Ä: Öle einreiben. I: Nahrungsergänzungen: Kalzium/Magnesium.
Beckenschiefstand: Fichte, Blauer Rainfarn, Weihrauch. Ä: Auf Stelle und Akupunkturpunkte der Füße auftragen. Rückenmassage.
Beingeschwür: Nelke, Römische Kamille, Lavendel, Teebaum, Rosmarin. Ä: Sanft auf Stelle auftragen.
Beruhigung: Lavendel, Balsamtanne, Mandarine, Grüne Minze, Bergamotte, Koriander. M: 5 Tr. Mandarine, 5 Tr. Lavendel, 3 Tr. Zitronengras. Ä: Auf Nacken, Schläfen, Brust und Schultern auftragen. Als Massage verwenden. A: Vernebeln und einatmen.
Besenreiser: M: 5 Tr. Basilikum, 8 Tr. Majoran, 10 Tr. Zypresse, 3 Tr. Pfefferminze. Ä: Mit 20 Tropfen Pflanzenöl verdünnen und mehrmals täglich sanft einmassieren.
Bewusstseinserweiterung: Balsamtanne, Weihrauch, Myrrhe. A: Vernebeln und direkt einatmen.
Bindegewebsschwäche: Zypresse, Zitronengras, Zitrone, Immortelle, Wintergrün, Pfefferminze, Rosmarin, *Eucalyptus radiata*. Ä: Auf Stelle sanft einmassieren.
Bindehautentzündung: Lavendel, Teebaum, Rosmarin. A: Über Nacht beim Schlafen vernebeln.
Blähungen und Gasbildung: Pfefferminze, Estragon, Fenchel, Ledum. Ä: Auf Bauch einmassieren. A: Vernebeln und direkt einatmen. I: In Kapsel oder Flüssigkeit einnehmen.
Blase (Ferse): Lavendel. Ä: Auf die Stelle auftragen. Vor weiterem Reiben schützen.
Blasenentzündung: Zitronengras, Deutsche Kamille, Grüne Minze, Thymian, Antibakterielle Ölmischung. Ä: Mit einem dieser Öle massieren oder Bad nehmen. I: Täglich mehrmals 1 Tropfen Zitronengras oder 1 Tropfen Antibakterielle Ölmischung in einem Glas Saft oder Wasser trinken.
Blasensteine: Salbei, Geranie, Grüne Minze, Myrte. Ä: Warme Kompresse. I: Kapseln.
Blutdruck, hoher: Lavendel, Majoran, Ocotea, Zypresse. M: 8 Tr. Lavendel, 5 Tr. Zypresse, 4 Tr. Kamille oder Ocotea. Ä: 20:80 verdünnen, tägliche Ganzkörpermassage. Auf die Fußreflexzone des Herzens massieren. A: Vernebeln I: Kapseln.
Blutdruck, niedriger: Salbei, Kiefer, Rosmarin, Zypresse, Pfefferminze. Ä: 20:80 verdünnen, Ganzkörpermassage. Auf die Fußreflexzone des Herzens massieren. A: Vernebeln I: Kapseln. M: **Duschgel:** 15 Tr. Rosmarin, 10 Tr. Zitronengras, 10 Tr. Grapefruit in ca. 100 ml Duschgel mischen.
Blutgerinnsel: Immortelle, Zistrose, Nelke, Wintergrün. I: Nelke in Kapseln nehmen. Ä: Sanft über betroffene Stelle auftragen.
Blutungen: Immortelle, Zistrose, Geranie, Zypresse, Majoran, Ylang Ylang. Ä: Auf die Wunde und auf das Herz auftragen.
Blutvergiftung: Zypresse, Majoran, Ylang Ylang. Ä: Auf Nacken, Herz und Fußsohlen auftragen.

Borreliose: Thymian, Oregano, Nelke, Balsamtanne, Immortelle, Oregano, Pfefferminze, Antibakterielle Ölmischung. **I:** Kapseln.

Bronchitis: Rosmarin, *Eucalyptus radiata*, Thymian, Balsamtanne, Kiefer, Zypresse, Pfefferminze, Antimikrobielle Ölmischung. **M:** 2 Tr. Salbei, 4 Tr. Myrrhe, 5 Tr. Nelke, 6 Tr. Ravensara, 15 Tr. Weihrauch. **A:** Vernebeln und direkt einatmen. **Ä:** Brust einreiben.

Bursitis: Lavendel, Balsamtanne, Basilikum, Majoran, Pfefferminze, Ölmischung gegen Schmerzen. **M:** 5 Tr. Lavendel, 5 Tr. Balsamtanne, 3 Tr. Basilikum, 1 Tr. Pfefferminze. **Ä:** Auf die Stelle auftragen, kalte Kompresse.

Candida: Teebaum, Wacholder, Thymian, Pfefferminze, Zitronengras, Antimikrobielle Ölmischung. **Ä:** Auf die betroffene Stelle auftragen. **I:** Antimikrobielle Ölmischung in Kapseln einnehmen.

Cholera: Zitrone, Gewürznelke, Rosmarin, Antimikrobielle Ölmischung. **I:** Kapseln mit den Mahlzeiten einnehmen.

Cellulite: Rosmarin, Grapefruit, Zitrone, Zypresse, Fenchel, Wacholder, Grüne Minze, Zitronengras, Ledum. **M:** 3 Tr. Zypresse, 3 Tr. Orange, 2 Tr. Wacholder, 2 Tr. Zitrone. **Ä:** Einreiben.

Cholesterin, hoch: Rosmarin, Nelke, Zitronengras, Salbei, Immortelle, Geranie, Fenchel. **I:** In Kapseln einnehmen. **Ä:** Über den Leberbereich und die Füße auftragen. **M:** 2-5 Tr. Rosmarin, 5 Tr. Römische Kamille, 3 Tr. Immortelle, 5 Tr. Zitronengras. **Ä:** Unverdünnt oder bei Bedarf 50:50 verdünnen; mehrmals täglich auf die Pulsstellen geben (Handgelenke, Armbeuge, Halsansatz). Täglich entlang der Wirbelsäule einreiben; Körpermassage 2x wöchentlich;
I: Kapseln; in Flüssigkeit.

Colitis ulcerosa: Pfefferminze, Grüne Minze, Estragon, Anis, Fenchel, Antimikrobielle Ölmischung. **Ä:** Auf Bauch und Füße massieren.

Colitis, virale: Melisse, Oregano, Teebaum, Zitronengras, Pfefferminze, Antimikrobielle Ölmischung, Ölmischung für die Verdauung. **Ä:** Auf Bauch und Füße massieren.

Darm: Rosmarin, Ingwer, Basilikum, Pfefferminze, Ölmischung für die Verdauung. **Ä:** Auf Bauch und Füße massieren. **I:** Ölmischung für die Verdauung.

Deodorant: Lavendel, Geranie, Teebaum, *Eucalyptus globulus*. **Ä:** Unter die Arme, auf die Füße auftragen.

Depression: Zitrone, Salbei, Weihrauch, Pfefferminze, Geranie, Myrrhe, Lavendel, Orange, Grapefruit. **A:** Vernebeln und direkt einatmen. **Ä:** Auf Schläfen und Stirn reiben.

Desinfektion: Zitrone, Antibakterielle Ölmischung. **Ä:** 1-2 Tropfen auf ein feuchtes Tuch zum Abwischen, Antimikrobielles Spray.

Diabetes: Koriander, Zimt, Fenchel, Dill, Zypresse, Rosmarin, Nelke, Antimikrobielle Ölmischung, Ölmischung für die Verdauung. **I:** In Kapseln nehmen. **Ä:** Auf Rücken, Brust, Füße und über Bauchspeicheldrüse auftragen.

Durchblutungsstörungen: Ingwer, Zypresse, Zitronengras, Nelke, Pfefferminze, Zistrose, Zitrusöle, Ölmischung für die Durchblutung, Antimikrobielle Ölmischung. **M:** 5 Tr. Basilikum, 8 Tr. Majoran, 10 Tr. Zypresse, 3 Tr. Pfefferminze. **M:** Venenöl: Zitrone, Zitronengras und Zypresse in Pflanzenöl. **Ä:** Einreiben.

Durchfall: Pfefferminze, Nelke, Zitrone, Ölmischung für die Verdauung, Antimikrobielle Ölmischung. M: 4 Tr. Zitrone, 3 Tr. Bohnenkraut, 2 Tr. Oregano. I: In Kapseln nehmen. Ä: 50:50 verdünnt auf Magenregion auftragen.
Eifersucht: Bergamotte, Eukalyptus, Weihrauch, Geranie, Majoran, Orange, Rosmarin, Thymian. A: Vernebeln und einatmen. Ä: Verdünnen, Massage.
Einschlafstörungen: Lavendel, Baldrian, Muskatellersalbei. A: Vernebeln oder direkt einatmen. M: 4 Tr. Muskatellersalbei, 4 Tr. Lavendel, 5 Tr. Mandarine. Ä: Auf Stirn und Schläfen reiben. I: In Flüssigkeit nehmen.
Ekzeme/Dermatitis: Lavendel, Wacholder, Ledum, Kamille, Ölmischung für die Leber, Antibakterielle Ölmischung, Antiseptische Ölmischung. Ä: 50:50 verdünnen, sanft auftragen.
Emphysem: *Eucalyptus radiata*, Zitrone, Pfefferminze, Wintergrün, Ravensara. A: Vernebeln und direkt einatmen.
Energielosigkeit: Pfefferminze, Fichte. M: 8 Tr. Fichte, 4 Tr. Weihrauch, 3 Tr. Balsamtanne, 1 Tr. Pfefferminze. Ä: Auf Fußsohlen einreiben. A: Vernebeln und direkt einatmen.
Entmutigung: Bergamotte, Zedernholz, Weihrauch, Geranie, Wacholder, Lavendel, Zitrone, Orange, Fichte. M: 2 Tr. Deutsche Kamille, 1 Tr. Ledum, 3 Tr. Ylang Ylang, 3 Tr. Geranie, 2 Tr. Zedernholz. A: Vernebeln und einatmen. Ä: Verdünnen, Massage.
Entspannung: Lavendel, Zitrone, Mandarine, Kamille, Zistrose, Ylang Ylang, Baldrian. A: Einatmen, vernebeln. M: 5 Tr. Lavendel, 5 Tr. Mandarine, 3 Tr. Zitronengras. Ä: Als Massage oder im Badewasser verwenden.
Enttäuschung: Muskatellersalbei, Weihrauch, Geranie, Ingwer, Wacholder, Lavendel, Fichte, Orange. A: Vernebeln und einatmen. Ä: Verdünnen, Massage.
Entzündung: Weihrauch, Melaleuca, Eukalyptus, Lavendel, Ölmischung für Schmerzen. Ä: Verdünnen und sanft auf die Stelle auftragen.
Epilepsie: Muskatellersalbei, Jasmin, Balsamtanne, Weihrauch, Immortelle, Melisse. Ä: Verdünnen und auf Nacken, Nabel, Herz oder Fußreflexzonen reiben.
Erbrechen: Ingwer, Pfefferminze, Fenchel. A: Einatmen. I: 1 Tr. unter die Zunge.
Erkältung: Pfefferminze, Thymian, Oregano, Zitrone, *Eucalyptus radiata*, Teebaum, Antiseptische Ölmischung, Antimikrobielle Ölmischung, Antibakterielle Ölmischung, Ölmischung für die Atmung. M: 2 Tr. Zitrone, 4 Tr. *Eucalyptus radiata*, 5 Tr. Rosmarin, 4 Tr. Pfefferminze, 3 Tr. Zypresse. Ä: Gurgeln; 50:50 verdünnen und auf Stirn, Nase, Wangen, unteren Halsbereich, Brust- und oberen Rückenbereich anwenden; in Fuß-Akupunkturpunkte massieren; Badesalz. **Badesalz:** M: Die ätherischen Öle in einer halben Tasse Salz oder Speisesoda (Kaiser Natron) anrühren und die Mischung in das Badewasser geben. A: Direkt einatmen; Dampf. I: Als Sirup einnehmen.
Fehlhaltungen der Wirbelsäule: Oregano, Thymian, Basilikum, Wintergrün, Majoran, Pfefferminze, Ölmischung für Schmerzen. Ä: Rückenmassage.
Fehlstellung der Wirbel: Fichte, Blauer Rainfarn, Weihrauch. Ä: Rückenmassage.
Fersensporn: Lavendel, Zitrone, Ravensara, Eukalyptus, Kiefer, Zypresse, Pfefferminze. Ä: Auf Stelle auftragen.

Fibromyalgie: Deutsche Kamille, Muskatnuss, Balsamtanne, Ölmischung gegen Schmerz. M: 8 Tr. Balsamtanne, 6 Tr. Weißtanne, 4 Tr. Wintergrün, 2 Tr. Fichte. Ä: 50:50 mit Pflanzenöl verdünnen und täglich auf Brust und Rücken auftragen. Warme Kompresse. Massage.
Fieber: Pfefferminze, Lavendel, Ledum, Balsamtanne. M: 10 Tr. Lavendel, 8 Tr. Pfefferminze, 3 Tr. *Eucalyptus radiata*, 3 Tr. Sandelholz, 1 Tr. Rosmarin. Ä: 50:50 verdünnen und auf Stirn, Schläfen, Nacken und Fußsohlen auftragen. A: Einatmen. I: Kapseln.
Frieren: Wintergrün. Ä: Heißes Fußbad, danach die Füße mit Wintergrün einreiben.
Frigidität: Geranie, Ylang Ylang, Muskatellersalbei, Fenchel, Majoran. 50:50 verdünnen. 4-6 Tr. auf Nacken, Schultern und Unterbauch reiben. A: Einatmen. Ä: Einreiben.
Frustration: Kamille, Muskatellersalbei, Weihrauch, Ingwer, Wacholder, Lavendel, Zitrone. A: Vernebeln und einatmen. Ä: Verdünnen, Massage.
Furcht, Sorge: Orange, Kamille, Ylang Ylang, Lavendel. A: Vernebeln und einatmen. Ä: Verdünnen, Massage.
Furunkel: Teebaum, Antiseptische Ölmischung, Anibakterielle Ölmischung. Ä: Vorsichtig auf die betroffene Stelle auftragen.
Fuß- und Knöchel: Pfefferminze, Lavendel, Weihrauch, Sandelholz, Vetiver, Ölmischung für Schmerzen. Ä: Einreiben.
Fußfehlstellungen: Fichte, Blauer Rainfarn, Weihrauch. Ä: Massage.
Fußpilz: Melaleuca, Zitronengras, Balsamtanne, Lavendel, Pfefferminze, Thymian, Antiseptische Ölmischung, Antimikrobielle Ölmischung, Antibakterielle Ölmischung. M: 8 Tr. Teebaum, 2 Tr. Lavendel. Ä: Unverdünnt oder bei Bedarf 50:50 verdünnen, auf die betroffenen Stellen auftragen; Badesalz für tägliches Fußbad.
Fußschmerzen: Pfefferminze, Weißtanne, Lavendel, Patschuli, Myrrhe, Weihrauch, Sandelholz, Vetiver, Ölmischung für Schmerz. M: 10 Tr. Mandarine, 5 Tr. Zypresse, 10 Tr. Zitrone. Ä: 50:50 verdünnen, einreiben.
Gallenblase: Ledum, Limette, Immortelle, Geranie, Kamille. M: 2 Tr. Römische Kamille, 2 Tr. Deutsche Kamille. Ä: 50:50 verdünnen, einreiben. A: Einatmen.
Gastritis: Ölmischung für die Verdauung, Pfefferminze, Fenchel, Estragon, Zitronengras. I: Kapseln. Ä: 50:50 verdünnen, über Magen mit warmer Kompresse auflegen.
Gedächtnis: Rosmarin, Salbei, Lavendel, Pfefferminze, Zitrone. M: 5 Tr. Basilikum, 10 Tr. Rosmarin, 2 Tr. Pfefferminze, 4 Tr. Immortelle. A: Vernebeln oder direkt einatmen. Ä: Auf Schläfen, Stirn und Nacken massieren.
Gehirnerschütterung: Weihrauch, Zypresse, Fichte, Blauer Rainfarn. Ä: Auf Hirnstamm, Nacken, Schläfen, Rückseite der Ohren und Füße einreiben A: Einatmen, vernebeln.
Gelbsucht: Geranie, Ledum, Ölmischung für die Leber. Ä: Auf Leberbereich, Bauch und Füße einreiben; warme Kompresse. I: Ölmischung für die Leber in Kapsel einnehmen.
Gelenksteife: Fichte, Balsamtanne, Wintergrün, Deutsche Kamille, Pfefferminze, Immortelle, Kiefer, Ölmischung gegen Schmerzen. M: 10 Tr. Immortelle, 2 Tr. Rosmarin, 5 Tr. Majoran, 5 Tr. Lavendel. Ä: 50:50 verdünnen, einmassieren.
Geweberegeneration: Kamille, Lavendel, Immortelle. M: 2 Tr. Patschuli, 2 Tr. Lavendel, 2 Tr. Römische Kamille. Ä: Auf das betroffene Gewebe oder die Fußreflexzonen verteilen.

Gicht: Geranie, Ledum, Wacholder, Zitrone, Ölmischung für Schmerzen. **I:** Zitrone mit ½ l Wasser trinken. Viel Wasser trinken und Bewegung machen. **M:** 10 Tr. Geranie, 8 Tr. Wacholder, 5 Tr. Rosmarin, 3 Tr. Römische Kamille, 4 Tr. Zitrone, 8 Tr. Teebaumöl. **Ä:** Auf die Stelle unverdünnt vorsichtig auftragen.

Glaukom: Nelke, Lavendel. **M:** 10 Tr. Zitronengras, 5 Tr. Zypresse, 3 Tr. *Eucalyptus radiata*. **Ä:** 20:80 stark verdünnen, in weitem Bogen um das Auge massieren. (Nicht in die Augen bringen!) Auf Reflexzonen des Auges auftragen. **I:** Kapseln. Nahrungsergänzung: Sulfur (zur Regulierung des Flüssigkeitdrucks im Auge).

Gleichgültigkeit: Weihrauch, Geranie, Majoran, Jasmin, Orange, Pfefferminze, Sandelholz, Thymian. **A:** Vernebeln und einatmen. **Ä:** Verdünnen, Massage.

Grippe: Teebaum, Pfefferminze, Basilikum, *Eucalyptus radiata,* Ölmischung für die Atmung, Antimikrobielle Ölmischung. **A:** In die Luft vernebeln. **M:** 2 Tr. *Eucalyptus radiata*, 6 Tr. Weihrauch, 3 Tr. Immortelle, 6 Tr. Fichte, 15 Tr. Ravensara, 1 Tr. Wintergrün. **Ä:** Auf Thymus, Brust, Rücken, Nebenhöhlen oder Füße massieren. In Badesalz oder Kaiser Natron mischen, dann dem heißen Bad zufügen.

Groll: Jasmin, Rose, Rainfarn. **A:** Vernebeln und einatmen. **Ä:** Verdünnen, Massage.

Gürtelrose: Elemi, Teebaum, Ravensara, Oregano, Pfefferminze. **M:** 10 Tr. Deutsche Kamille, 5 Tr. Lavendel, 4 Tr. Sandelholz, 2 Tr. Geranie. **Ä:** 50:50 verdünnen und 6-10 Tropfen sanft rund um die Rötung auftragen; abwechselnd eine warme und kalte Kompresse.

Haarausfall: Lavendel, Rosmarin, Zedernholz, Sandelholz, Muskatellersalbei. **M:** 3 Tr. Rosmarin, 5 Tr. Lavendel, 4 Tr. Zypresse, 2 Tr. Muskatellersalbei, 2 Tr. Wacholder. **Ä:** 10 Tropfen dieser Mischung in 1 Teelöffel Kokosnussöl geben und auf die kahlen Stellen in die Kopfhaut gut einmassieren, am besten abends.

Hallux valgus, Ballenzehe: – *Eucalyptus radiata*, Zitrone, Wintergrün. **M:** 6 Tr. *Eucalyptus radiata*, 3 Tr. Zitrone, 2 Tr. Wintergrün, 2 Tr. Pfefferminze. **Ä:** Unverdünnt oder bei Bedarf 50:50 verdünnen; mehrmals täglich ein paar Tropfen auf den Hallux auftragen.

Halsschmerzen: Nelke, *Eucalyptus radiata*, Zitrone, Pfefferminze, Antimikrobielle Ölmischung, Antibakterielle Ölmischung, Antiseptische Ölmischung, Ölmischung für die Atmung. **M:** 2 Tr. Zitrone, 4 Tr. *Eucalyptus radiata*, 5 Tr. Rosmarin, 4 Tr. Pfefferminze, 3 Tr. Zypresse. **Ä:** 50:50 verdünnen, je 1-3 Tropfen auf Stirn, Nase, Wangen, unteren Halsbereich, Brust und oberen Rückenbereich auftragen; auf Fuß-Akupunkturpunkte. Badesalz. **A:** Direkt einatmen, vernebeln, Dampf inhalieren. **I:** In Sirup mehrmals täglich nehmen.

Hämorrhoiden: Zypresse, Zistrose, Immortelle, Myrrhe, Majoran, Ylang Ylang, Ölmischung für Schmerzen. **M:** 3-4 Tr. Basilikum, 1 Tr. Wintergrün, 1 Tr. Zypresse, 1 Tr. Immortelle. **Ä:** 50:50 verdünnen, ein paar Tropfen auf die Stelle geben; (kann stechen, bringt aber normalerweise bald Erleichterung).

Harnverhalten: Oregano, Teebaum, Thymian, Wacholder, Rosmarin, Nelke, Ölmischung für die Verdauung, Antibakterielle Ölmischung. **Ä:** 50:50 verdünnen und Bauch einreiben. Warme Kompresse. **I:** In Kapseln oder in Flüssigkeit nehmen.

Harnwegsinfektion: Oregano, Teebaum Wacholder, Antibakterielle Ölmischung, Antimikrobielle Ölmischung. **Ä:** Über Bauch, unteren Rücken und Schambereich auftragen; heiße Kompresse über Bauch und Schambereich legen. **I:** Kapseln.

Hashimoto Thyroiditis: Ledum, Zitronengras, Myrrhe, Pfefferminze, Gewürznelke. Ä: 50:50 verdünnen und über den Schilddrüsenbereich oder auf die Fußreflexzonen verteilen. Fußreflexzonen. I: Kapseln.
Haut, Falten: Lavendel, Myrrhe, Weihrauch, Zypresse, Sandelholz. M: 5 Tr. Sandelholz, 5 Tr. Immortelle, 5 Tr. Geranie, 5 Tr. Lavendel, 5 Tr. Weihrauch. Ä: 50:50 verdünnen und auftragen. (Vorsicht: Nicht in die Augen!).
Haut, Sommersprossen: Rainfarn. Ä: Verdünnen, 4-6 Tropfen in ½ TL qualitativ hochwertiger Hautlotion einrühren. Leicht über die Sommersprossen verteilen.
Hautregeneration: Geranie, Immortelle, Lavendel, Myrrhe, Weihrauch. M: 5 Tr. Lavendel, 5 Tr. Geranie, 3 Tr. Weihrauch. Ä: 50:50 verdünnen und sanft einreiben.
Herpes Simplex: Sandelholz, Pfefferminze, Teebaum, Oregano, Lavendel, Melisse. M: 1 Tr. Lavendel, 1 Tr. Teebaum. Ä: Beim ersten Anzeichen des Ausbruchs unverdünnt auf Läsion auftragen.
Herzflimmern: Ylang Ylang, Majoran, Baldrian, Lavendel, Rosmarin, Rainfarn, Ölmischung für die Durchblutung. Ä: Unverdünnt 1-3 Tropfen täglich auf das Herz massieren. Auch auf linken Brustkorb, Schulter und Nacken auftragen. Bei Bedarf auf Herz-Reflexzonen auf Fuß, Hand und Arm massieren.
Herzinfarkt: (Unverzüglich einen Arzt aufsuchen!) Pfefferminze, Thymian, Lavendel, Römische Kamille, Immortelle, Nelke, Ölmischung für Schmerzen. Ä: Unverdünnt 1-2 Tropfen auf die Fußreflexzonen des Herzens (Ringzehe), Hand (unterhalb des Ringfingers auf Lebenslinie) und Arm auftragen. I: Anti-Aging Ölmischung in Kapseln, Omega-3 Fettsäuren, Kalzium/Magnesium, Sulfur.
Herzstärkung: Mandarine, Rosmarin, Pfefferminze, Thymian, Majoran. Ä: Unverdünnt 1-3 Tropfen auf das Herz massieren. Auch auf linken Brustkorb, Schulter und Nacken auftragen. Bei Bedarf auf Fußreflexzone des Herzens, Hand und Arm massieren. A: Direkt einatmen.
Hirnverletzung: Heiliger Weihrauch, Pfefferminze, Zitrone, Fichte. A: Vernebeln und inhalieren. Ä: Sanft auf Hirnstamm, Nacken, Schläfen, Hinterkopf, Ohren und Reflexpunkt an den Füßen reiben.
Hitzewallungen: Pfefferminze, Muskatellersalbei, Ölmischung für die Drüsen. M: 3 Tr. Salbei, 3 Tr. Muskatellersalbei, 1 Tr. Geranie, 1 Tr. Pfefferminze. Ä: Öl auf Knöcheln auftragen.
Hitzschlag: Pfefferminze, Lavendel. Ä: An Hals und Stirn einreiben. Den Körper so schnell wie möglich in einem kühlen Bad oder mit getränkten Tüchern abkühlen.
Hormonausgleich: – Ylang Ylang, Bergamotte, Lavendel, Muskatellersalbei, Salbei, Fenchel, Majoran. M: 5 Tr. Bergamotte, 5 Tr. Geranie. Ä: 50:50 verdünnen; täglich einige Tropfen auf Stirn, Haupt, Fußsohlen, unteren Bauch- und Rückenbereich auftragen; warme Kompresse.
Hörschwäche: Immortelle, Wacholder, Geranie, Pfefferminze, Lavendel, Basilikum, Antiseptische Ölmischung, Antibakterielle Ölmischung. Ä: Unverdünnt 1 Tropfen auf ein Wattebällchen geben und über Nacht vorsichtig in die Ohröffnung legen. (Kein Öl direkt in den Gehörgang!)
Hühneraugen: Zitrone, Mandarine, Grapefruit, Oregano, Myrrhe, Nelke, Zitrusöle. Ä: Unverdünnt 1 Tropfen mehrmals täglich auf das Hühnerauge auftragen.

Husten: Zypresse, *Eucalyptus polybractea*, *Eucalyptus radiata*, Zitrone, Weihrauch, Antimikrobielle Ölmischung, Antiseptische Ölmischung, Ölmischung für die Atmung, Antibakterielle Ölmischung. **M:** 5 Tr. Kiefer, 3 Tr. Fenchel, 3 Tr. Lavendel. **A:** Vernebeln und direkt einatmen. **Ä:** Auf Brust und Hals auftragen.

Iliosakralgelenk-Blockade: Fichte, Balsamtanne, Wintergrün, Zypresse, Pfefferminze, Immortelle, Kiefer, Ölmischung für Schmerzen. **Ä:** 50:50 verdünnen, einige Tropfen auf Stelle geben. Warme Kompresse. Rückenmassage.

Immunsystem: Eukalyptus, Fenchel, Salbei, Weihrauch, Thymian. **A:** Direkt einatmen, vernebeln. **I:** Kapseln.

Impotenz: Ylang Ylang, Muskatellersalbei, Sandelholz, Weihrauch, Hormonelle Ölmischung. **A:** Direkt einatmen, vernebeln. **Ä:** Einreiben.

Infektion: Copaiba, Rosmarin, Nelke, Thymian, Oregano, Salbei, Antibakterielle Ölmischung, Antiseptische Ölmischung, Ölmischung für die Atmung, Antimikrobielle Ölmischung.
A: Vernebeln und direkt einatmen. **Ä:** 20:80 verdünnen, einige Tropfen auf Stelle auftragen. Rückenmassage. **I:** Kapseln.

Ischias: Immortelle, Pfefferminze, Wintergrün, Basilikum, Rosmarin, Nelke, Ölmischung für Schmerzen, Ölmischung für die Durchblutung. **Ä:** 50:50 verdünnen, einige Tropfen auf gewünschte Stelle und auf den Nabel geben. Magen-Darm Fußreflexzonen massieren. Warme Kompressen. Massage **I:** Kapseln.

Jet Lag: Pfefferminze, Eukalyptus, Fichte, Weihrauch, Balsamtanne. **Ä:** Morgens auf Thymus. Schläfen, den unteren Rücken und auf die Fußsohlen reiben. Dem Badewasser beigeben.

Juckreiz: Pfefferminze, Oregano, Lavendel, Immortelle, Patschuli, Bergamotte, Deutsche Kamille. **Ä:** 50:50 verdünnen, 2-6 Tr. sanft einreiben. Lavendelspray. **I:** Omega-3 Fettsäuren.

Kälteempfindlichkeit: Wintergrün. **Ä:** 50:50 verdünnen und einreiben, idealerweise nach heißem Fußbad.

Karpaltunnel-Syndrom: Pfefferminze, Basilikum, Wintergrün, Zypresse, Majoran, Immortelle, Zitronengras, Ölmischung für Schmerzen. **M:** 5 Tr. Wintergrün, 3 Tr. Zypresse, 1 Tr. Pfefferminze, 2 Tr. Majoran, 3 Tr. Zitronengras. **Ä:** Unverdünnt oder wenn gewünscht 50:50 verdünnt, einige Tropfen auf Stelle auftragen. Kalte Kompresse. Massage.

Katarakt oder Glaukom: Nelke, Lavendel, Zitronengras, Zypresse, Eukalyptus. **M:** 10 Tr. Zitronengras, 5 Tr. Zypresse, 3 Tr. *Eucalyptus radiata*. **Ä:** 20:80 verdünnen, einige Tropfen in weitem Bogen rund um die Augen auftragen. (Nicht ins Auge bringen!) **I:** Nelke in Kapseln nehmen. Omega-3 Fettsäuren, Anti-Aging Ölmischung in Kapseln.

Kehlkopfentzündung: Sandelholz, Weihrauch, Lavendel, Thymian, Antiseptische Ölmischung. **M:** 1 Tr. Antiseptische Ölmischung und 1 Tr. Zitrone **I:** In 1 TL Sirup (Ahornsirup) mischen, in 100 ml warmem Wasser auflösen und langsam trinken.

Keuchhusten: Rosmarin, Lavendel, Teebaum, Zitronengras, Thymian, Oregano. **I:** In 1 Teelöffel Sirup mischen, in 100 ml warmem Wasser auflösen und langsam trinken. **Ä:** Auf Brust, Rücken, Nacken und Fußsohlen reiben.

Kiefer: Myrrhe, Lavendel, Antiseptische Ölmischung, Immortelle. **Ä:** Einreiben, gurgeln.

Knieknorpel-Verletzung: Zypresse, Pfefferminze, Balsamtanne, Wintergrün. M: 9 Tr. Zitronengras, 10 Tr. Majoran, 12 Tr. Ingwer Ä: Unverdünnt oder 50:50 verdünnt, einige Tropfen auf die Stelle reiben. Bei Schwellungen zusätzlich umwickeln und Eispackungen verwenden.

Knochenbruch: Palo Santo, Immortelle, Wintergrün, Pfefferminze, Balsamtanne, Ölmischung für Schmerzen. M: 8 Tr. Balsamtanne, 6 Tr. Immortelle, 1 Tr. Oregano, 1 Tr. Vetiver. Ä: Unverdünnt oder 50:50 verdünnt vorsichtig auftragen.

Knochenprellungen: Immortelle, Ölmischung für Schmerzen. Ä: Auf Stelle massieren.

Kolik: Fenchel, Deutsch Kamille, Majoran, Ölmischung für Verdauung. Ä: Mit reinem Pflanzenöl verdünnen und eine kleine Menge sanft auf Bauch und Rücken massieren.

Koma: Weihrauch, Sandelholz, Fichte, Blauer Rainfarn. Ä: Auf den Hirnstammbereich, auf die Rückseite der Ohren, auf Schläfen und Fußsohlen massieren.

Konzentration: Pfefferminze, Zitrone, Lavendel, Basilikum, Bergamotte, Rosmarin, Muskatellersalbei, Weihrauch. M: 5 Tr. Basilikum, 5 Tr. Zitrone, 3 Tr. Pfefferminze, 3 Tr. Bergamotte. A: Vernebeln oder direkt einatmen. Ä: Unverdünnt auf Stirn, Schläfen und Nacken reiben.

Kopfläuse: *Eucalyptus radiata*, Lavendel, Geranie. M: 4 Tr. *Eucalyptus radiata*, 2 Tr. Lavendel, 2 Tr. Geranie. Ä: 50:50 mit reinem Pflanzenöl mischen, 1 TL auf Kopfhaut auftragen, einmassieren, gut einwirken lassen, danach mit Shampoo gut waschen.

Kopfschmerzen und Migräne: Lavendel, Zitrone, Rosmarin, Pfefferminze, *Eucalyptus radiata*, Ölmischung für Schmerzen, Antibakterielle Ölmischung. A: Vernebeln und direkt einatmen. Ä: Auf Stirn, Schläfen und Nacken reiben.

Krampfadern: Immortelle, Basilikum, Zypresse, Zitrone, Pfefferminze. M: 3 Tr. Basilikum, 1 Tr. Wintergrün, 1 Tr. Zypresse, 1 Tr. Immortelle; unverdünnt auftragen und zum Herzen hin einmassieren. Ä: Von den Knöchel aufwärts sanft über die Beine und bis zum Herzen hin verteilen.

Krampfanfälle: Lavendel, Muskatellersalbei, Fichte, Weihrauch, Balsamtanne. Ä: Öle auf Nacken, Nabel, Herz oder Fußreflexzonen auftragen.

Krämpfe (Bauch): Pfefferminze, Salbei, Muskatellersalbei, Ölmischung für die Verdauung. I: Ölmischung für die Verdauung oder Pfefferminze in einer Kapsel einnehmen. Ä: Auf Bauch einreiben.

Krämpfe (Muskel): Wintergrün, Majoran, Rosmarin, Balsamtanne, Basilikum, Zypresse, Ölmischung für Schmerzen. Ä: In den betroffenen Muskelbereich einmassieren. M: 5 Tr. Balsamtanne, 4 Tr. Basilikum, 3 Tr. Majoran, 2 Tr. Fichte, 1 Tr. Wintergrün. Ä: 50:50 verdünnen; mehrmals täglich einige Tropfen auf die verkrampften Muskeln auftragen. I: Magnesium- und Kalziummangel können eine entscheidende Rolle spielen.

Kreuzschmerzen: Basilikum, Majoran, Thymian, Oregano, Pfefferminze. M: 10 Tr. Wintergrün, 10 Tr. Balsamtanne, 10 Tr. Majoran, 8 Tr. Elemi, 8 Tr. Vetiver, 5 Tr. Immortelle, 5 Tr. Zypresse, 5 Tr. Pfefferminze. Ä: 50:50 verdünnen, einreiben. Rückenmassage. Warme Kompresse.

Leber: Fenchel, Rosmarin, Geranie, Kamille, Ölmischung für die Leber. M: 2 Tr. Deutsche Kamille, 3 Tr. Immortelle, 10 Tr. Orange, 5 Tr. Rosmarin. Ä: 50:50 verdünnen, einreiben. A: Vernebeln.

Leberfleck: Oregano. Ä: Mehrmals täglich 1-2 Tropfen Oregano unverdünnt und direkt auf den Leberfleck auftragen.
Lippenherpes: Teebauam, Melisse, Pfefferminze, Bergamotte. Ä: Auf die Stelle auftragen.
Luftreinigung: Zitrone, Zitronengras, Antibakterielle Ölmischung, Antimikrobielle Ölmischung. A: Vernebeln.
Lungenentzündung: Thymian, Zimt, Oregano, Ölmischung für die Atmung, Antimikrobielle Ölmischung. A: Vernebeln und inhalieren.
Magen/Darm:: Pfefferminze, Muskatnuss, Fenchel, Ingwer, Kümmel, Grüne Minze, Grapefruit, Ölmischung für die Verdauung. I: Kapseln, in Flüssigkeit, mehrmals täglich. Ä: 50:50 verdünnen, einige Tropfen auf die Magenregion auftragen; auf die Magen-Reflexzonen auftragen.
Magenkrämpfe: Rosmarin, Ingwer, Basilikum, Pfefferminze. I: Kapseln, in Flüssigkeit, mehrmals täglich. Ä: 50:50 verdünnen, einige Tropfen auf die Magenregion auftragen; auf die Magen-Akupunkturpunkte auftragen.
Magersucht: Estragon, Zitrusöle. A: Vernebeln und direkt einatmen. Ä: Unverdünnt mehrmals täglich einige Tropfen auf Schläfen und/oder Nacken auftragen. Warme Kompresse über der Leber.
Malaria: Zitrone. I: Mit Sirup oder Honig in Wasser nehmen.
Mandelentzündung: Teebaum, Ingwer, Antimikrobielle Ölmischung. Ä: Gurgeln. I: Antimikrobielle Ölmischung mit Wasser oder in leeren Kapseln nehmen.
Masern: Lavendel, Teebaum, Eukalyptus, Deutsche Kamille. A: Vernebeln. Ä: Auf Brust, Hals und Fußsohlen auftragen.
Menstruation, starke Blutungen: Immortelle, Zistrose, Geranie, M: 10 Tr. Immortelle mit 1 Teelöffel reinem Pflanzenöl auf die Knöchel, den unteren Rücken und den Bauch massieren. M: 10 Tr. Geranie, 10 Tr. Immortelle, 5 Tr. Zistrose mit Pflanzenöl verdünnen und einmassieren. Ä: 50:50 verdünnen; einige Tropfen auf Stirn, Haupt, Fußsohlen, unteren Rücken- und Bauchbereich geben, mehrmals täglich.
Menstruation, unregelmäßige: Salbei, Pfefferminze, Rosmarin, Lavendel, Geranie, Muskatellersalbei, Hormonelle Ölmischungen. M: 5 Tr. Pfefferminze, 9 Tr. Kamille, 16 Tr. Muskatellersalbei, 11 Tr. Salbei, 5 Tr. Jasmin. M: 10 Tr. Kamille, 5 Tr. Geranie. Ä: 50:50 verdünnen, einige Tropfen auf Stirn, Haupt, Fußsohlen, unteren Bauch- und Rückenbereich auftragen; auf Fußsohlen reiben.
Menstruationskrämpfe: Muskatellersalbei, Rosmarin, Salbei, Lavendel, Zypresse, Baldrian, Ölmischung für Drüsen. M: 3 Tr. Muskatellersalbei, 2 Tr. Fenchel, 2 Tr. Majoran, 1 Tr. Jasmin, 1 Tr. Salbei. Ä: Kompresse, warm auf Uterusgegend, mehrmals wöchentlich; einige Tropfen auf Reflexzonen der Füße (um die Knöchel) und auf den unteren Rücken- und Bauchbereich auftragen. I: Kapseln.
Missbrauch: Geranie, Ylang Ylang, Sandelholz, Missbrauch Ölmischung, Trauma-Ölmischung. M: 5 Tr. Limette, 4 Tr. Lavendel, 3 Tr. Weihrauch, 2 Tr. Fichte, 1 Tr. Rose. – Ä: Einreiben. A: Einatmen.

Müdigkeit, Erschöpfung (körperlich): Zitronengras, Wacholder, Basilikum, Zitrone, Pfefferminze, Rosmarin, Zypresse, Zitrusöle. Ä: Unverdünnt einige Tropfen auf die Gehirnreflexpunkte (Stirn, Schläfen, Mastoideus – hinter dem Ohr) und Hirnstamm (Nacken) auftragen.
Müdigkeit, Erschöpfung (mental): Basilikum, Rosmarin, Ylang Ylang, Heiliger Weihrauch, Ölmischung für das Gehirn. Ä: Unverdünnt einige Tropfen auf die Gehirnreflexpunkte (Stirn, Schläfen, Mastoideus – hinter dem Ohr) und Hirnstamm (Nacken) auftragen.
Multiple Sklerose: Wacholder, Basilikum, Geranie, Immortelle, Pfefferminze, Fichte, Weihrauch. – A: Direkt einatmen. Ä: Mit Pflanzenöl mischen und sanft auf Wirbelsäule, Nacken und Füße reiben, dabei von oben nach unten arbeiten.
Mumps: Thymian, Ölmischung für die Atmung, Antimikrobielle Ölmischung. Ä: Auf Brust, Halsdrüsen, Rücken oder Fußreflexzonen auftragen.
Mundgeruch: Muskat, Pfefferminze, Grüne Minze, Zitrone, Mandarine, Zimt, Antimikrobielle Ölmischung. M: 4 Tr. Grüne Minze, 2 Tr. Mandarine, 2 Tr. Zimt. M: **Desinfizierendes Mundwasser:** 4 Tr. Grüne Minze, 2 Tr. Mandarine, 2 Tr. Nelke, 2 Tr. Teebaumöl. Ä: Gurgeln.
Muskeldystrophie: Kiefer, Lavendel, Majoran, Zitronengras, Vetiver, Balsamtanne. Ä: 50:50 verdünnen; einige Tropfen mehrmals täglich entlang der Wirbelsäule einmassieren.
Muskeln, geprellte, blaue Flecken: Nelke, Deutsche Kamille, Immortelle, Wintergrün, Vetiver, Ölmischiung für Schmerzen. Ä: 50:50 verdünnen; wiederholt einige Tropfen auf die verletzte Stelle geben.
Muskeln, gerissene: Elemi, Wintergrün, Balsamtanne, Pfefferminze, Basilikum, Zitronengras, Ölmischung für Schmerzen. M: 6 Tr. Majoran, 4 Tr. Zypresse, 4 Tr. Wintergrün, 3 Tr. Baldrian, 1 Tr. Immortelle. Ä: 50:50 mit Pflanzenöl verdünnen; einige Tropfen auf die betroffene Stelle massieren. Abwechselnd kalte und warme Umschläge sind hilfreich.
Muskelschwäche: Ravensara, Zitronengras, Wacholder, Balsamtanne. M: 20 Tr. Wintergrün, 15 Tr. Majoran, 10 Tr. Wacholder, 10 Tr. Zypresse, 6 Tr. Fichte. Ä: In 100 ml Pflanzenöl mischen; einreiben. I: Kalzium/Magnesium, Anti-Aging Ölmischung in Kapseln.
Muskulatur, verspannte: Wintergrün, Balsamtanne, Pfefferminze, Basilikum, Zitronengras, Majoran, Ölmischung für Schmerzen. M: 6 Tr. Majoran, 4 Tr. Zypresse, 4 Tr. Wintergrün, 3 Tr. Baldrian, 1 Tr. Immortelle. M: 4 Tr. Rosmarin, 8 Tr. Wacholder, 8 Tr. Lavendel, 8 Tr. Zitrone, 10 Tr. Wintergrün. Ä: 50:50 verdünnen; wiederholt einige Tropfen auf die betroffene Stelle massieren.
Mut: Fichte, Balsamtanne, Ylang Ylang, Weihrauch, Zistrose, Bergamot, Zimt. M: 15 Tr. Fichte, 7 Tr. Weihrauch, 6 Tr. Blauer Rainfarn, 1 Tr. Balsamtanne. Ä: 50:50 verdünnen, auf Stirn, Nacken, Herz und Fußsohlen einreiben. A: Einatmen.
Muttermal: Weihrauch, Antiseptische Ölmischung Ä: Das Öl regelmäßig auf die Stelle geben.
Nacken-, Schulterverspannungen: Wintergrün, Balsamtanne, Pfefferminze, Basilikum, Zitronengras, Majoran, Ölmischung für Schmerzen. M: 5 Tr. Basilikum, 5 Tr. Majoran, 3 Tr. Lavendel. Ä: 50:50 mit Pflanzenöl verdünnen und auf den Hals massieren. Warme Kompresse auf Hals legen (wenn nicht entzündet).

Nägel: Zitrusöle (wiederholte Anwendung hilft, brüchige Nägel zu härten), Teebaum, Weihrauch, Myrrhe. Ä: Unverdünnt einige Tropfen mehrmals pro Woche auf Nägel und Nagelbett tropfen.

Nasenbluten: M: 2 Tr. Immortelle, 2 Tr. Lavendel, 2 Tr. Zypresse. Ä: Unverdünnt einige Tropfen dieser Mischung auf Nasenrücken, Nasenflügel und auf den Nacken auftragen. Falls nötig wiederholen.

Nasennebenhöhlen: Ölmischung für die Atmung, *Eucalyptus radiata, Melaleuca ericifolia*, Pfefferminze, Rosmarin, Thymian. Ä: 50:50 verdünnen; Wiederholt unverdünnt einige Tropfen auf Stirn und Nasenrücken auftragen. (Nicht in die Augen!) Gurgeln. A: Direkt einatmen.

Nebennieren: Nelke, Rosmarin. M: 3 Tr. Nelke, 3 Tr. Muskat, 7 Tr. Rosmarin, 20 Tr. Pflanzenöl Ä: Mischung mit einer warmen Kompresse über den Nebennieren (über die Nieren) auftragen.

Nervenentzündung: Pfefferminze, Lavendel, Wacholder, Oregano, Thymian, Nelke, Ölmischung für Schmerzen. Ä: Einige Tropfen unverdünnt oder wenn gewünscht 50:50 verdünnt wiederholt auf die betroffenen Stellen auftragen. Kalte Kompressen. A: Direkt einatmen.

Nervenfunktionsstörungen: – Immortelle. M: 2 Tr. Pfefferminze, 10 Tr. Wacholder, 1 Tr. Geranie, 8 Tr. Majoran, 4 Tr. Immortelle. Ä: Einige Tropfen unverdünnt oder wenn gewünscht 50:50 verdünnt mehrmals auf die gewünschte Stelle auftragen. I: Kalzium/Magnesium, Sulfur (Schwefelmangel ist bei Nervenfunktionsstörungen sehr häufig.)

Nervosität: Zitrusöle, Pfefferminze, Lavendel, Salbei, Balsamtanne, Trauma-Ölmischung. A: Vernebeln und direkt einatmen.

Niedergeschlagenheit: Bergamotte, Muskatellersalbei, Zypresse, Geranie, Ingwer, Orange, Sandelholz, Rose. A: Vernebeln und einatmen. Ä: Verdünnen, Massage.

Nierenprobleme: Myrrhe, Zypresse, Wacholder, Geranie, Antimikrobielle Ölmischung, Ölmischung für die Leber, Ölmischung für die Drüsen. M: 5 Tr. Wacholder, 5 Tr. Mandarine, 3 Tr. Geranie, 1 Tr. Immortelle. Ä: Ölmischung in ½ TL Pflanzenöl mischen und einige Tropfen in die Nierenregion am Rücken einmassieren. Eine KALTE Kompresse über Nacht auf die Nieren geben.

Nierensteine: Wintergrün, Geranie, Wacholder, Zitronengras. Ä: Täglich Öle auf die Nierenpunkte der Füße einmassieren. I: Viel Wasser trinken; NingXia- Wolfsbeeren-Saft zur Stimulierung und Entgiftung der Nieren. M: **Nieren-Trank:** 5 Tr. Rosmarin, 5 Tr. Geranie, 5 Tr. Wacholder, 1 Teelöffel Sirup, 1/4 l warmes destilliertes Wasser. M: 2 TL natives Olivenöl, 1/4 biologischer Apfelsaft.

Ohnmacht: Pfefferminze, Rosmarin, schwarzer Pfeffer, Trauma-Ölmischung. A: Den Duft direkt einatmen.

Ohrenschmerzen: Thymian, Lavendel, Teebaum, Rosmarin, Immortelle, Pfefferminze, *Eucalyptus radiata*, Antibakterielle, Antimikrobielle Ölmischung. Ä: 50:50 mit warmem Olivenöl verdünnen, 2 Tropfen auf Wattestäbchen und um die Ohröffnung herum verstreichen. (Achtung: Öle nicht in den Ohrkanal geben, sondern am Außenohr auftragen!) Einige Tropfen auf Watte geben und über Nacht vorsichtig in die Ohröffnung legen. Warme Kompresse auf das Ohr legen. (Achtung: Ohrenschmerzen können sehr ernst sein. Arzt konsultieren!)

Osteoporose, Arthrose: Wintergrün, Elemi, Fichte, Kiefer, Zypresse, Pfefferminze, Antiseptische Ölmischung, Ölmischung für Schmerzen. – Ä: 50:50 verdünnen; einige Tropfen in die Wirbelsäule oder betroffene Region einmassieren.

Panik: Bergamotte, Kamille, Weihrauch, Lavendel, Majoran, Wintergrün, Myrrhe, Thymian. A: Vernebeln und einatmen. Ä: Verdünnen, Massage.

Parasiten: Ölmischung für die Verdauung, Ölmischung für die Leber. I: Einige Tropfen in 1 TL Pflanzenöl oder 100 ml Flüssigkeit geben und 2x täglich als Nahrungsergänzung nehmen. Oder 25 Tropfen in einer Kapsel mehrmals am Tag sieben Tage lang einnehmen.
Ä: Ölmischung für die Verdauung mit Pflanzenöl verdünnen und auf Bauch und Fußreflexzonen auftragen.

Pilzinfektion: Oregano, Zitronengras, *Maleleuca ericifolia*, Ölmischung für die Drüsen.
M: 10 Tr. Patschuli, 4 Tr. Lavendel, 2 Tr. Deutsche Kamille, 5 Tr. Zitrone. Ä: 50:50 verdünnen, mehrmals täglich auf die betroffenen Stellen auftragen.

Polypen (Nase): Zitronella, Antibakterielle Ölmischung. Ä: 50:50 verdünnen; vorsichtig mit einem Wattestäbchen 1 Tropfen auf die Innenseite der Nasenflügel auftragen.

Polypen (Darm): Pfefferminze, Ölmischung für die Verdauung. I: Ölmischung für die Verdauung oder Pfefferminze in Kapseln nehmen. A: Vernebeln und inhalieren.

Prellungen: Immortelle, Lavendel, Geranie, Fenchel, Ölmischung für Schmerzen.
M: **5** Tr. Immortelle, 4 Tr. Lavendel, 3 Tr. Zypresse, 3 Tr. Zitronengras, 3 Tr. Geranie. Ä: Über Bluterguss auftragen.

Prostata-Beschwerden: Oregano, Weihrauch, Myrrhe, Orange, Balsamtanne, Hormonelle Ölmischung für den Mann, Ölmischung für die Drüsen. – I: Anti-Aging Ölmischung in Kapseln. Ä: 20:80 mit Pflanzenöl verdünnen; täglich 24 Tropfen zwischen Rektum und Hodensack auftragen; einige Tropfen auf Fußsohlen einmassieren. Rektal: Nächtlich, sieben Nächte lang, sieben Tage aussetzen, wiederholen.

Psoriasis: Immortelle, Thymian. Ä: Das Öl über der betroffenen Stelle auftragen.

Reisekrankheit: Pfefferminze, Ingwer, Ölmischung für die Verdauung. A: Das Aroma des Öls einatmen.

Reizbarkeit: Alle Öle AUSSER Eukalyptus, Pfefferminze, Schwarzer Pfeffer. A: Vernebeln und einatmen. Ä: Verdünnen, Massage.

Reizdarmsyndrom (IBS): Pfefferminze, Kümmel, Ölmischung für die Verdauung. I: Öl in Kapseln einnehmen.

Restless Leg Syndrom: Baldrian, Basilikum, Majoran, Lavendel, Zypresse, Römische Kamille, Pfefferminze. A: Vernebeln und direkt einatmen. Ä: Akupunkturpunkte täglich vor dem Schlafengehen. Wöchentliche Massage.

Rheumatische und arthritische Beschwerden: Wintergrün, Muskat, Deutsche Kamille, Balsamtanne, Ölmischung für Schmerzen. Ä: Einige Tropfen mit 1 TL Pflanzenöl vermischen und auf Problemzonen auftragen. Rainfarn-Breiumschlag. I: Kapseln. A: Öle für psychische Blockaden vernebeln, z.B. Bergamotte, Balsamtanne, Geranie, Weihrauch.

Ringwurm:: Teebaum, Pfefferminze, Thymian, Antiseptische Ölmischung, Antibakterielle Ölmischung. Ä: Auf die Stelle reiben.

Röteln: Lavendel, Kamille, Teebaum. Ä: Öl in Schüssel mit Wasser geben und mit einem Badeschwamm abtupfen.
Rückenschmerzen: Wintergrün, Tanne, Pfefferminze, Majoran, Basilikum, Antimikrobielle Ölmischung, Ölmischung für Schmerzen. M: 5 Tr. Muskatellersalbei, 5 Tr. Lavendel, 5 Tr. Kamille Ä: Bei Bedarf unverdünnt einige Tropfen auftragen; warme Kompresse; Massage wöchentlich für drei Wochen.
Schilddrüse: Myrte, Ölmischung für die Drüsen. Ä: Auf Schilddrüse auftragen.
Schilddrüsenüberfunktion: Myrrhe, Fichte, Blauer Rainfarn, Zitronengras, Ölmischung für Drüsen. Ä: 50:50 verdünnen; einige Tropfen auf die Schilddrüse auftragen; auf Fuß-Akupunkturpunkte der Schilddrüse auftragen (Mulde unter der großen Zehe). I: Kapseln; Sulfur.
Schilddrüsenunterfunktion: Myrte, Ölmischung für Drüsen (auf der Spitze der großen Zehen), Gewürznelke, Pfefferminze, Grüne Minze, Zitronengras. Ä: 50:50 verdünnen; einige Tropfen auf die Schilddrüse auftragen; auf Fuß-Akupunkturpunkte der Schilddrüse auftragen (Mulde unter der großen Zehe). I: Kapseln.
Schimmel: Antimikrobielle Ölmischung, Antibakterielle Ölmischung. A: Vernebeln. Ä: Ein paar Tropfen in eine kleine Sprühflasche mit destilliertem Wasser geben und auf die Oberfläche sprühen, um den Schimmel zu neutralisieren.
Schlafstörungen: Lavendel, Baldrian, Kamille, Mandarine, Zitrusöle. A: Vernebeln; einige Tropfen auf Wattebausch zum Kopfpolster legen. Ä: Unverdünnt einige Tropfen auf Schultern. Magen und Fußsohlen auftragen. Badesalz, Bad vor dem Schlafengehen.
Schlaganfall: Pfefferminze, Zypresse, Immortelle. A: Den Duft des Öls direkt einatmen. Vernebeln. Ä: Öl auf Nacken und Stirn auftragen. Unverzüglich ärztliche Behandlung suchen.
Schleim, exzessiver: Weihrauch, Lavendel, *Eucalyptus radiata*, Zitrone, Ölmischung für die Verdauung, Ölmischung für die Atmung, Antibakterielle Ölmischung. M: 3 Tr. Majoran, 3 Tr. Ledum, 1 Tr. Lavendel. A: Direkt einatmen, vernebeln. I: Kapseln Ä: 50:50 verdünnen, einige Tropfen auf T4 und T5 (Übergang Hals-Schulter) auftragen. Fußreflexzonen massieren.
Schleimbeutelentzündungen: Balsamtanne, Majoran, Basilikum, Lavendel, Pfefferminze, Wintergrün, Ölmischung für Schmerzen. Ä: Einige Tropfen unverdünnt oder 50:50 verdünnt auf die betroffene Stelle auftragen. Kalte Kompresse.
Schleudertrauma: Ölmischung für Schmerzen, Zitronengras (Bänder), Majoran (Muskeln). Ä: Sanft auf Nacken, Schultern und den oberen Rücken massieren.
Schluckauf: Estragon, Sandelholz, Zypresse, Pfefferminze. A: Vernebeln, direkt einatmen. Ä: 50:50 verdünnen und auf das Zwerchfell oder die Akupunkturpunkte der Füße auftragen.
Schmerzen: Wintergrün, Fichte, Kiefer, Balsamtanne, Immortelle, Ölmischung für Schmerzen. M: 6 Tr. Balsamtanne, 3 Tr. Immortelle, 2 Tr. Pfefferminze, 1 Tr. Oregano. Ä: Täglich wiederholt einige Tropfen unverdünnt auftragen. Schmerzhemmung: Sulfur (MSM).
Schnarchen: Thymian. Ä: Einige Tropfen in einer 50:50 Verdünnung vor dem Schlafengehen auf die Fußsohlen auftragen.
Schnupfen: Teebaum, Zitrone, Antimikrobielle Ölmischung, Rosmarin, Thymian, Ravensara, Ölmischung für die Atmung. M: 5 Tr. Eukalyptus, 4 Tr. Teebaum, 3 Tr. Zitrone. A: Vernebeln und direkt einatmen.

Schock: Pfefferminze, Immortelle, Teebaum, Basilikum, Weihrauch. A: Einatmen. Ä: 50:50 verdünnen, 1-2 Tr. auf Schläfen, Nacken und unter die Nase reiben.
Schuld: Kamille, Zypresse, Wacholder, Zitrone, Majoran, Geranie, Weihrauch, Fichte. A: Vernebeln und einatmen. Ä: Verdünnen, Massage.
Schulter-Arm-Syndrom (Frozen Shoulder): Basilikum, Wintergrün, Zitronengras, Pfefferminze, Weißtanne. Ä: 50:50 verdünnen und auf die Schulter-Reflexzonen auftragen.
Schuppenflechte: Römische Kamille, *Melaleuca alternifolia*, Patschuli, Lavendel, Antiseptische Ölmischung, Ölmischung für die Leber. M: 2 Tr. Patschuli, 2 Tr. Römische Kamille, 2 Tr. Lavendel, 2 Tr. Antiseptische Ölmischung. Ä: Unverdünnt einige Tropfen auftragen; 6-10 Tropfen zu 1 TL Hautlotion geben und auftragen; Kompresse I: Kapseln, Sulfur.
Schwangerschaftsstreifen: Lavendel, Weihrauch, Myrrhe, Geranie. Ä: Unverdünnt oder 50:50 verdünnt morgens und abends mit hochwertiger Körperlotion auftragen.
Schwangerschaftsübelkeit: Ingwer, Pfefferminze, Ölmischung für die Verdauung. I: Das Öl in Kapseln einnehmen. A: Den Duft des Öls einatmen.
Schweißausbrüche: Salbei, Geranie, Rosmarin, Antibakterielle Ölmischung, Ölmischung für die Drüsen. Ä: 20:80 verdünnen, einige Tropfen täglich unter die Achseln reiben.
Schwellungen, Rötungen: Rosmarin, Teebaum, Rosenholz, *Eucalyptus radiata*, Lavendel. Ä: 50:50 verdünnen und auf Stelle auftragen.
Schwindel: Zypresse, Pfefferminze, Weihrauch, Ingwer, Antimikrobielle Ölmischung. A: Direkt einatmen. Ä: Unverdünnt einige Tropfen auf Schläfen, Nacken und Schultern auftragen. Ingwer auf den Kieferknochen nahe dem Ohr auftragen. Einige Tropfen auf die Fußreflexzonen des Gehirns reiben.
Sehkraft: Sandelholz, Wacholder, Zitronengras. Ä: In weitem Bogen um die Augen reiben. (Nicht in die Augen bringen!)
Sehnenentzündung: Rosmarin, *Eucalyptus radiata,* Pfefferminze. M: 10 Tr. Rosmarin, 10 Tr. *Eucalyptus radiata*, 10 Tr. Pfefferminze. Ä: Unverdünnt oder falls nötig 50:50 verdünnt einige Tropfen sanft auf die gewünschte Stelle einmassieren. Bei Schwellungen zusätzlich umwickeln und Eispackungen verwenden. Kalte Kompressen.
Sicht, verschwommene: Rainfarn, Immortelle, Lavendel Pfefferminze, Ölmischung für die Durchblutung, Ölmischung für Schmerzen. Ä: 20:80 verdünnen, in weitem Bogen um die Augen auftragen. (Nicht in die Augen bringen!) I: Anti-Aging Ölmischung in Kapseln einnehmen.
Skorbut: Ingwer. Ä: Öle über Nieren, Leber und Fußsohlen auftragen.
Sodbrennen: Zitrone, Pfefferminze, Ölmischung für die Verdauung. Ä: Über die Brust massieren. I: In Flüssigkeit einnehmen.
Sonnenbrand: Lavendel, Teebaum. Ä: Einige Tropfen Öl mit ¼ l destilliertem Wasser in eine Sprühflasche geben und auf die Haut sprühen.
Sonnenschutz: Immortelle, Myrrhe. Ä: Mit Pflanzenöl verdünnen und auf die Haut auftragen.
Soor, Pilzkrankheit: Teebaum, Lavendel, Thymian. Ä: Mit Pflanzenöl verdünnen und mit einem Wattestäbchen eine kleine Menge auf die Stelle bringen.

Staph/MRSA: Zitronengras, Teebaum, Oregano, Zimt. Ä: Öl auf den Verband geben. I: Öl in Kapseln einnehmen.

Stimmungsschwankung: Bergamotte, Muskatellersalbei, Salbei, Geranie, Wacholder, Fenchel, Lavendel. M: 4 Tr. Bergamotte, 4 Tr. Ylang Ylang, 3 Tr. Geranie, 2 Tr. Jasmin, 1 Tr. Rose. A: Vernebeln und einatmen. Ä: Verdünnen, Massage.

Stirnhöhlenentzündung: Ölmischung für die Atmung, Eukalyptus, Rosmarin, Nelke, Teebaum, Thymian, Zitrone, Zypresse, Zitronengras, Antimikrobielle Ölmischung, Antibakterielle Ölmischung. A: Vernebeln und direkt einatmen. Ä: 50:50 verdünnt auf Stirn, Schläfen und Wangen auftragen.

Stoffwechsel- und Verdauungsstörungen: Pfefferminze, Muskatnuss, Ingwer, Nelke, Zitrone, Ölmischung für die Verdauung, Antimikrobielle Ölmischung. I: Kapseln, in Flüssigkeit. Ä: Auf Bauch massieren.

Strahlung: Pfefferminze (Gamma), Sandelholz (UV). I: Pfefferminze in Kapseln einnehmen. Ä: Sandelholz auf die Haut auftragen.

Streptokokken-Angina: Teebaum, Oregano, Eukalyptus, Antimikrobielle Ölmischung. Ä: Gurgeln. I: Antimikrobielle Ölmischung mit Flüssigkeit oder in Kapseln einnehmen.

Stress, Überlastung: Lavendel, Zitrone, Majoran, Weihrauch, Ölmischung für den Stressabbau. M: 3 Tr. Lavendel, 2 Tr. Römische Kamille, 1 Tr. Mandarine, 1 Tr. Zistrose. Ä: 50:50 verdünnen, auf Schläfen, Nacken und Schultern auftragen. Badezusatz. A: Vernebeln und direkt einatmen. I: Kapseln.

Sucht: Ledum, Deutsche Kamille, Thymian, Gewürznelke, Antibakterielle Ölmischung, Leberölmischung. M: 2 Tr. Deutsche Kamille, 3 Tr. Immortelle, 10 Tr. Orange, 5 Tr. Rosmarin. A: Den Duft des Öls direkt aus der Flasche einatmen oder das Öl vernebeln. I: 1 Tr. Gewürznelke auf die Zunge geben.

Tinnitus: Immortelle, Wacholder, Geranie, Pfefferminze, Lavendel, Basilikum. Ä: Unverdünnt einige Tropfen auf Schläfen, Stirn und Nacken massieren. Zusätzlich auf jede Zehen- und Fingerspitze auftragen.

Tränenkanal, blockierter: Lavendel. Ä: 1 Tropfen auf Nasenrücken reiben.

Trauer/Kummer: Zitrone, Bergamotte, Kamille, Muskatellersalbei, *Eucalyptus globulus*, Wacholder, Lavendel. A: Vernebeln und inhalieren.

Trommelfellperforation: Lavendel, Antiseptische Ölmischung. Ä: 50:50 mit warmem Olivenöl verdünnen, 2 Tropfen auf ein Wattestäbchen geben und um die Ohröffnung herum verstreichen. (Nicht ins Ohr!) Einige Tropfen verdünntes Öl auf Watte geben und vorsichtig über Nacht in die Ohröffnung legen. Warme Kompresse auf das Ohr.

Tuberkulose: Ravensara, Rosmarin, Zimt, *Eucalyptus radiata*, Pfefferminze. A: Vernebeln und inhalieren. Ä: Auf Brust, Rücken oder Fußreflexzonen massieren.

Unfruchtbarkeit: Muskatellersalbei, Anis, Fenchel, Geranie, Zypresse, Hormonelle Ölmischung für die Frau und den Mann, Ölmischung für die Drüsen. I: Kapseln. Ä: Einreiben. A: Vernebeln und direkt einatmen.

Unruhe: Bergamotte, Zedernholz, Muskatellersalbei, Weihrauch, Geranie, Lavendel, Majoran. A: Vernebeln und einatmen. Ä: Verdünnen, auf Reflexzonen massieren, Massage.

Vaginale Infektion: Rosmarin, Teebaum, Zimt (stark verdünnt). Ä: Auf Stelle auftragen. Mit Pflanzenöl verdünnen, mit einem Vaginal-Syringe einbringen und mit einem Tampon (Bio-Tampon) über Nacht halten.
Verbrennungen: Lavendel, Immortelle, Balsamtanne. M: 5 Tr. Balsamtanne, 5 Tr. Lavendel, 3 Tr. Immortelle, 2 Tr. Melisse. Ä: Auf die Stelle auftragen. Einige Tropfen in eine Sprühflasche mit Wasser geben und die Stelle besprühen.
Verdauung: Ölmischung für die Verdauung, Ölmischung für die Drüsen, Gewürznelke, Zitrone, Fenchel, Pfefferminze. M: 3 Tr. Rosmarin, 1 Tr. Estragon, 1 Tr. Ingwer, 1 Tr. Fenchel. Ä: Auf Bauch massieren. I: Kapseln, in Flüssigkeit.
Vergesslichkeit: Zedernholz, Kamille, Weihrauch, Rosmarin CT cineol, Basilikum, Pfefferminze, Thymian. M: 10 Tr. Kamille, 5 Tr. Geranie. A: Vernebeln und einatmen. Ä: Verdünnen, Massage.
Verstopfte Nase: *Eukalyptus radiata*, Lavendel, Ölmischung für die Atmung, Ölmischung für die Verdauung. I: Kapseln, in Flüssigkeit. Ä: Auf Nasenrücken, Brust, Hals, Rücken und Füße auftragen. A: Vernebeln und direkt inhalieren.
Verstopfung: Ingwer, Pfefferminze, Fenchel, Estragon, Ölmischung für die Verdauung. I: Kapseln, in Flüssigkeit; Anti-Aging Ölmischung in Kapseln, viel trinken. Ä: Auf Bauch massieren.
Verwirrung: Weihrauch, Sandelholz, Balsamtanne, Immortelle, Pfefferminze, Zedernholz, Fichte, Zypresse, Wacholder. A: Das Öl vernebeln oder den Duft direkt inhalieren.
Verzweiflung: Zedernholz, Fichte, Muskatellersalbei, Weihrauch, Lavendel, Geranie, Zitrone. A: Vernebeln und einatmen. Ä: Verdünnen, Massage.
Virale Infektion: Teebaum, Oregano, Ravensara, Melisse, Thymian. Ä: Über betroffene Stelle oder auf die Fußreflexzonen auftragen. A: Vernebeln und inhalieren.
Wachsamkeit: Pfefferminze, Salbei, Lavendel. A: Vernebeln und inhalieren. I: 1-2 Tropfen in eine Kapsel geben und einnehmen.
Warzen: Weihrauch, Antiseptische Ölmischung, Antimikrobielle Ölmischung, Oregano. M: 5 Tr. Zypresse, 10 Tr. Zitrone, 2 EL Apfelessig. Ä: 2x täglich einreiben, bandagieren, bis die Warze abgefallen ist.
Weinen: Ylang Ylang, Lavendel, Römische Kamille, Mandarine. A: Vernebeln.
Windeldermatitis: Lavendel, römische Kamille. Ä: Öl mit Pflanzenöl verdünnen und auf die Stelle auftragen.
Windpocken: Lavendel, Teebaum, Antimikrobielle Ölmischung. Ä: 1 Tropfen Öl auf 1 Liter warmes Wasser geben und mit einem Schwamm abtupfen. M: Jeweils 10 Tropfen Lavendel und Römische Kamille. Ä: Mit ¼ l Pflanzenöl mischen und zweimal täglich die Bläschen am ganzen Körper vorsichtig betupfen.
Wunden: Gewürznelke, Teebaum, Lavendel, Römische Kamille, Basilikum. Ä: Öl auf und um die Wunde verteilen.
Zahnen (Schmerz): Lavendel, Deutsche Kamille, Ingwer. Ä: Verdünnen und eine kleine Menge auf die Füße auftragen.

Zähneknirschen: Baldrian, Lavendel, Mandarine, Ölmischung zum Stressabbau. A: Vernebeln und direkt einatmen. Ä: Unverdünnt jeden Abend vor dem Schlafengehen auf die Fußsohlen auftragen.
Zahnschmerzen, Mundgeruch: Nelke, Teebaum, Antimikrobielle Ölmischung, Antibakterielle Ölmischung. Ä: 50:50 verdünnen, einige Tropfen täglich auf das Zahnfleisch auftragen. Gurgeln.
Zwanghaftigkeit: Muskatellersalbei, Salbei, Zypresse, Geranie, Lavendel, Majoran, Sandelholz, Immortelle. A: Vernebeln und einatmen. Ä: Verdünnen, Massage.

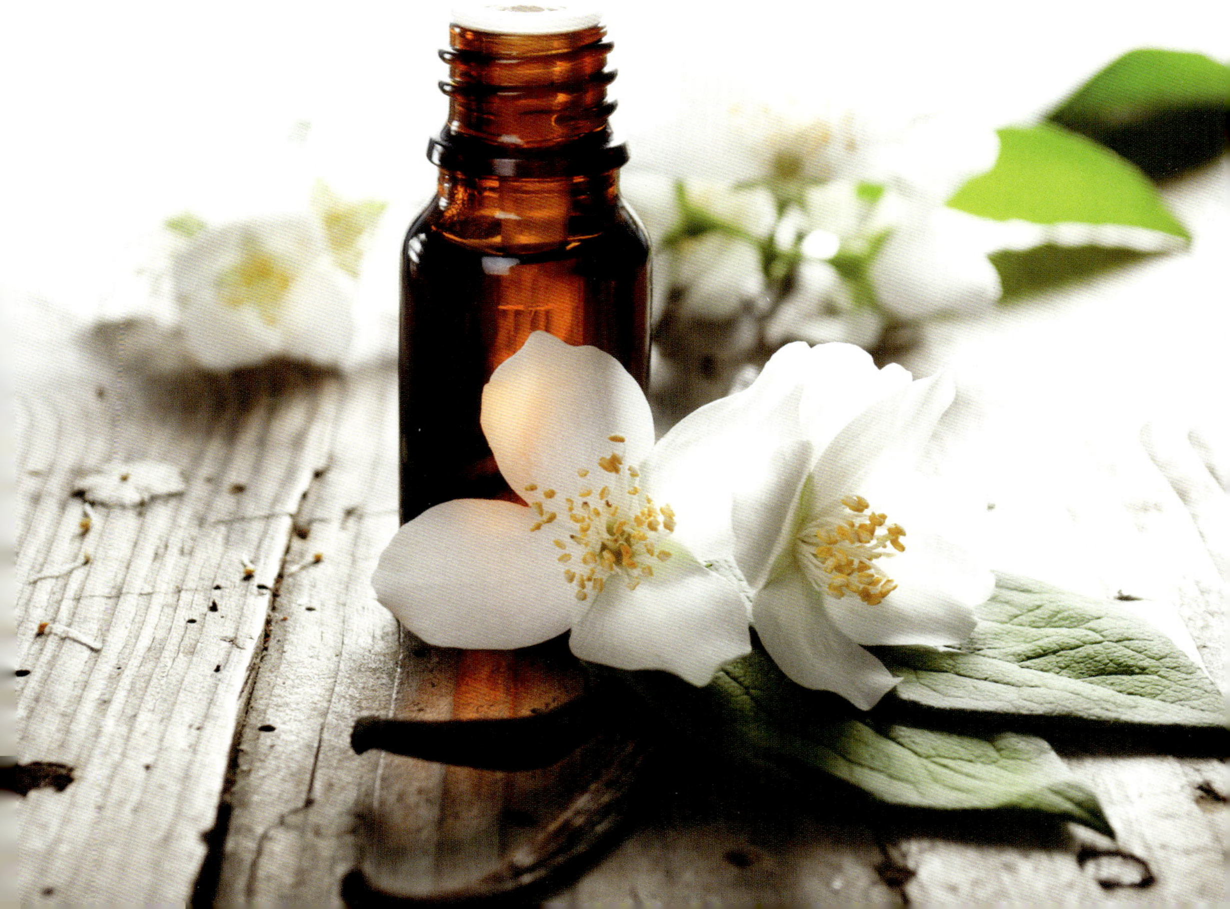

Bezugsquellen

Ätherische Öle therapeutischer Qualität

Dieses Buch weist ausdrücklich auf die Qualitätsunterschiede herkömmlicher ätherischer Öle sowie auf die Gefahren hin, synthetische und unsachgemäß hergestellte Öle zu verwenden. Im Wellness-Bereich ist es unerlässlich, ausschließlich qualitativ hochwertige und nach therapeutischem Standard hergestellte Öle zu nutzen, die garantieren, dass alle Produkte frei von künstlichen Chemikalien und rein sind.
www.duftmedizin.at

Auramed BioPulsar® und Chromalive® Farblichttherapie

Aura-Analyse und Farblichttherapie über die Organreflexzonen sind mit dem Auramed® Biopulsar Reflexograph und den Chromalive® Farblampen der einfache Weg zu mehr Energie, Gesundheit, Schönheit und Ausstrahlung.
www.auramed.de

Biokybernetik nach Dr. Smit

Die Biokybernetik nach Dr. Smit lehrt die Heilmethode der vernetzten Regelkreise des Körpers, die über die Akupunkturpunkte angesprochen werden. Diese Methode befähigt den Körper, sich selbst bei schweren chronischen Krankheiten zu regenerieren. Minimaler Aufwand kann zu maximalen Ergebnissen führen.
www.biokybernetik-smit.com

Mit Geschichten zum Erfolg

Geschichten machen die Kraft und Bedeutung von ätherischen Ölen in unserem Leben auf wunderbare Art und Weise sichtbar. Alireza Zokaifar gehört als professioneller Geschichtenerzähler und Coach zu den Ausnahmetalenten Deutschlands.
www.alireza-zokaifar.de

Literaturhinweise

ARD, The Animal Desk Reference, Melissa Shelton, D.V.M., USA, 2012

Current Essential Oil Clinical Research, Vol. 1 and 2, Shawn Peterson Ph.D, M.B.A., Tonja Peterson, Ph.D., M.B.A, USA, 2014

Der Schlüssel zur Selbstbefreiung, Christiane Beerlandt, Verlag Beerland Publications, Lierde, Belgien, 2014

Die Botschaften der Aura und des dynamischen ReflexzonenBiofeedbacks, Martina Gruber, ML Verlag, Oberfranken 2015

Essential Oils Desk Reference, D. Gary Young, ND, Essential Science Publishing, 5th Edition, USA

Essential Oils Integrative Medical Guide, D. Gary Young, ND, Essential Science Publishing, USA, 2003

Handbuch der heilenden Energien, Waltraud-Maria Hulke, Aquamarin Verlag, Grafing 2016

Intelligente Zellen, Bruce Lipton, Ph.D., Koha Verlag, Burgrain 2014

Medizinische Datenbank: www.pubmed.gov

Nutrition 101: Choose Life!, Debra Raybern, N.D., Sera Johnson, Laura Hopkins, Karen Hopkins, Growing Healthy Homes, USA, 2011

The Chemistry of Essential Oils Made Simple, David Stewart, Ph.D.,D.N.M., Care Publications, Marble Hill, Missouri, USA, 2006

The Healing Intelligence of Essential Oils, Kurt Schnaubelt, Ph.D., Healing Arts Press, Toronto, Canada, 2011

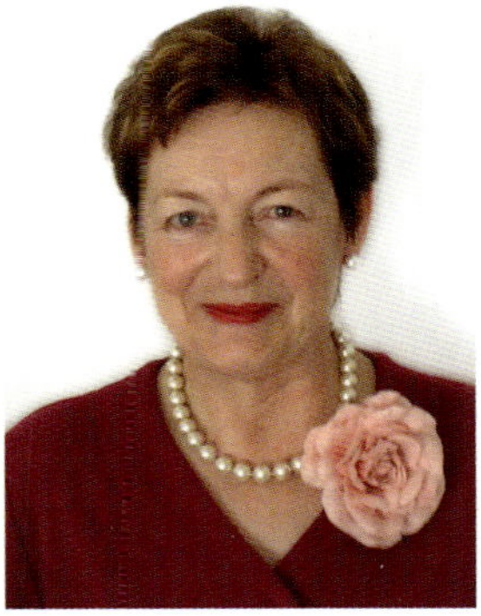

Über die Autorin

Maria L. Schasteen ist ärztlich geprüfte Aromapraktikerin und schaut auf eine über zwanzigjährige Erfahrung mit ätherischen Ölen zurück. Sie ist Autorin unzähliger Therapeuteninformationen und trainiert weltweit ein Team von Gleichgesinnten in der Anwendung hochwirksamer ätherischer Öle. Sie bringt auf ihrer Autorenseite in Facebook, auf ihrer Homepage sowie auf LinkedIn regelmäßig inspirierende Beiträge zum Thema *Aromatherapie*.

Kontakt:
Maria L. Schasteen
www.mariaschasteen.com

Lieferbare Bücher von Maria L. Schasteen im Crotona Verlag:

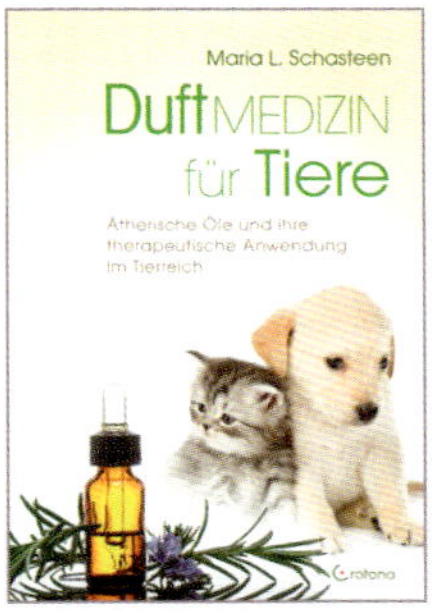

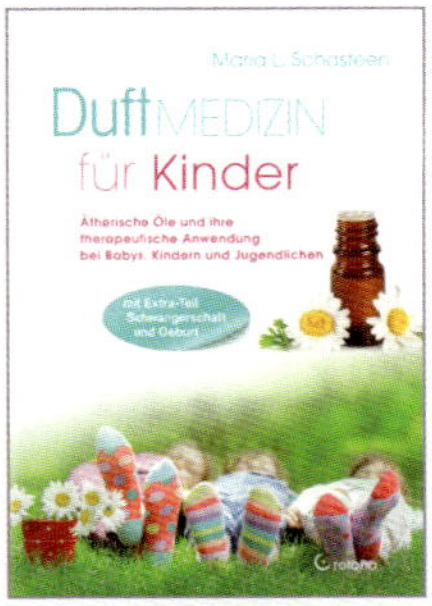

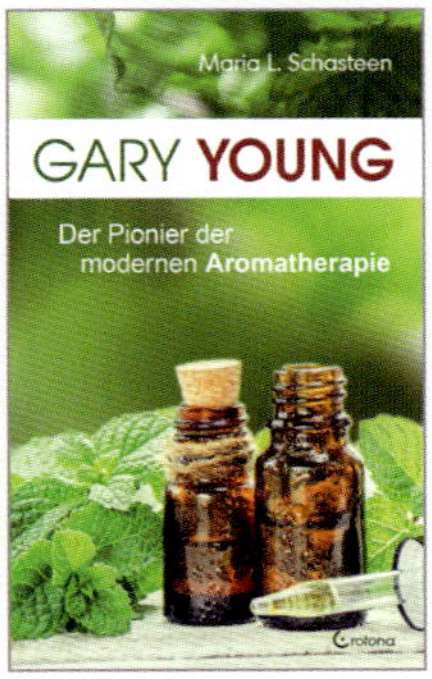

Duft-Medizin für Kinder
Ätherische Öle und ihre therapeutische Anwendung bei Babys, Kindern und Jugendlichen
Flexibroschur, ISBN 978-3-86191-085-5, 224 Seiten

Duftmedizin für Tiere
Ätherische Öle und ihre Anwendung im Tierreich
Flexibroschur, ISBN 978-3-86191-079-4, 224 Seiten

Weihrauch
Das älteste Heilmittel der Welt
Flexibroschur, ISBN 978-3-86191-079-4, 224 Seiten

Gary Young – Der Pionier der modernen Aromatherapie
Flexibroschur, ISBN 978-3-86191-109-8, 208 Seiten

Erkältung – Mit Duftmedizin vorbeugen und schützen
Flexibroschur, ISBN 978-3-86191-114-2, 124 Seiten

Abnehmen – Mit Duftmedizin zum Wohlfühlgewicht
Flexibroschur, ISBN 978-3-86191-115-8, 124 Seiten

Anhang

Die Fußreflexzonen

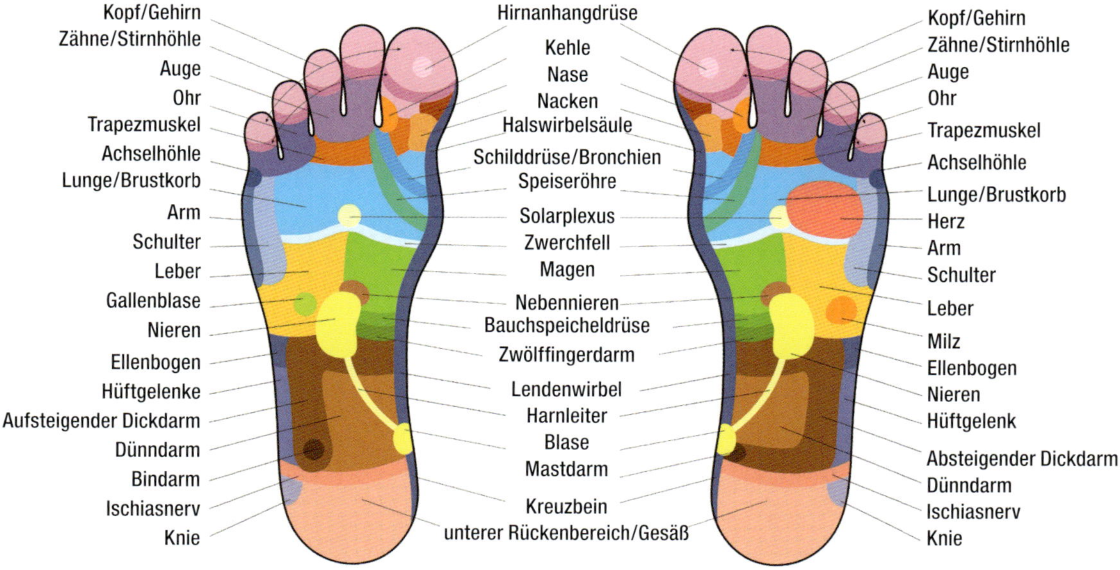

Die Handreflexzonen

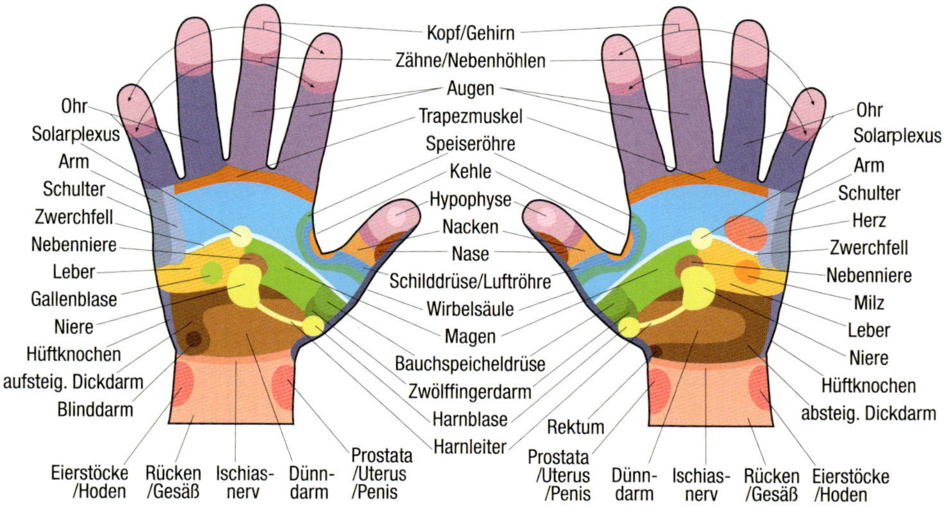

Index

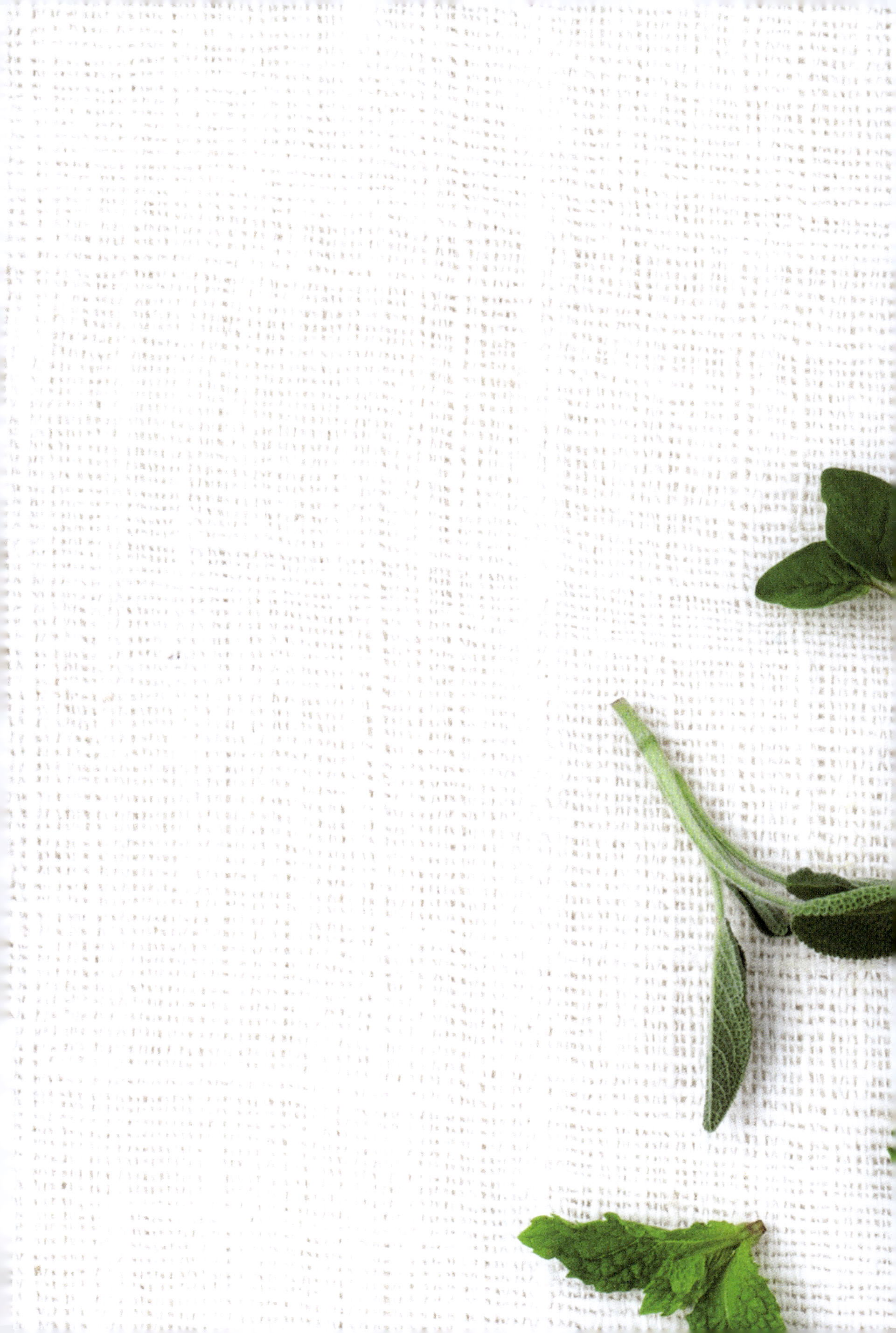

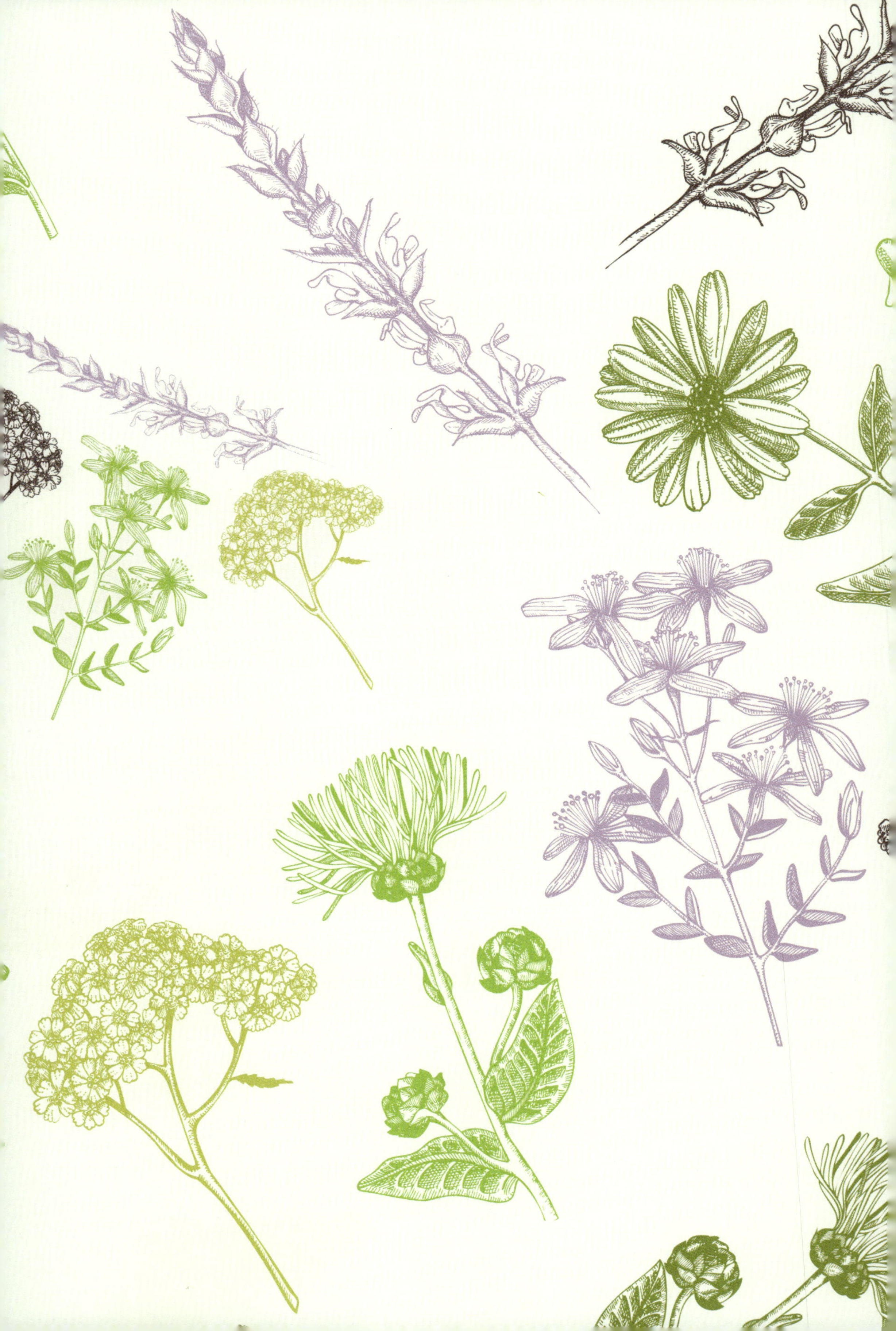